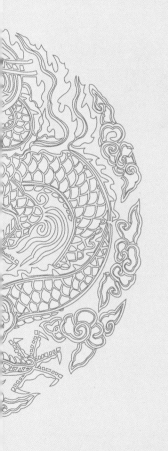

临界辨证诊治法

——孟河医派徐迪华证『临界状态』理论传承与发展

主审　李振吉

主编　申春悌

副主编　王彩华　周云庆

编委　沈春锋　徐晓晶

　　　邹　丹　徐丽敏

中国中医药出版社

·北 京·

图书在版编目（CIP）数据

临界辨证诊治法：孟河医派徐迪华证"临界状态"理论传承与发展／申春悌
主编 . —北京：中国中医药出版社，2019.1（2019.9 重印）
ISBN 978－7－5132－5408－3

Ⅰ . ①临… Ⅱ . ①申… Ⅲ . ①辨证论治－研究 Ⅳ . ①R241

中国版本图书馆 CIP 数据核字（2018）第 286935 号

中国中医药出版社出版

北京经济技术开发区科创十三街 31 号院二区 8 号楼
邮政编码 100176
传真 010－64405750
三河市同力彩印有限公司印刷
各地新华书店经销

开本 710×1000 1/16 印张 13.75 彩插 0.5 字数 287 千字
2019 年 1 月第 1 版 2019 年 9 月第 2 次印刷
书号 ISBN 978－7－5132－5408－3

定价 89.00 元
网址 www. cptcm. com
社 长 热 线 010－64405720
购 书 热 线 010－89535836
维 权 打 假 010－64405753

微信服务号 zgzyycbs
微商城网址 https：//kdt. im/LIdUGr
官方微博 http：//e. weibo. com/cptcm
天猫旗舰店网址 https：//zgzyycbs. tmall. com

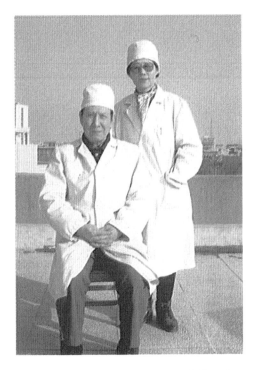

1993 年，徐迪华（左）和弟子申春悌（右）

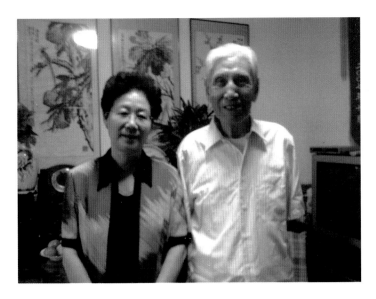

2009 年 10 月 8 日，申春悌于徐迪华老师家探讨学术问题

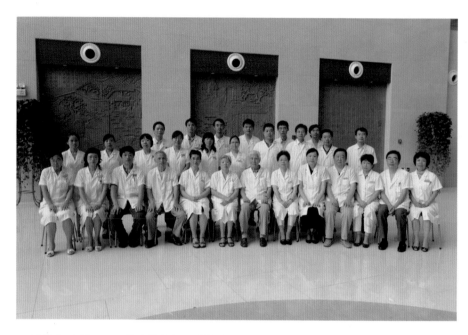

2010 年 8 月 7 日，徐迪华老师（前排右七）和南京中医药大学附属常州中医医院
孟河医派传承弟子合影

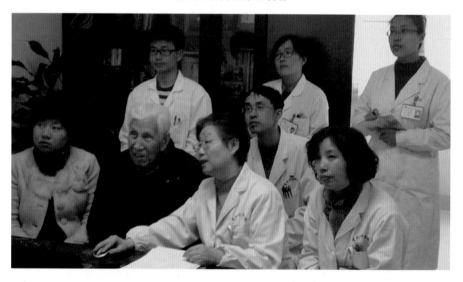

2013 年 3 月 6 日，薪火相传，申春悌及其学生向徐老（前排左二）汇报国家中医药
管理局名老中医临床经验、学术思想传承研究立项情况

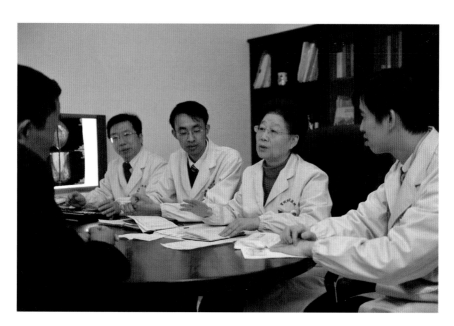

申春悌带弟子临诊

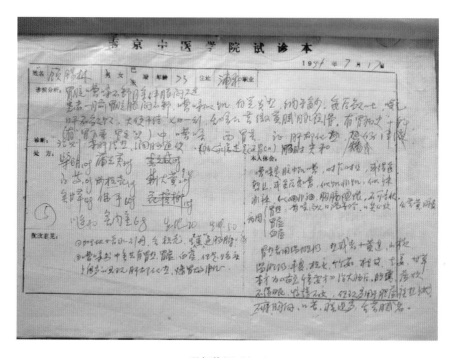

跟师临证手记1

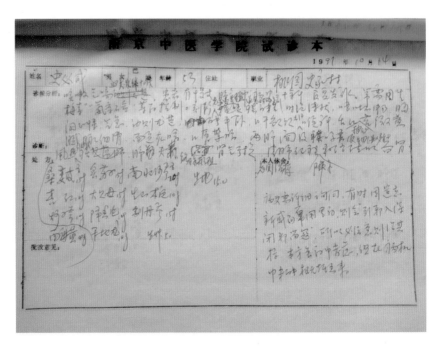

跟师临证手记2

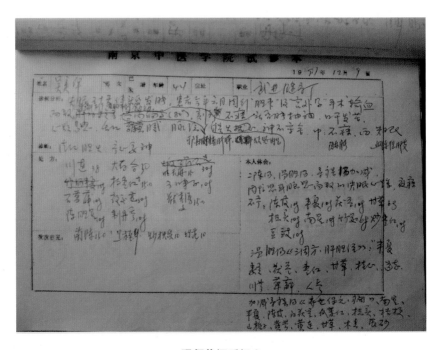

跟师临证手记3

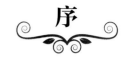

序

在科技部及国家中医药管理局的资助下，名老中医传承研究工作成绩斐然，硕果累累，先后走过了"十五"攻关计划、"十一五"和"十二五"支撑计划，经历了从"抢救继承"到"深入拓展"，再到"传承应用"的过程。通过这种纵向递进与横向拓展相结合的研究，我们知道，老中医经验是中医药科技的优秀代表，其中蕴藏着许多新发现、新创造、新见解，中医药传承不仅是名老中医的诊疗经验，还包括其学术思想和认知方法，更重要的是名老中医的临证思辨特点，这是中医药传承可持续发展的重要基石。

本书以"十二五"国家科技支撑计划名老中医传承课题"徐迪华肺系病'临界辨证'诊断方法传承研究"为基础，结合传承人申春悌教授长期以来对徐迪华教授学术思想、临床经验的传承和研究，不仅汇集了徐迪华教授及其传人的智慧结晶，而且有深邃的思考与提炼，为名老中医学术经验的传承研究提供了借鉴。

徐迪华教授于20世纪80年代创中医证"临界状态"理论，于国家级期刊和全国学术会议发表相关论文，得到同道的赞许，并被当时中华全国中医学会中医理论整理研究会认定为中医新理论，该理论开阔了中医认识病证的视野。后经传人在不断的临床实践中，发现用证的"临界状态"思辨方式指导临床辨证，有助于提高临床辨证能力、提升辨证思维水平。因此，课题组将中医证的"临界理论"转化成中医临床诊疗中使用的"临界辨证"方法，通过对基础证、临界证（型）、典型证（型）的识别和运用，更好地帮助中医临床工作者掌握证的最低诊断标准，从而提高临床辨证的准确性。"临界辨证"方法不仅是对证"临界理论"的升华，亦是对当前中医临床辨证方法的创新。

随着病证结合在中医临床诊疗中的广泛运用，将"临界辨证"方法转化成"病—证—型"结合的临界诊断模式，并运用于临床，是临界辨证方法的一大发展。该模式中"病"是指具有明确现代医学诊断依据的西医疾病，"证"即基础证，"型"是指在基础证上引申出的、具有自身特异性指标的"分型"。通过建立慢性支气管炎"临界辨证"诊断的具体证型分类指标，并进行慢性支气管炎"病—证—型"临界诊断模式的临床一致性检测试验研究，认为其具有中医临床普适性。

本书介绍了从中医证的"临界理论"到"临界辨证"方法，最终形成"病—证—型"临界诊疗模式的发展过程，代表了名老中医传承研究中"医道"（临证思辨特点）传承的过程，为名老中医理论的传承与创新提供了一个可行路径。

继承和发扬中医药学遗产是当今中医发展的主要方向，而名老中医临床经验、学术思想传承研究是一项长期而艰巨的任务，也是中医药事业进一步发展的战略决策，我们当代中医药工作者需要不断加强对中医药学原本的知识体系、学术本质、理论精髓、特色优势的阐释和传承，以传承为基石而创新，使中医药的创新真正有利于中医药的发展。

2018 年 2 月于世界中医药学会联合会

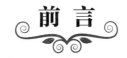

前　言

　　徐迪华师从孟河医派全国名中医屠揆先，学习勤勉，精研中医古今名著，知识渊博；具有很强的分析能力和逻辑思考能力，能对古今各流派的医学成就兼收并蓄，待用无遗；他至老不倦，勤于笔耕，著书立说，发表论文30余篇。其论中医证的"临界状态"理论由中华全国中医学会中医理论整理研究会认定为新理论。著有《中医量化诊断》《中华脉诊的奥秘》，获江苏省及华东地区优秀著作奖。他是临床大家，又是一位中医理论家。

　　1979年，笔者有幸在组织的安排下，助徐老从事《屠揆先老中医慢性支气管炎电脑辨证论治》的研究工作。1991年，作为首届全国老中医药专家学术继承人，正式拜徐老为师。项目研究过程中，徐老发现疾病发生发展过程中信息的量和质随时可发生变异，从一定量的症状但不能确定为证的情况开始到症状刚好满足确诊为止，这一阶段的动态可定义为证的"临界状态"；运用定量方法研究辨证论治，使辨证的准确性和临床疗效得到很大的提高。师承期间，徐老常说：辨证论治是中医学的精华，中医注重辨证，临床辨证重在"舍""从"；用药必先辨证，下药须善调配；但辨证时不能忽视西医的辨病，如不结合辨病进一步诊查，往往会出现误诊，也会影响辨证论治水平的提高。徐老继承孟河医派的衣钵，衷中参西，多在辨病时审明主症，加强辨证，找到疾病的症结，立方用药，每每药到病除。

　　1989年，在老师证"临界状态"理论的指导下，笔者开展江苏省科研项目"肾虚证与红细胞刚性的研究"，用此思路进行中医肾虚证的临床辨证指标分类研究，实施中医肾虚证"临界辨证"方法的转化，发现此辨证方法能很好地被临床医师接受并运用。1992年，笔者又在师承过程中运用临界辨证方法，在规范肺系疾病各证候名词术语的基础上，对肺系常见证候的基础证、临界证（型）及典型证（型）进行临界辨别，并提供《孟河四家医集》肺系病证的临床治疗经验，形成了临床实用的肺系疾病常见证候的临界辨治参考方案，以期有助于提高中医临床医师肺系病辨证诊断能力和治疗水平。

　　1999年，在国家自然科学基金重点项目"证的应用基础研究"实施过程中，用横断面调查方法采集与记录700例慢性支气管炎病人的四诊信息，并将其作为显在变量，将慢性支气管炎的证候分类作为潜在变量，进行数据分析、统计处理。通过探索性因子分析，找到支配这种相关关系的分类数，运用证实性因子分析检验变量间关系假设是否成立，得出证候分类；根据因子分析的先验结果与中医理论构建病与证的结构方程模型，提取基础信息，计算每个指标的载荷系数，并按大小排序，寻找其临界证（型），比较各指标与证候分类的相关性；进一步分析疾病与基础证间、基础证与各分型之间的联系，以明确慢性支气管炎基础证和各分型的临界辨证指标。

2013 年，开展国家中医药管理局名老中医临床经验、学术思想传承研究徐迪华肺系病"临界辨证"诊断方法传承项目，在李振吉教授的支持下，进行了"临界辨证"方法的初步应用，并尝试建立病—证—型结合的临界辨证诊断新模式，即每一种西医疾病均有基础证，多由核心症状组成，每个疾病在基础证上仍有各种不同分型。以慢性支气管炎的临界辨证为模型进行一致性的前瞻性病例试验，在对测试小组成员进行临界辨证方法的学习培训后，完成321 例临床病例四诊信息的采集和辨证分型的确定。四诊信息中包括咳嗽、咯痰、气喘等基础信息，热、寒、瘀、虚四个证候要素的特征信息，以及纳呆、口黏腻、小便清长等可现信息，其余为舌质、舌苔、脉象。四诊信息主要分为4 个等级，脉象分为 2 个等级。慢性支气管炎"临界辨证"的临床一致性研究结果较好，证实了慢性支气管炎临界辨证诊断方法的可操作性和可重复性，也为其在临床上的推广奠定了基础。

本书在整理、总结徐老"临界辨证"理论形成、发展和应用的主要内容之后，还收集了徐老临证治验和用药经验。我们用中医传承辅助平台软件对徐丽敏医师 2002～2012 年间随其祖父诊疗时收集的咳嗽病案 167 例进行了数据挖掘处理，总结了徐老诊治咳嗽的用药特色。徐老不仅擅长诊治肺系病证，对心系病证、脾胃系病证、脑系病证等也均有很深的研究，并提出运用温通逐瘀法综合治疗心血管病及痛证。笔者选择跟师以来经他逐一点评、记载较全、有较高参考价值的医案进行了整理，并结合自己的临床诊疗体会加以阐述，共享于同仁，希望将徐老毕生的宝贵临床经验传承和发扬。

感谢我的研究生朱金妹、吕德可、姚银娟、张晨、张凯、金志超、姚宁宁、李俊娇等参与课题的相关研究！

申春悌

2018 年 2 月于南京中医药大学附属常州医院

目 录

第一章 中医证"临界状态"理论 ································· 1

    第一节 中医临床辨证方法的发展 ························· 1

    第二节 徐迪华创中医证"临界状态"理论 ··············· 5

第二章 中医"临界辨证"方法要点及应用 ················· 8

    第一节 中医"临界辨证"方法的形成 ··················· 8

    第二节 用"界点"学说构建肾虚临界辨证 ··············· 11

    第三节 肺系病常见证候的临界辨证及治疗 ··············· 19

第三章 中医"临界辨证"方法的发展 ····················· 87

    第一节 建立病证型临界辨证诊断新模式 ··············· 87

    第二节 慢性支气管炎病证型诊断模式的临床实践 ······· 91

    第三节 慢性支气管炎病证型诊断模式一致性研究 ······· 96

第四章 临床四诊信息量化分级标准及编码 ··············· 101

    第一节 四诊信息量化分级的概念 ····················· 101

    第二节 四诊信息量化分级的方法应用 ················· 102

    第三节 四诊信息量化分级的参考标准 ················· 103

第五章 徐迪华老中医医案集锦 ························· 163

    第一节 咳嗽医案及其数据挖掘处理与分析 ············· 163

    第二节 跟师临证医案整理 ··························· 177

附录 ·· 214

参考文献 ·· 215

第一章 中医证"临界状态"理论

中医学的精髓是辨证论治,辨证是理论与实践的结合点。《伤寒杂病论》的六经辨证开创了辨证论治的先河,后世医家的三焦辨证、卫气营血辨证、脏腑辨证等不断丰富与充实这一理论体系。但这些辨证方法都是从各自的角度对证候概念进行诠释,未能体现出"证"的动态性特点。徐迪华教授在长期临床实践与科研中,不断发现与总结,于1985年正式提出中医证"临界状态"理论,为中医学辨证体系的丰富与完善提供了理论基础。

第一节 中医临床辨证方法的发展

准确把握和辨识中医临床的"证"是正确诊断、合理治疗疾病的关键。而"证"的辨识是通过对临床信息,即症状和体征的综合分析而实现的。临床信息是患者病理状况的外在反映,是一种纷繁复杂的现象,通过医生望、闻、问、切四诊获得,很难用线性研究的办法来真正规范它,因此,对于辨证方法的研究一直是中医基础理论研究的核心。

一、辨证方法的历史沿革

中医辨证方法体系的形成与发展源远流长,历代医家在临床实践中不断推动着该体系的丰富和完善。最早在《黄帝内经》中就有关于辨证内容的记载,其中涉及望神、察色、闻声、问病、切脉等诊断学内容,以及三因制宜、整体恒动、标本先后的辨证原则,为后世各种辨证方法的发展及理论体系的完善奠定了基础。

东汉著名医家张仲景将辨证论治的哲学思想与临床相结合,创六经辨证,以此确立了辨证论治的理论体系。其《伤寒杂病论》自序曰:"撰用《素问》《九卷》《八十一难》《阴阳大论》《胎胪药录》并平脉辨证,为《伤寒杂病论》合十六卷。"这是"辨证"一词的最早记载。书中还提出了"观其脉证,知犯何逆,随证治之"的理论,确立了中医辨证论治的原则。对于各种病证的讨论均以"辨某病脉证并治"为题，将病、证、症及治疗结合，进一步具体了辨证论治的内容。

晋唐时期，辨证方法得到了进一步发展，医家大多将辨证和治疗结合研究，但亦有把辨证作为诊断学科来研究的医家，其代表为西晋王叔和，其所著的《脉经》系统阐述了三部九候、寸口、二十四脉等脉法理论。隋·巢元方等编撰的《诸病源候论》是我国第一部论述病源和病候诊断的专著。唐·孙思邈的《千金要方》将五脏六腑分虚实，发展了脏腑辨证的内容。

宋、金、元时期，学术氛围浓厚，辨证方法的发展突飞猛进。宋·陈无择《三因极一病证方论》中将病因分为内因、外因及不内外因三类，是病因辨证理论与方法比较完备的著作。金元四大家是本时期医学思想的集大成者，刘完素提出"六气皆从火化"，发展了火热论的辨证学说；李东垣曰"百病皆由脾胃衰而生"，对脾胃病的辨证进行了完善；张从正主张"病由邪生"，发展了汗、吐、下的治疗理论；朱丹溪力倡"相火论"，认为"阳常有余，阴常不足"，深化了阴虚证的病机及治疗。元·敖氏著《点点金》及《金镜录》，并结合临床分析病机，完善了辨证的方法。

明清时期，历代医家在前人的基础上不断完善和发展辨证思维，形成了各家学派百花齐放的局面，虽然各医家思想偏重不同，但对辨证都尤为重视。明·楼英《医学纲目》提出辨证论治基本步骤为"先分别气血、表里、上下、脏腑之分野，以知受病之所在，次察所病虚实寒热之邪以治之"。明·周之干在《慎斋遗书》中提出"辨证施治"；明·张介宾《景岳全书》中的"脉神章""十问歌""二纲六变""诊病施治"之论等，对后世临床诊断影响甚大。清·程钟龄《医学心悟·寒热虚实表里阴阳辨》是对八纲辨证的又一次总结。清代吴谦在《医宗金鉴》中强调"证详表里、阴阳、虚实、寒热，方按君臣佐使、性味功能"，至此"八纲"这一具有重要意义的辨证纲领始告完全形成。清·徐大椿在《伤寒类方》中则有"见症施治"之称。章虚谷在《医门棒喝·论景岳书》中最早提出"辨证论治"一词："窃观景岳先生，才宏学博……景岳先生，不明六气变化之理，辨证论治，岂能善哉！"

温病学说的形成是辨证体系又一次里程碑式的发展。清·叶天士在总结前人学术经验及临床实践的基础上，为弥补六经辨证的不足，扩展了外感热病的证候范围，创立了"卫气营血辨证"，建立了温病辨证论治的新体系。吴鞠通进一步总结并发展了温病学说，著有《温病条辨》，指出辨病应以三焦为纲、病名为目,创立了"三焦辨证"方法。

1955 年,任应秋在《中医的辨证论治体系》中明确提出了"辨证论治"的现代概念及意义,并首次将其提升到中医临床治疗基本原则的高度,"辨证论治"才作为中医固定术语真正登上当代中医学的舞台。自此,中医辨证论治得到广泛认可,并作为中医的"特色"之一正式出现在《中医学基础》四版教材里:"所谓'辨证',就是分析、辨别、认识疾病的证候。'论治'就是根据辨证的结果,确立相应的治疗法则……辨证论治过程,实际上就是认识疾病和解决疾病的过程……由此可见,'辨证'的'证'是疾病的原因、部位、性质,以及致病因素和抗病能力相互斗争情况的概括。"近代辨证理论已经日臻成熟、完善,辨证方法不断发展,除了传统的望、闻、问、切,亦可借助仪器设备检测的方法拓展和延伸中医传统的诊断视野。

二、辨证方法的研究创新

传统中医学形成了"脏腑辨证""八纲辨证""六经辨证""气血阴阳辨证""卫气营血辨证""三焦辨证""病因辨证""经络辨证"这八种经典的辨证体系。因为时代的进步,临床医学实践的不断发展,经典的辨证体系已不能完全适应复杂的临床实际,当代学者为了适应日新月异的医学需求,开始探索更多新的辨证方法。

据统计,中华人民共和国成立至今,文献及专著记载中有明确定义的辨证方法就有 41 种。早期学者们的研究仍停留在对传统辨证体系的改进与充实上,如秦伯未于 1961 年提出的以风、寒、暑、湿、燥、火、疫、痰、食、虫、精、神、气、血为辨证要点的"十四纲要辨证"方法。方药中先生理论联系临床提出"脏腑经络定位,风火湿燥寒表里气血虚实阴阳毒十四字定性,必先五胜,治病求本,法于机先"的辨证论治七步法。

随着现代医学的不断渗入,很多学者提出新的辨证方法应吸取现代医学的长处,重视对疾病的微观认识,尝试病证结合的辨证模式,在西医疾病概念下进行辨证分型的方法开始登上历史舞台。1986 年,沈自尹提出了"微观辨证"法,并定义为试用微观指标认识与辨别"证",作为对中医宏观辨证的必要补充,开始逐步融入当代中医临床诊疗中。1980 年,林兰等将糖尿病归纳为阴虚热盛、气阴两虚、阴阳两虚三个证型,2003 年,国家中医药管理局推广了这一研究成果,此为辨病与辨证结合研究的早期实例。1997 年,江苏省江育仁教授、周仲瑛教授、徐景藩教授、张华强教授共同上书国家自然科学基金委员会，要求对病证结合进行中医临床基础理论研究，并于1998年经专家论证立项"证的应用基础研究"，张华强教授课题组对冠心病、高血压、高脂血症、脑梗死、慢性支气管炎、支气管哮喘、肺源性心脏病、更年期综合征八个病种进行了临床证候分类研究。病证结合的方法逐渐被广大研究者所接受，目前现代医学疾病下的辨证分型已经成为全国各类专业学会制定辨证分类标准及中医教材中普遍采用的方法。

为了更好地简化辨证过程，规范辨证标准，王永炎院士提出"以象为素，以素为候，以候为证，病证结合，方证相应"的原则，完善与推广辨证方法体系。所谓"证候要素"辨证方法，是将复杂的证候分解为数量相对局限、内容相对清晰的证候要素；再通过各证候要素间、证候要素与其他传统辨证方法系统间的不同应证组合方式，使辨证方法体系不再是由各种具体证候单纯的线性联系组合的平面，而是以证候要素、应证关系组合为核心的多维多阶体系。朱文锋教授提出的"证素辨证"法将证候分为病位、病性两类要素共50项，执简驭繁地使辨证过程更加灵活。国医大师周仲瑛提出审证求机、辨机论治的"病机证素"辨证方法，以"机素—机元—单—病机—复合病机"为主线的辨证结构，强化了中医辨证思维的过程。

中医师们在从接诊患者收集临床四诊信息到产生辨证结果，必然会经历对辨证信息进行思维加工的过程，部分学者就此角度对辨证深入研究，提出了症状相关辨证法、症状比较辨证法、特征辨证法、主症辨证法、类证辨证法、识别假象辨证法等。以主症辨证法为例，《伤寒杂病论》中的柴胡汤证，"伤寒中风，有柴胡证，但见一证便是，不必悉具"就是典型的抓主症辨证法。

中医临床注重方证结合，"有是证用是方"是"方剂辨证"的理论基础。1987年，柯雪帆总结经典、联系临床后提出"汤方辨证"法，即以某一有效常用方剂的典型证候为标准，分析临床病证，探究病机及治则。

纵观古今辨证论治体系的发展，我们发现众多辨证方法都各有特点。为在临床具体运用中更好地体现证的动态变化，并反映辨证时证的模糊多变特点，徐迪华教授创立中医证"临界状态"理论。

第二节　徐迪华创中医证"临界状态"理论

20 世纪 80 年代，徐迪华教授在开展孟河医派"屠揆先老中医诊治慢性支气管炎的电脑专家系统"的科研课题中，不断思考中医临床辨证方法学，在中医临床诊疗智能化系统医理设计研究中发现了中医证的"动态性"特点。他认为，中医的证，由症候群、舌、苔、脉多层次的信息组成。各个层次信息的随机组合，可以使一个证出现千万种动态。在疾病的全过程中，信息的量与质随时发生着变化。从有一定量的信息但还不能确定为证的情况开始，到信息刚好满足确诊要求为止，这一证候演化的动态定义为"临界状态"。在整个疾病演变过程中，"临界状态"占的比重比较大。有鉴于它是中医临床鉴别诊断的所在和辨证施治的依据，在理论上对它进行研究，有着重要的现实意义。因此徐迪华教授于 1985 年正式提出了证的"临界状态"理论，撰写《论中医证的"临界状态"》发表于北京中医学院学报，并被全国中医学会中医理论整理研究会认定为创新理论，并多次向全国推广，引起了当时国内证候研究领域的广泛关注。

一、中医证"临界状态"的概念

徐老认为，证的"临界状态"包括两个方面：一是证的"前沿状态"；二是临界证候（符合最低诊断标准的证候状态）。

（一）证"临界状态"的生理病理

举外感疾病为例。当病邪入侵，机体防御系统开始反应，邪正交争，对内脏发生影响时，总有一个由浅入深、由此及彼的过程。作为反映机体病理变化而出现的信息，亦有一个由少而多，由量变到质变，然后逐个消退的过程。"临界状态"的出现，正是病理演化至某种程度时的一种临床表现。可是病理演化又受着多种因素影响，因此，就同一疾病来说，它的临床表现（出现信息）可能有所不同。我们不可能要求每一病症都出现同样的临床表现，其中有少数病症始终信息短少，处于"前沿状态"，成为临床上不典型的证。

（二）证"临界状态"的临床特点

如前所述，证的"临界状态"包括证的"前沿状态"和"临界证候"两个方面。所谓"前沿状态"是指：①有一定的信息量，但不足以确诊为何种证；②若再出现佐证信息，证即形成；③有活泼的动态变化；④与边缘的证有交叉关系。所谓"临界证候"是指：①它是某个证的最低诊断标准；②它是与其他证的鉴别所在；③它不具备证的全部信息；④它按自身规律演化。

仍举外感为例，若患者仅出现恶寒、发热、头痛体楚、鼻塞流涕、新咳五个信息，遇不能定舌、苔、脉时，就难以确定其为外感风寒还是外感风热。因此，上述五个信息的组合，只能说它是风寒或风热证的临界前沿状态。若另一患者，有恶寒、发热、头痛体楚三个信息，没有其他的佐证信息，则它成为关系更复杂、动向更多的"临界前沿"状态，因为这三个信息的组合是外感风寒、风热、风湿、温燥等各证共有的临界前沿信息。

每一病症都会有它临界的"前沿状态"，临界前沿的表现形式，可用数学方式统计。表现形式之多少与它的信息量成正比，前沿的信息量愈多，表现的形式也愈多；信息量愈少，表现的形式也愈少。根据同一道理，临界后证候状态的表现形式，亦与它具有的信息量成正比。证的临界前沿的动态是极活泼的，它总是向两个方向发展，不是加剧，就是渐愈。如向加剧方向发展，出现某一新的信息，它就跨入了某个证的范畴；如向渐愈方向发展，它的信息就渐渐消退，在没有确诊的情况下痊愈了。

二、中医"临界辨证"的理论基础

因为中医证"临界状态"理论能更好地体现"证"的动态性特点，反映复杂的临床实际，为鉴别诊断的关键，亦是辨证施治的依据，具有一定的实用性。故我们在"临界状态"理论之后，不断致力于将"临界状态"理论转化为一种辨治方法，真正地运用于临床，让广大中医临床工作者能够更加精确地辨证。

（一）"临界状态"理论的临床价值

证"临界状态"理论有很强的临床指导意义：①有利于临床医生掌握证发展的动向；②有利于临床医生掌握证的最低诊断标准，做出早期诊断和早期治疗，把疾病消灭于萌芽状态；③有利于临床医生做出鉴别诊断；④为某些信息量少、表现不典型的疑难症提供诊断线索，使临床医生有可能做出比较正确的假定诊断和试探治疗，为中医临界辨证方法的研究提供了基础。

（二）理论是方法转化的基础

证"临界状态"理论转化为辨证方法的基础是：①从证的前沿开始到诊

断确定为止这段时间的动态，它的判断概念来源于客观，但属于主观的范畴。②它能让中医识别证、确定证的最低标准，掌握证的动态变化。③它可指导中医对病证的诊断标准从不统一走向统一。④证的"临界状态"理论要求占有该病证的全部临床信息，更重要的是应明确有哪些信息价值较大，并确定证的核心信息。虽然每一病证临界的前沿都有一组信息，可以随机组合，但是仍不能与边缘的证做出鉴别，因此它们任何形式的组合只能认为是证的前沿状态，无法精确辨证。当然证的前沿状态在某种情况下亦可能是病证不典型的临床表现，但是一般只能假定诊断。所以将证临界状态理论深入研究并不断转化成临床辨证时可用的方法十分重要。

第二章 中医"临界辨证"方法要点及应用

　　根据中医证"临界状态"理论，我们进行了中医临界辨证方法的构思，并综合利用多学科的科研设计、统计学等方法，结合具体的临床应用，进行临界辨证方法的研究。1989 年设立江苏省科研项目"中医脏腑辨证研究——肾虚证与红细胞刚性的研究"，尝试用"临床科研设计—衡量—评价（DME）"方法进行中医肾虚证的临床辨证指标分类的探索，发现此辨证分类方法能很好地被临床医师接受并运用。研究中完成了肾虚证的基础指标、临界指标的构成，为肾虚证的精确诊断打下了基础。同时，将此辨证思路和方法运用到肺系证候的诊断与鉴别诊断中，在规范肺系疾病各证候名词术语的基础上，对各常见证候的基础证、临界证及典型证进行了辨别，并提供了《孟河四家医集》中和肺系病证相关的临床治疗经验，形成了临床实用的肺系疾病常见证候的临界辨治参考方案，以期有助于中医临床医师辨证诊断能力和水平的提高，也为"临界辨证"方法的进一步发展和后续推广打下基础。

第一节　中医"临界辨证"方法的形成

　　辨证是论治的前提，只有辨证精准，才能药中病所，疗有成效。通过文献研究发现，古代及近现代不少医家在辨证的过程中都体现了"临界辨证"的思想，如张仲景在《伤寒论·辨少阳病脉证并治》中指出，少阳病具有"往来寒热，胸胁苦满，嘿嘿不欲饮食，心烦喜呕"四大症状；同时又指出，伤寒中风，有柴胡证，"但见一证便是，不必悉具"。对此有两种解释，一是出现四症中的任何一症便可诊为少阳病；二是寒热往来是主症，余三症为副症，有寒热往来之主症，伴任何一个副症即可诊为少阳病。不管采用何种解释，均能说明这是仲景对少阳病"临界辨证"的考虑。又如张锡纯在《医学衷中参西录》论治温病时认为，白虎汤证之确立不在于汗出与否，有其他三症（大热、大渴、脉洪大）即可列为阳明病而投予白虎汤。潘澄廉在《伤寒六经指要》中也提出，后人所谓白虎汤之四大证候，全具是不多见的。这亦是经验之谈。

以上这些都表明临床上并非所有病证都能表现为某个典型证，实际上在整个疾病演变过程中，"临界证"占的比重较大，临床上如果能较好地掌握证的动态变化，中医随证施治的水平便可以得到提高。鉴于当下众多辨证方法都未能充分重视证的精确性，我们以"临界状态"理论为基础，运用其动态的思维方式指导中医辨证，建立了可供临床诊疗使用的"临界辨证"方法，从而开阔中医认识疾病的视野，提高辨证论治水平。

一、中医"临界辨证"的具体内容

中医"临界辨证"方法主要包括对基础证、临界证（型）、典型证（型）及跨界证（型）的辨别。首先是通过传统的望、闻、问、切四诊收集临床信息，确定证候的关键性症状集，也即基础证，但此组信息尚不足以确诊为何种具体型，若在基础证之上再出现一定量的特征信息，临界证（型）或典型证（型）即形成，同时特征信息量出现的多少，又决定了基础证是向临界证（型）还是典型证（型）发展。跨界证（型）则是在已确定某证（或是临界证/型或是典型证/型）的情况下，出现了另一个证的特征信息，表明原证开始向另一个证过渡，提示中医师要及时进行截断治疗，防止病情传变。

为此，我们对基础证、临界证（型）、典型证（型）及跨界证（型）的内涵和辨别要点进行详细阐释。

（一）基础证

基础证所获得的临床信息相对集中，这组信息犹如多个证型的重叠部分，是寓于诸多个性之中的共性，是最不易变动和构成各种不同证型的关键性症状，是形成该证候最重要的信息，而证候此时还处于动态变化之中，尚不足构成一个可以识别具体证（型）的条件，但它是构成临界证（型）和典型证（型）的最基础症状。基础证有活泼的动态变化，基础证若再出现特征性的佐证信息，临界证（型）或典型证（型）即形成，基础证多向两个方向发展——加剧或渐愈。

以感冒为例，"恶寒发热，鼻塞流涕，喷嚏，头痛，脉浮或数"为外感的基础信息，应为邪犯肺卫证，无寒热之分，若出现"无汗，肢体酸楚，鼻流清涕"等佐证信息，即进入了邪犯肺卫证风寒表实证（型）的范畴；若无佐证信息来支撑某一证型的诊断且基础信息正逐渐消退，疾病即走向痊愈。

（二）临界证（型）

临界证（型），是在具有基础证信息的同时出现任何一项特征信息。它具有构成证（型）的部分而非全部信息量，特别是它包含证（型）的某些特征性信息，可以满足医师对证（型）的识别要求，并据此做初步诊断和治疗。所谓特征信息，是指量级大，且有特异性、病理特征明显的临床信息。特征信息有它自己的辨别指数，可用于区分不同证型。用公式表示为"临界证（型）＝基础证信息＋1 项特征信息"。

仍以感冒为例，在"恶寒发热，鼻塞流涕，喷嚏，头痛，脉浮或数"基础信息上，若出现"恶寒重发热轻，无汗，肢体酸楚，鼻流清涕，脉浮紧"等几个信息中的任何一项信息，即可初步诊断为"风寒表实证（型）"。一般而言，在疾病的发展过程中，临界证（型）所占的比重较多。

（三）典型证（型）

典型证（型），是指在具有基础证信息的同时，出现两项或两项以上特征信息。典型证含有《中医诊断学》及国家行业标准上的多数或全部重要信息，在治疗上医生可大胆使用前人的代表方或自己的经验方施治，必要时可施重剂。用公式表示为"典型证（型）＝基础证信息＋≥2 项特征信息"。

典型证（型）和临界证（型）的关系即典型与不典型、全部与部分的关系。临界证可发展为典型证，同时典型证也可以转变成临界证。如感冒的风寒表实证（型）的临界证，在此之上再出现一个及以上的特征信息，临界证（型）即走向典型证（型）；同样典型证（型）也可以发展为临界证（型），这种由典型走向不典型的过程，多为疾病缓解的过程。需要注意的是，并非所有的临界证（型）都能发展为典型证（型），典型证（型）是证的理想状态，在临床实际中，出现的概率相对较少。

（四）跨界证（型）

跨界证（型）是指在临界证（型）的基础上，出现任何一项他证的特征信息；亦可以表达为：在具有基础证信息的同时，出现另外两证（型）的各一项特征信息。跨界证（型）是证与证过渡时期两证相兼的状态，如肝郁气滞中出现舌质红或舌苔黄，说明肝郁可能有化火之象。用公式表示为"跨界证＝基础证＋各型的 1 项以上特征信息"。

以感冒的风寒表实临界证为例，风寒久不解，入里化热，可出现"鼻流黄涕，口干，咽痒咽痛"等里热证表现，此时临界证已走向表寒里热的跨界证范畴，这就提示中医师要及时进行截断治疗，防止病情进一步传变。

疾病的全程，邪正斗争、阴阳胜负，始终处于变化之中，证型从不明显到明显，从一阶段到另一阶段，从单一证走向多证跨界，这种贯穿于疾病始终的变化特性要求我们临床工作者以动态观念来建立病证的证候学和诊断标准。

二、中医"临界辨证"的临床意义

"临界辨证"是对"临界状态"理论的转化，是可供临床医师使用的具体辨证方法，实现了从理论到应用的升华。

"临界辨证"方法可以很好地体现证候动态变化的过程，它的核心思想在于，证型主要由基础信息、特征信息兼可现信息构成。基础信息是基础证候的关键症状和体征，但不精确到型的辨证，如临床上腰（膝、足）酸痛、耳（鸣、聋）或听力下降、性功能障碍（早泄、阳痿、遗精、性功能下降）、月经不调（闭经、经少）等结合则可构成肾虚的基础证；而肾虚的哪个型，是肾气虚还是肾阳虚，尚无法确定，但其已为临床医师的初步诊断及治疗提供了依据。特征信息是辨别证候性质的必要条件，是确定证中型的必要指标，可作为证（型）与证（型）之间的鉴别要点，如"舌赤，苔黄糙，口渴，脉数实"等为里热证的特征信息。可现信息非必备，其展示了可能出现的证候表现，也暗示了可能的证候转化方向，有助于临床全面治疗或截断治疗。对可现信息的预判处理体现了中医"治未病"的思想，即未病先防和既病防变。

临床医生通过对"临界辨证"方法的学习，可以在临床过程中充分掌握辨证的核心指标和证候的最低诊断标准，对证（型）诊断、演变和转化过程的思路更加清晰明了，从而更准确地指导处方用药；亦能对某些表现不典型的疑难症做出正确的诊断，予以及时的截断治疗。

第二节 用"界点"学说构建肾虚临界辨证

"临界辨证"方法的建立既是中医辨证论治领域的创新之需，亦是中医临床辨证标准规范化、现代化发展的产物。20 世纪 80 年代末，我们用现代临床流行病学方法，结合临界状态理论对中医"临界辨证"方法的可行性进行了探索，引用"界点"学说对肾虚证指标分类进行了研究，提炼出肾虚的基础指标及特征指标，构建了肾虚临界辨证的诊断标准。

一、肾虚临界辨证的研究思路

对中医师而言，能否精准辨证取决于有无明确的辨证标准可循，辨证指标的规范，关系到临床疗效的观察和科研水平的评价，也是证候规范化研究的基础。要想研究出规范、动态，又能被国内外学者所接受和采用的辨证标准，必须采用与国际同步的 DME，即临床设计、衡量和评价的方法和系统论、信息论、控制论等进行设计。

DME 是将流行病学、医学统计学、卫生经济学、社会学、运筹学等学科的原理和方法与临床医学相结合而发展起来的一门边缘学科。它和传统的中医科研方法一样，从临床现象入手，不过它是把群体作为研究对象，运用调查、统计分析的方法定性、定量研究，从而取得可信而客观的资料。把 DME 的方法与临界理论相结合，会使中医证候研究更加规范化、标准化，并将提高证候规范化研究的论证强度。

我们在研究中运用 DME 的设计方法，先从文献资料和临床经验中获取肾虚证的症候群、舌、苔、脉及有关实验和特殊检查的多层次信息，经过综合分析，提出肾虚临床辨证假设分类指标，并对分类指标进行量化分级处理，形成肾虚证辨证指标研究调查表。而后又对肾虚证的证、症、征进行了临床流行病学的调查，使辨证分类更能反映病情的动态变化，也为辨证指标的筛选探索了可行的方法，将肾虚的辨证标准从个体水平提高到群体水平。同时为了让证、症、征选择更加精确、规范，我们对这些症、征发生的偶然性和必然性联系进行了数量关系的分析，设立了非肾虚对照组，通过回顾性分析和前瞻性的验证，使研究结果具有较强的客观性和科学性。最终建立较为客观的可供临床使用的肾虚"临界辨证"指标。

二、肾虚临界辨证分类的基础

肾有肾阴和肾阳之分，肾阴有滋润、濡养全身的作用，肾阳有温煦、气化全身各脏腑的功能。肾气不足，肾精亏虚，多出现耳鸣、腰膝酸软等症；肾阳虚损，多出现畏寒肢冷、面色淡白等；肾阴亏耗，则多见五心烦热、口干咽燥等，这些症征表现均是肾虚证的临床辨证指标。因肾虚证的辨证分类多源于个体水平，尚没有公认的辨证标准，故而在肾虚证临界辨证分类的基础研究中，我们首先进行了辨证指标的初步统一与分类。

（一）肾虚临界辨证假设分类指标

我们在肾虚临界辨证假设分类指标的确定过程中综合运用了多种方法，融合古今资料，形成假设标准。①翻阅古代、近代有关肾虚证的文献和教科书，尤其是中华中医药学会发布的行业标准中有关肾虚证的诊断标准，根据文章中肾虚症状的出现率确定了肾虚证（肾气虚、肾阴虚、肾阳虚）的辨证指标。如耳鸣的出现率为97%，腰膝酸痛的出现率为96%，畏寒肢冷为83%，脉细为81%等。②请名老中医、西医及中西医结合专家审阅资料提出修改指标的意见，反复研究讨论，初步确定了肾虚证耳鸣、耳聋、腰膝足酸痛、头昏目眩等46项症征指标，以确保所选的指标对肾虚证的样本具有适用性和稳定性。③用传统的辨证标准对医院各科住院病人进行预检测，将肾虚证的病种，根据预检测的指标分析，对其中部分指标进行了剔除，如不孕不育、形体消瘦、脉弦等，以精选出有助于临床辨证的特征信息和重要佐证信息，此类信息为构成肾虚各证（型）的关键指标。

根据以上资料再结合专家组的反复讨论，制定出肾虚的假设分类指标（主次症法），以供后期临床流行病学研究使用。

1. 肾气虚证（型）

主症：耳鸣（聋、重听、听力下降至3kHz以上），腰（膝、足）酸痛。

次症：面色淡白，尿频清长，尿后余沥，夜间尿多，男子遗（滑）精，早泄，苔白，脉细。

辨证标准：具备主症+次症的任两项+舌+脉者。

2. 肾阳虚证（型）

主症：耳鸣（聋、重听、听力下降至3kHz以上），腰（膝、足）酸痛。

次症：面色淡白，畏寒肢冷，阳痿，舌淡，脉细。

辨证标准：具备主症+次症的任两项+舌+脉者。

3. 肾阴虚证（型）

主症：耳鸣（聋、重听、听力下降至3kHz以上），腰（膝、足）酸痛。

次症：头昏目眩，口干咽燥，手足心热，盗汗，午后潮热，男子遗（滑）精，女子经少，舌红，脉细。

辨证标准：具备主症+次症的任两项+舌+脉者。

（二）肾虚临界分类指标量化分级

证候是疾病本质的反映，它能够不同程度地揭示病位、病性、病机，为治疗提供依据，它是中医对人体病理变化的分型，由症状、脉象、舌象等指标构成。要使证候可评价，首先应使四诊信息客观、量化，但因中医信息繁多，从方便临床的角度出发，四诊信息的量级运用有很大的现实意义。古人曾用模糊数学概念，对四诊信息的量模拟分级，按量级来判断"证"的价值以指导治疗用药。如张仲景所著《伤寒论》中对寒象分为微寒、恶寒、振寒、身大寒，并根据寒热之多少、汗之微甚制定了麻桂各半汤、桂枝二越婢一汤。

我们给假设分类的四诊信息确定量级，分轻、中、重三级，正常积分为0，轻者积分为1，中者积分为2，重者积分为3，以此来表示病情的轻重和演变。以耳鸣为例，静止时偶有耳鸣为轻度（＋），计1分；静止时常有耳鸣为中度（＋＋），计2分；活动时有耳鸣或终日有耳鸣为重度（＋＋＋），计3分；无症状者为正常，计0分。再如舌、脉：舌质红Ⅰ级为赤，略深于正常人舌色，计1分；Ⅱ级为血红色，较鲜明，计2分；Ⅲ级为深红色，计3分。脉浮Ⅰ级为较正常脉有轻浮感，计1分；Ⅱ级为浮势较显，轻举即得，应于指下，计2分；Ⅲ级为极浮应指幅幅暴于指下，计3分。通过用模糊数学的量级值概念给予＋1、＋2、＋3以及定义的方式将等级资料信息转为计量资料，以便后续统计分析。

三、肾虚临界辨证的临床流行病学研究

为了让肾虚证、症、征的选择更加精确规范，我们通过临床流行病学的群体研究方法，对肾虚证的全部临床辨证指标进行了群体、定量分析，设立了非肾虚对照组，通过回顾性研究和前瞻性的验证，使肾虚证"临界辨证"标准具有较强的客观性和科学性，从个体水平上升到群体水平，并确定了相应的基础证、临界证（型）（最低诊断标准）、典型证（型）等。

（一）临床研究对象的选择

研究组在上海、常州、苏州、无锡等地中医院回顾性分析了569例病人，其中肾虚证349例（男150例，女199例），非肾虚证220例（男116例，女104例）。纳入标准：参照1986年5月中旬中西医结合肾虚证及老年病委员会制定的肾虚证参考标准，结合传统的肾虚证辨证标准，经名老中医和中西医结

合有关专家商讨制定的假设肾虚辨证标准。

同时在常州市中医医院和常州市第一人民医院肾病科进行了前瞻性研究 267 例，其中肾虚证 158 例（男 89 例，女 69 例），非肾虚证 109 例（男 58 例，女 51 例）。纳入标准：根据前期回顾性研究的肾虚证辨证指标筛选。

所有纳入对象均进行详细的症征记录，对出现的指标，按症状的程度进行分级，一般以轻、中、重三级区分，并赋予 1、2、3 数字作为量化。以上病例的抽样均按统计学要求进行，且资料原始数据均经反复核实确认，因此样本资料具有一定的可靠性。

（二）多中心肾虚病例回顾性分析

我们将假设的标准设计成肾虚证辨证指标回顾性调查表，对相关医院的病历进行回顾性调查，进行肾虚证和非肾虚证的对照研究，通过分析得出肾虚证的基础证信息和特征信息。特征信息有它自己区别不同指标和证型的辨别指数，假如指标和证型之间的差异属客观存在，指数应该有能力反映出这种差异来，这种能力来源于指数里的每一个指标，指标须具有辨别力，这样它们综合成的指数才能有较强的辨别力，才能在肾虚基础证上再构成肾气虚型、肾阴虚型、肾阳虚型、肾阴阳两虚型，因而对不具备辨别能力的指标应予剔除。

1. 筛选变量指标并赋值：运用计算机对肾虚证组和非肾虚证组的样本进行仔细调查，对两组样本中都不出现或个别出现的变量，进行筛选和调整，忠实于真实世界的原始资料，以出现的事实作为依据，使实际资料的科学性更具备说服力。数据采用美国 SAS 软件包计算，共选用 46 个指标作为影响本证的变量，在计算机里赋名为：X_1、X_2、X_3……X_{46}。

2. χ^2 检验明确分类指标：将两组变量进行计算，在计算过程中有许多变量因为在肾虚证样本中不发生或极少发生而被筛选掉。最终结果为：①肾气虚有 X_2、X_8、X_9、X_{19}、X_{28}、X_{36}、X_{37}、X_{40}、X_{41}、X_{43}、X_{45} 等 11 个变量，在轻、中、重程度上，和非肾虚证的症状差别有极显著意义（均 $P < 0.01$）。②肾阳虚有 X_4、X_8、X_9、X_{19}、X_{26}、X_{28}、X_{30}、X_{34}、X_{36}、X_{37}、X_{40}、X_{41}、X_{43}、X_{45} 等 14 个变量，两组症状轻、中、重程度统计处理有极显著差异（均 $P < 0.01$）。③肾阴虚有 X_4、X_8、X_9、X_{19}、X_{20}、X_{26}、X_{28}、X_{30}、X_{34}、X_{36}、X_{37}、X_{40}、X_{41}、X_{43}、X_{45} 等 15 个变量，两组症状在轻、中、重程度上差异有极显著意义（$P < 0.01$）。④肾阴阳两虚有 X_8、X_9、X_{26}、X_{28}、X_{30}、X_{34}、X_{36}、X_{37}、X_{40}、

X_{41}、X_{43}、X_{45} 等 12 个变量，两组症状在轻、中、重程度上差异有极显著意义（$P < 0.01$）。

χ^2 检验结果表明所选肾虚证辨证分类指标与非肾虚证之间有明确差异性，并且通过研究初步确定了肾虚中的肾气虚型、肾阴虚型、肾阳虚型、肾阴阳两虚型等辨证分类指标，使肾虚的辨证分类标准更具普遍适应性，并实现了肾虚辨证指标的可重复验证性。

3. 变量间的相关性分析：利用软件计算肾气虚、肾阳虚、肾阴虚以及肾阴阳两虚与变量间的相关关系，分析各变量对肾虚各型的影响程度；计算每个变量与其他变量之间的相关关系（性别与年龄亦加入同时计算），探寻症与症间的关联性。

（1）肾气虚与变量的关系：肾气虚和性别、年龄有极显著的负相关关系（$P < 0.01$），即肾气虚越严重，女性越多，年龄亦趋向年轻化。肾气虚和腰膝酸痛、面浮白、神疲乏力、舌苔白有极显著的正相关关系（$P < 0.01$），即肾气虚越厉害，则上症越严重。

（2）肾阳虚与变量的关系：肾阳虚和年龄呈负相关（$P < 0.01$），即肾阳虚的严重程度有年轻化的趋向。肾阳虚和耳鸣、腰膝酸痛、浮肿、尿多、神疲乏力、头昏、舌苔白呈正相关（$P < 0.01$），即肾阳虚越厉害，则上症越严重。肾阳虚和气短或喘、舌红呈负相关（$P < 0.01$），即肾阳虚越严重，上症越轻。

（3）肾阴虚与变量的关系：肾阴虚和耳鸣、腰膝酸痛、口干、五心烦热、午后潮热、尿赤少、头昏、舌红、苔少呈极显著的正相关（$P < 0.01$），即肾阴虚越严重，以上这些症状也出现得越多越重。声懒、便溏、舌淡与肾阴虚呈负相关（$P < 0.01$），即肾阴虚越重的人出现上症越少。性别、年龄、气短、面浮白与肾阴虚证无相关关系。

（4）肾阴阳两虚与变量的关系：肾阴阳两虚证和腰膝酸痛、声低懒言、口干、尿赤少、神疲乏力、头昏呈正相关（$P < 0.01$），和面浮白、舌淡呈正相关（$P < 0.05$），即肾阴阳两虚越严重，则上症亦越重。

（5）变量与变量间的相关关系：性别和年龄、气短呈正相关（$P < 0.01$），与腰痛、神疲乏力、脉细呈负相关（$P < 0.05$），即年龄大、气短严重的以男性为多；腰酸痛、神疲乏力、脉细的以女性为多。年龄和耳鸣、气短、头昏呈正相关（$P < 0.05$），即年龄越大，耳鸣、气短、头昏越重。耳鸣和腰痛、浮肿、口干、苔白呈正相关（$P < 0.05$），和头昏呈正相关（$P < 0.01$）。腰膝酸

痛、浮肿、口干、五心烦热、尿赤少、便干、神疲乏力、头昏呈正相关（$P <$ 0.01）。浮肿和口干（$P < 0.05$）、五心烦热（$P < 0.01$）、头昏（$P < 0.01$）呈正相关，口干和五心烦热（$P < 0.01$）、尿赤少（$P < 0.05$）、大便干（$P < 0.05$）、头昏（$P < 0.01$）、舌红（$P < 0.01$）呈正相关。五心烦热和尿赤少、头昏呈正相关（$P < 0.05$），舌红和脉细（$P < 0.01$）、舌淡和苔白（$P < 0.05$）、舌淡和脉细（$P < 0.01$）、苔白和脉细（$P < 0.01$）均呈正相关。

证与指标之间的相关性越高提示该指标是证的特征信息的可能性越大，同时指标自身的辨别系数也越高，如"浮肿、尿多"有可能是肾阳虚的特征信息；"五心烦热、尿赤少"则有可能是肾阴虚的特征信息。从数据分析中我们还发现，有些指标在几个分型中均有出现，且都呈正相关关系，如"头昏、神疲乏力"等，这些指标我们称之为可现信息，它们不是某型的特异信息，不会给肾虚各型的诊断带来质的改变，它们不能单独起作用，但可提示证有量的增加。指标与指标的相关性，如舌与苔、苔与脉等，这些体征的内在联系可以揭示肾虚各型的程度，也启发临床中医师当多个信息同时出现时，如何判断病情的轻重以及提取有意义的信息进行辨证分析，此类信息我们称之为参考信息，在特殊情况下，两个以上的参考信息可上升为一个特征信息量。

4. 列 Fisher 公式总体判别：根据以上所有指标的相关关系，计算机以 Fisher's 线性判别式函数的原理得出分类函数系数后即可列出判别式，将每个要判别的样本资料代入以上公式，即 Y 非肾虚之值 > Y 肾虚之值，判别为非肾虚病人，Y 非肾虚之值 < Y 肾虚之值为肾虚病人，结果肾气虚的判对率为 97.13%，肾阳虚的判对率为 97.88%，肾阴虚的判对率为 96.6%，肾阴阳两虚的判对率为 98.4%，总的判对率为 97.4%。

检验结果也进一步证实了肾虚假设指标分类的准确性与普适性，其中又以对肾阴阳两虚型的判断更为一致。

（三）肾虚临界辨证一致性的前瞻性检验

虽然通过群体的回顾性研究得出肾虚证候分型的辨证指标，但仍有不完善之处，因为这样研究的内推性虽好，但具体用于临床是否可行必须进行进一步探索，这就要求我们把回顾性的证型指标进行前瞻性设计，再回到临床上进行验证。我们通过对肾虚证和非肾虚证的前瞻性研究，对已取得的辨证指标进行证实性验证，并考虑到因回顾性研究的局限性可能产生的不足而进行了修改和校正，加入新的资料进行数据处理，从而使辨证分类指标更趋完善，最终得到基础证和各分型的统一辨证指标，这些证候分型的诊断指标将是相对客观的。

1. 分类指标的重复一致性验证：即用回顾性研究的辨证指标对同样的病人分别进行辨证，看其结果是否一致，如辨证结果符合率高，则说明制定的标准是稳定的。用回顾性研究中得出的 Fisher 判别分析公式检验，前瞻性检验肾气虚46例，符合率99%；肾阴虚24例，符合率99%；肾阳虚88例，符合率100%；总判对率为99.3%。结果表明肾虚辨证标准具有相当好的一致性。

2. 辨证标准的使用一致性验证：即不同的医师用我们制定的辨证标准对同一病人进行诊断，看不同医生对同一病证判断的结果是否一致，计算 Kappa值。我们先对舌、苔、脉定量级做了一致性检测，结果显示：甲、乙、丙三位医师对舌诊量级盲测的一致率为63.98%，基本一致率为28.57%，相加为92.55%；脉诊盲测量级一致率为57.32%，基本一致率为30.9%，两者相加为88.22%；甲、乙、丙三者互测的一致率为74%～83%，说明制定的统一辨证标准是能为中医同道接受和掌握的。

四、构建肾虚临界辨证分类指标

证候的标准化、典型性是短暂的、相对的。我们从大量临床观察中发现，从发病到某一典型证形成，蕴含着基础证、临界证（型）、跨界证（型）的变化过程。基础证拥有一定共同的核心指标，但不足以判别某一种型，若和其他指标结合则能构成特异的型。临界证（型）即证的最低诊断标准，它虽不具备证（型）的全部指标，但却能和其他证（型）相鉴别，并能按自身的规律演化。跨界证（型）即证与证过渡时期两证相兼的状态，如肾气虚中出现畏寒肢冷，说明肾气虚可能及阳，出现肾气阳两虚的证候。仔细研究证的动态变化特性，不难发现在对这些证型的辨别过程中都存在一个至关重要的"界点"，一旦跨越了这个"界点"，基础证可能发展为临界证（型），临界证（型）亦有可能成为跨界证（型），此即"界点"学说。

在临床回顾性和前瞻性研究的基础上我们构建了肾虚临界辨证标准：肾虚基础证，肾气虚型、肾阳虚型、肾阴虚型的临界证（型）（最低诊断标准）、典型证（型）、气阴两虚跨界证（型）。

（一）肾虚基础证

基础指标：腰（膝、足）酸痛。腰为肾之府，排除腰肌损伤和脊椎疾病，腰（膝、足）酸痛应为肾虚证的最基本指标。腰（膝、足）酸痛、耳（鸣、聋）或听力下降、性功能障碍（早泄、阳痿、遗精、性功能下降）、月经不调（闭经、经少），经相关数据研究后发现若其中两项同时出现或其中一项和腰（膝、足）酸痛结合则可构成肾虚证的基础证，至于属于肾虚的哪个型尚无法确定。

（二）肾虚临界证（型）

肾虚的基础证结合特征指标中的任一项可构成肾气虚型、肾阴虚型、肾阳虚型的临界证（型）。

①气虚特征指标：气短而喘、声低懒言、自汗、尿后余沥、尿频清长；②阳虚特征指标：畏寒怕冷、面肢浮肿、面色萎白、大便溏薄、夜间尿多；③阴虚特征指标：口咽干燥、五心烦热、盗汗、小便赤少、大便干结。特征指标指量级大，且有特异性、病理特征明显的信息。每个指标对各证型的组成有其特异的功能，但必须根据量级来决定，每一特征指标需具备中等量级。

（三）肾虚典型证（型）

肾虚的基础证结合特征指标中两项及以上则为肾虚各分类的典型证型。

如肾气虚型：基础证指标两项合气虚证两项，即腰膝酸痛、耳鸣、气短、自汗可为肾气虚的典型证型。肾阳虚型：基础证指标两项合阳虚证两项，即腰膝酸痛、耳鸣、畏寒怕冷、夜间尿多可为肾气虚的典型证型。

（四）肾虚跨界证（型）

肾虚基础证同时出现气虚、阳虚各一个特征指标以上，则为肾气阳两虚证；若出现气虚、阴虚各一个特征指标以上则为肾气阴两虚证；出现阴虚和阳虚各一个特征信息以上则为肾阴阳两虚证。

这一类证的跨界现象是出现在已确定为一个证的情况下开始向另一个证过渡，临床诊断中往往是"但见一证便是，不必悉具"。

第三节 肺系病常见证候的临界辨证及治疗

根据"临界辨证"的方法和要求，我们对肺系病常见证候的临界辨治进行了整理归纳。首先对证候名词术语进行了规范，列出证候的正异名，并详细阐释了其概念，同时注明正异名的出处。在此基础上，对各证候进行了临界诊断与鉴别诊断的研究，予以直观图示，同时提供了相关证候的动态治疗方药，将孟河医派以及笔者临床用药经验进行总结，共享于同道，进一步补充丰富中医肺系临界辨治方法的内容。

一、肺系病常见证候名词术语的规范

常见证候名词术语的来源主要参考了中华人民共和国国家标准《中医临床诊疗术语证候部分》（GB/T 16751.2—1997）、中华中医药学会《中医内科常见病诊疗指南中医病证部分》（ZYYXH/T4～49—2008）、中华人民共和国中医药行业标准《中医病证诊断疗效标准》，以及《中医证候名称与分类代码》《中医诊断学》《中医内科学》等。我们将证候的正异名及概念予以注解于下，供读者参考。

（一）肺气虚证

【正名】肺气虚证。

【异名】肺气亏虚证、肺气虚耗证。

【证候概念】本证由禀赋不足，元气素弱；或久病咳喘，耗伤肺气；或脾胃不足，生化乏源，肺失所养所致。肺气虚弱，卫表不固，遂致出现咳喘无力、少气短息，动则益甚，吐痰清稀、恶风自汗等症状。

【正异名注解】

1. 肺气虚证：肺气虚弱，卫外不固，以咳嗽无力、气喘而短、自汗，兼见气虚症状等为主要表现的证候。

2. 肺气亏虚证：肺气虚弱，以咳嗽无力、气短而喘，动则尤甚，吐痰清稀、声低，或有自汗、畏风，舌淡、脉弱等为常见症的证候。

3. 肺气虚耗证：肺气亏虚，气失所主，以喘促短气、气怯声低、咳声低弱、痰吐稀薄、自汗畏风等为主要表现的证候。

（二）肺阴虚证

【正名】肺阴虚证。

【异名】肺阴亏虚证、肺阴亏耗证、肺阴亏损证、肺虚热证、肺阴不足证。

【证候概念】本证由燥热伤肺，或痨虫蚀肺，或汗出伤津，或素嗜烟酒、辛辣燥热之品，或久病咳喘，年老体弱，渐致肺阴亏虚所致。肺阴亏虚，虚热内生，遂致出现咳嗽无力、气短、无痰，或痰少而黏，不易咯出，或痰中带血、潮热盗汗等症状。

【正异名注解】

1. 肺阴虚证：肺阴亏虚，虚热内生，肺失滋润，清肃失司，以干咳无痰，或痰少而黏及阴虚症状为主要表现的证候。

2. 肺阴亏虚证：肺阴亏虚，虚热内灼，肺失滋润，干咳，咳声短促，痰少黏白，或痰中见血，或声音逐渐嘶哑，午后潮热，颧红，手足心热，夜寐盗汗，口干咽燥，日渐消瘦，神疲，舌质红，少苔，脉细数。

3. 肺阴亏耗证：肺阴亏虚，虚热内灼，肺失肃降，则干咳，咳声短促，痰少或见夹血，口干咽燥，咳声嘶哑；阴虚火旺，故午后潮热，颧红，盗汗；阴精不足，则形瘦神疲，舌质红，少苔，脉细数。

4. 肺阴亏损证：阴虚肺燥，肺失滋润，肺伤络损出现干咳，咳声短促，或咯少量黏痰，或痰中带有血丝，色鲜红，胸部隐隐闷痛，午后自觉手足心热，或见少量盗汗，口咽干燥，疲倦乏力，舌边尖红，苔薄白，脉细数。

5. 肺虚热证：肺阴亏虚，虚热内扰，以干咳少痰，或痰黏不易咯出，或痰中带血，口燥咽干，或音哑，潮热颧红，或有盗汗，舌红少津、脉细数等为常见症的证候。

（三）肺阳虚证

【正名】肺阳虚证。

【异名】肺虚寒证、肺气虚寒证。

【证候概念】本证由内伤久咳、久哮，耗损肺气或平素体弱，肺气不足所致。阳气亏虚，卫阳不足，肺失温煦，遂致出现咳嗽无力、气短、畏冷肢凉、吐痰清稀等症状。

【正异名注解】

1. 肺阳虚证：阳气亏虚，肺失温煦，以咳嗽气喘、畏冷肢凉、吐稀白痰、胸闷、苔白滑、脉弱等为常见症的证候。

2. 肺虚寒证：肺气虚寒，气不化津，津反为涎，出现咯吐涎沫，其质清稀量多，不渴，短气不足以息，头眩，神疲乏力，食少，形寒，小便数，或遗尿，舌质淡，脉虚弱。

3. 肺气虚寒证：大病久病之后，如内伤久咳、久喘、冷哮等，耗伤阳气；或虚热肺痿，久延阴伤及阳，这些原因均可致肺气虚寒。由于气不化津，津液不行，积成涎沫。肺气虚冷，则不能温摄津液，肺失濡养，萎弱不用，而成虚寒肺痿。

（四）寒饮停肺证

【正名】寒饮停肺证。

【异名】寒饮伏肺证、寒饮犯肺证、寒饮束肺证、肺寒饮停证。

【证候概念】本证由外感风寒，痰饮内停所致。寒饮停肺，肺失宣肃，遂致出现咳嗽气喘、咯稀薄痰、形寒肢冷，或喉间痰鸣等症状。

【正异名注解】

1. 寒饮停肺证：寒饮停聚于肺，肺失肃降，以咳嗽气喘，或哮鸣有声、胸部紧闷，不能平卧，吐稀白痰涎，苔白滑，脉弦等为常见症的证候。

2. 寒饮伏肺证：寒饮停肺，肺气不利之病证。咳嗽气喘，喉中痰鸣，咯痰稀薄多沫，胸闷气短，形寒怕冷。舌苔白滑，脉沉弦或沉紧。

3. 寒饮犯肺证：多因久病损伤脾肾阳气，或饮食劳倦，元阳受损，脾肾阳虚所致。脾肾阳虚，不能运化精微，水湿内停，上逆迫肺，肺气不得下降而咳嗽气急、呼吸不利、咯吐白色清稀泡沫痰；阳虚肌肤失于温煦，故形寒、喜热饮，寒冬发作加重。此证以脾肾阳虚，水湿内停，上迫于肺为主要病机。

4. 寒饮束肺证：风寒之邪引动内伏寒饮，或寒饮招引风寒引起急作，风寒饮邪壅肺，肺失宣肃之职，故而恶寒发热、喘咳骤加、胸膨胀满。症见喘咳气短、咯白痰、恶寒发热、身痛、苔白、脉浮紧。

（五）热饮阻肺证

【正名】热饮阻肺证。

【异名】肺热饮停证。

【证候概念】本证是由邪热犯肺，痰饮内停，或寒饮郁而化热所致。热饮阻肺，肺失宣肃，遂致出现咳嗽气喘、胸闷胸痛、喉间哮鸣、发热口渴等症状。

【正异名注解】

热饮阻肺证：邪热炽盛，水饮停肺，以发热口渴、咳嗽气喘、胸闷胸痛，或有哮鸣，舌红苔黄滑、脉弦数等为常见症的证候。

（六）痰浊阻肺证

【正名】痰浊阻肺证。

【异名】痰湿蕴肺证、痰浊壅肺证、痰湿壅肺证。

【证候概念】本证多由外感六淫、饮食不当、情志刺激等原因，导致肺、脾肾功能失常，水液不能正常输布而凝结成痰，停聚于肺所致。痰浊阻肺，肺失宣降，遂致出现咳嗽气喘、吐痰色白量多、胸闷等症状。

【正异名注解】

1. 痰浊阻肺证：痰湿蕴结，肺气阻滞，以胸闷、咳嗽气喘、吐白痰量多、苔白滑腻、脉弦滑等为常见症的证候。

2. 痰湿蕴肺证：痰湿蕴肺，肺失宣降，故咳嗽痰多、咳声重浊、痰白黏腻；湿痰中阻，脾为湿困，故兼胸闷、脘痞腹胀、呕恶食少、大便时溏。

3. 痰浊壅肺证：痰浊阻肺，肺气壅塞，肺失宣降，则胸满、咳嗽、痰多色白黏腻，呈泡沫状；肺气虚弱，故短气喘息，稍劳即著；肺虚卫表不固，则怕风、易汗；痰浊内蕴，脾失健运，故见脘腹痞胀、纳少、泛恶、便溏、倦怠乏力。

（七）寒痰阻肺证

【正名】寒痰阻肺证。

【异名】寒痰伏肺证、寒痰停肺证。

【证候概念】本证多因宿有痰疾，外感寒邪，内客于肺；或因寒湿外邪侵袭于肺，或因脾阳不足，寒从内生，聚湿成痰，上干于肺所致。寒痰阻肺，肺失宣降，遂致出现咳嗽气喘、吐白痰量多、胸闷、恶寒畏冷等症状。

【正异名注解】

1. 寒痰阻肺证：寒痰停聚于肺，以恶寒畏冷、咳嗽气喘、胸闷、吐白痰量多、苔白滑、脉弦紧等为常见症的证候。

2. 寒痰伏肺证：寒痰留伏于肺，为诱因所触发，痰升气阻，痰气搏击而呼吸急促、哮鸣有声；肺气闭郁不得宣畅，痰出不利而胸膈满闷如塞、咯痰白黏或稀薄多沫；阴盛于内，阳气不能宣达，则面见晦滞、形寒肢冷；外寒引动内饮，故受寒易发。

（八）痰热郁肺证

【正名】痰热郁肺证。

【异名】痰热壅肺证、痰热蕴肺证、痰热闭肺证、痰热阻肺证。

【证候概念】本证有外邪犯肺，郁而化热，炼液成痰；或宿痰郁肺，日久化热所致。痰热壅阻于肺，肺失清肃，遂致出现咳嗽气喘、吐痰黄稠、胸闷、身热口渴等症状。

【正异名注解】

1. 痰热郁肺证：痰热壅阻，肺失清肃，故咳嗽气息粗促，痰多质黏稠色黄，咯吐不爽；热伤肺络，故胸胁胀满，咳时引痛，或咯血痰；肺热内蕴，则身热、口干欲饮。

2. 痰热壅肺证：痰热交结，壅滞于肺，肺失清肃，以咳喘、痰黄稠及痰热症状为主要表现的证候。症见咳嗽、气喘息粗、胸闷，或喉中痰鸣、咯痰黄稠量多，或咯吐脓血腥臭痰、胸痛，发热，口渴，小便短赤，大便秘结，舌红苔黄腻，脉滑数。

3. 痰热蕴肺证：痰热交结，壅积于肺，以发热口渴、咳嗽气喘、吐痰黄稠、胸闷、舌红苔黄腻、脉滑数等为常见症的证候。

4. 痰热闭肺证：痰热内蕴，阻闭肺气，以发热口渴、胸闷胸痛、咳嗽、气粗而喘，或有哮鸣、鼻扇息灼、舌红苔黄腻、脉滑数等为常见症的证候。

（九）风寒表实证

【正名】风寒表实证。

【异名】风寒束表证、太阳伤寒证、太阳伤寒表实证、伤寒表实证。

【证候概念】本证由外感风寒，邪束肌表，腠理闭塞，卫阳被遏所致。风寒外束，卫阳被遏，肺气不宣，遂致出现以恶（风）寒、发热、无汗、头身疼痛、鼻塞流清涕等症状。

【正异名注解】

1. 风寒表实证：风寒之邪外束肌表，腠理闭塞，太阳经气不舒。恶寒发热，恶寒重，发热轻，无汗，头项强痛，鼻塞声重，时流清涕，或有喉痒咳嗽，痰稀白，口不渴，肢节酸痛，舌苔薄白，脉象浮紧。

2. 风寒束表证：风寒外束，卫阳被郁，腠理闭塞，肺气不宣。症见恶寒重，发热轻，无汗，头痛，肢节酸疼，鼻塞声重，或鼻痒喷嚏，时流清涕，咽痒，咳嗽，咯痰稀薄色白，口不渴或渴喜热饮，舌苔薄白而润，脉浮或浮紧。

3. 太阳伤寒证：以寒邪为主的风寒之邪侵袭太阳经脉，使卫阳被遏，营阴郁滞所表现的证。症见恶寒、发热、头项强痛、肢体疼痛、无汗而喘、脉浮紧。

（十）风寒表虚证

【正名】风寒表虚证。

【异名】太阳中风证、太阳中风表虚证、外感表虚证。

【证候概念】本证由外感风寒之邪，卫强营弱，或已发汗，卫阳过泄，余邪未尽所致。卫强营弱，肺气失宣，遂致出现恶风、发热、头身疼痛、汗出、脉浮缓等症状。

【正异名注解】

1. 风寒表虚证：风寒袭表，营卫失和，腠理开泄，经气不利。恶风发热，汗出，头痛，或有项强，咳喘，咯白稀痰，舌苔薄白，脉浮缓。

2. 太阳中风证：以风邪为主的风寒之邪侵袭太阳经脉，致使卫强营弱所表现的证。症见发热、恶风、头痛、汗自出、脉浮缓，或见鼻鸣、干呕。

（十一）风热表实证

【正名】风热表实证。

【异名】风热外袭证、风热犯表证、风热袭表证。

【证候概念】本证由外感风热，侵犯肌表，热郁肌腠，卫表不和所致。风热犯表，肺失清肃，遂致出现发热、微恶风寒、头身疼痛、咽红肿痛等症状。

【正异名注解】

1. 风热表实证：风热之邪犯肺袭表，易从火化伤阴津。症见发热重、微恶风寒、鼻塞流黄浊涕、身热无汗、头痛、咽痛、口渴欲饮，或有咳嗽痰黄，舌苔薄黄，脉象浮数。

2. 风热外袭证：风热侵袭肌表，卫外机能失常，以发热、微恶寒、汗出口微渴、舌尖红、苔薄黄、脉浮数，或皮肤红肿灼痒等为常见症的证候。

3. 风热犯表证：发热、恶风、头胀痛、鼻塞流黄涕、咽痛咽红、咳嗽、舌边尖红、苔白或微黄、脉浮数。

（十二）风湿袭表证

【正名】风湿袭表证。

【异名】风湿犯表证、风湿外袭证、风湿滞表证。

【证候概念】本证由外感风湿之邪，邪困肌表，卫阳被遏，卫外机能失常所致。湿邪困表，卫气被郁，遂致出现恶寒发热、肢体困重、关节酸痛、头痛如裹等症状。

【正异名注解】

1. 风湿袭表证：风湿之邪侵袭肤表，阻遏卫气，以全身酸胀困重、头晕且重、恶寒发热、有汗而热不解、胸闷、口不渴、苔白滑、脉濡缓等为常见症的证候。

2. 风湿犯表证：风湿侵袭肌表，卫外机能失常，以恶寒发热、肢体困重、关节酸痛、头重如裹、舌苔白腻等为常见症的证候。

（十三）风寒袭肺证

【正名】风寒袭肺证。

【异名】风寒束表证、风寒犯肺证、风寒闭肺证。

【证候概念】本证由外感风寒所致，风寒之邪侵袭肺卫，肺气失宣，遂致出现咳嗽、胸闷、气喘、咯稀白痰，伴恶寒、无汗等症状。

【正异名注解】

1. 风寒袭肺证：风寒侵袭，肺气失宣，以恶寒、无汗、咳嗽、胸闷气喘、吐白痰、苔白、脉浮紧等为常见症的证候。

2. 风寒犯肺证：风寒侵袭，肺卫失宣，以咳嗽及风寒表证症状为主要表现的证候。症见咳嗽、痰稀色白、恶寒发热、鼻塞流清涕、头身疼痛、无汗、苔薄白、脉浮紧。

3. 风寒闭肺证：风寒外袭，肺气郁闭，以恶寒无汗、胸部紧闷、咳嗽气喘或有哮鸣、苔白、脉浮紧等为常见症的证候。

（十四）风热犯肺证

【正名】风热犯肺证。

【异名】风热袭肺证、风热闭肺证、肺经风热证。

【证候概念】本证由外感风热之邪所致。风热之邪侵袭肺卫，肺失清肃，遂致出现咳嗽、气喘、咯黄黏痰，伴发热恶寒、咽痛等症状。

【正异名注解】

1. 风热犯肺证：由于风热侵犯，肺卫失宣，以咳嗽及风热表证症状为主要表现的证候。

2. 风热袭肺证：恶风，发热汗出，鼻流浊涕，咳声洪亮，咯痰黄稠，大便干结，小便黄赤。苔薄黄，脉浮数。

3. 风热闭肺证：风热外侵，肺气郁闭，以发热恶风、咳嗽、气粗而喘、胸闷胸痛、鼻扇、无汗、舌红、脉浮数等为常见症的证候。

4. 肺经风热证：风热之邪侵袭肺经（系），以发热恶风、鼻塞流涕、咽喉肿痛、咳嗽气喘、脉浮数等为常见症的证候。

（十五）风燥伤肺证

【正名】风燥伤肺证。

【异名】燥邪伤肺证、燥邪犯肺证。

【证候概念】本证因秋令感受燥邪，燥邪伤津，肺失肃降所致。遂出现干咳无痰，或痰带血丝，口渴，咽干鼻燥等症状。

【正异名注解】

1. 风燥伤肺证：风燥伤肺，肺失清润，见干咳作呛，咽喉口鼻干燥，痰黏不易咯吐，舌质红而干；燥热伤肺，肺络受损，故痰中夹血丝；风燥外客，卫气不和，则见微寒、身热。

2. 燥邪伤肺证：秋燥伤津，肺失宣降，以微有寒热，干咳无痰，或痰夹血丝，口渴，舌燥少津，脉浮等为常见症的证候。

3. 燥邪犯肺证：指燥邪侵犯，肺卫失宣，肺失清润，以干咳无痰，或痰少而黏及口鼻干燥为主要表现的证候。

（十六）燥热伤肺证

【正名】燥热伤肺证。

【异名】肺燥郁热证、温燥袭肺证、温燥伤肺证。

【证候概念】本证因燥热之邪侵袭，肺失宣降所致。遂至出现咳嗽咯痰、发热、口渴、苔薄黄少津、脉浮数等症状。

【正异名注解】

1. 燥热伤肺证：干咳少痰，或痰如线粉不易咯出，咽干鼻燥，咳甚则胸痛。初期或有恶寒、身热、头痛，舌尖红、苔薄白，脉小而数。以干咳少痰、咽干鼻燥为本证诊断要点。

2. 肺燥郁热证：郁热内蕴，肺燥津伤，以发热口渴、咳嗽气喘、胸部灼热、痰少而黏、舌红苔黄少津、脉弦数等为常见症的证候。

3. 温燥袭肺证：燥热之邪侵袭，肺失宣降，以发热、口渴、咳嗽少痰、苔薄黄少津、脉浮数等为常见症的证候。

（十七）肺热炽盛证

【正名】肺热炽盛证。

【异名】肺热壅盛证、肺实热证、肺火证、邪热壅肺证。

【证候概念】本证因外感风热入里，或风寒之邪入里化热，蕴结于肺所致。热邪壅肺，肺失清肃，气逆于上，灼烧肺络，热盛伤津，遂致出现咳嗽、气喘、胸痛、咽喉肿痛、口渴、大便秘结、小便短赤等里实热症状。

【正异名注解】

1. 肺热炽盛证：热邪壅肺，肺失清肃，以咳嗽、气喘及里实热症状为主要表现的证候。

2. 肺热壅盛证：火热炽盛，壅积于肺，以发热口渴、咳嗽、气粗而喘、或有胸痛、咽痛、鼻扇气灼、便秘尿黄、舌红苔黄、脉数等为常见症的证候。

3. 邪热壅肺证：喘促气粗，声高息数，痰黄少黏而不易咯出，口干咽燥，身热汗出，胸疼，大便秘结，尿赤涩，舌红苔黄，脉滑数。

（十八）**热毒壅肺证**

【正名】热毒壅肺证。

【异名】热毒闭肺证、热毒袭肺证、热毒犯肺证、火毒闭肺证。

【证候概念】本证因温热之邪从口鼻而入，或风寒、风热入里从阳化热，内壅于肺所致。热毒炽盛，阻闭肺气，常为痰热闭肺证发展而成，遂致出现发热肢厥、口渴、咳嗽、气粗而喘、胸闷、鼻扇气灼、舌红苔黄、脉数等症的证候。

【正异名注解】

1. 热毒壅肺证：高热，咳嗽咯痰、痰黄，喘促气短；或心悸，躁扰不安，口唇紫暗，舌质红，苔黄腻或灰腻，脉滑数。

2. 热毒闭肺证：火热毒邪炽盛，阻闭肺气，以发热肢厥、口渴、咳嗽、气粗而喘、胸部紧闷、鼻扇气灼、舌红苔黄、脉数等为常见症的证候。

3. 热毒袭肺证：高热，咳嗽，痰黏，咯痰不爽，口渴喜饮，咽痛，目赤，舌质红，苔黄或腻，脉滑数。

4. 热毒犯肺证：喘促胸闷，高热面赤，口渴唇燥，便结溺赤，烦躁或谵妄，舌红苔黄，脉数有力。

（十九）**痰瘀阻肺证**

【正名】痰瘀阻肺证。

【异名】痰瘀互阻证、痰瘀互结证。

【证候概念】本证由咳嗽、哮喘等多种慢性疾病反复发作，迁延不愈，痰浊阻肺，日久成瘀所致。痰气瘀阻，肺失宣肃，遂致出现以咳嗽痰多、胸部膨满、喘息上气、烦躁心悸、面浮肢肿、唇舌紫绀等为主要表现的病证。

【正异名注解】

1. 痰瘀阻肺证：瘀血痰浊蕴阻于肺，以咳嗽气喘、胸闷刺痛、吐痰多或痰中夹血、舌淡紫、苔腻、脉弦滑或弦涩等为常见症的证候。

2. 痰瘀互阻证：哮喘痰鸣，面色晦暗，爪甲青紫，舌暗有瘀斑，脉涩，月经多或闭经。

（二十）肝火犯肺证

【正名】 肝火犯肺证。

【异名】 气火犯肺证、郁火犯肺证。

【证候概念】 本证多因郁怒伤肝，气郁化火，或邪热内蕴肝经，上犯于肺，导致肺失清肃，出现胸胁灼痛、急躁易怒、口苦口干、咳嗽阵作甚至咯血等为主要表现的证候。

【正异名注解】

1. 肝火犯肺证：肝郁化火，上逆侮肺。上气咳逆阵作，咳时面赤，咽干口苦，常感痰滞咽喉而咯之难出，量少质黏，或如絮状，胸胁胀痛，咳时隐痛，症状可随情绪波动而增减，舌红或舌边红，舌苔薄黄少津，脉弦数。

2. 气火犯肺证：咳呛气逆，咳甚咯血，面赤咽干，常感痰滞咽喉，咯之难出，胸胁胀痛，口干且苦。舌苔薄黄少津，脉来弦数。

3. 郁火犯肺证：情志抑郁，恼怒，或女子经前哮喘发作，呛咳阵作，干哮少痰，痰黏色黄难咯，胸胁胀痛，口苦咽干，面赤心烦，月经不畅，舌红，少苔或苔薄黄，脉弦或弦数。

（二十一）肾不纳气证

【正名】 肾不纳气证。

【异名】 肾虚不纳证、肺肾气虚证。

【证候概念】 本证由久病咳喘，耗伤肺气，病久及肾；或劳伤太过，年老体弱，肾气亏虚，累及于肺所致。肾失摄纳，气不归元，遂致出现咳嗽无力、气短而喘、呼多吸少、气不得续，动则喘甚，甚而汗出，神疲乏力、腰膝酸软、耳鸣等症状。

【正异名注解】

1. 肾不纳气证：指肾气亏虚，纳气无权，以久病咳喘、呼多吸少、动则尤甚及肾气虚症状为主要表现的证候。

2. 肾虚不纳证：喘促日久，气息短促，呼多吸少，动则喘甚，气不得续，形瘦神疲，跗肿，汗出肢冷，面青唇紫，舌淡苔白或黑而润滑，脉微细或沉弱；或见喘咳，面红烦躁，口咽干燥，足冷，汗出如油。舌红少津，脉细数。

3. 肺肾气虚证：呼吸浅短难续，甚则张口抬肩，倚息不能平卧，咳嗽，痰白如沫，咯吐不利，胸满闷窒，声低气怯，心慌，形寒汗出，面色晦暗，或腰膝酸软，小便清长，或尿后余沥，或咳则小便自遗。舌淡或暗紫，苔白润，脉沉细虚数无力，或有结代。

（二十二）风盛挛急证

【正名】风盛挛急证。

【异名】风邪犯肺证、风痰哮证、风哮证。

【证候概念】本证由风邪犯肺，邪客肺络，以致气道挛急，肺气失宣所致。风邪引动伏痰，肺失肃降，遂致出现干咳无痰或少痰、喉间痰鸣、咽痒、或呛咳阵作、胸闷气喘，遇外界寒热变化、异味等因素突发或加重等症状。

【正异名注解】

1. 风盛挛急证：风邪犯肺，邪客肺络，气道挛急，肺气失宣。咳嗽，干咳无痰或少痰，咽痒，痒即咳嗽，或呛咳阵作，气急，遇外界寒热变化、异味等因素突发或加重，多见夜卧晨起咳剧，呈反复性发作，舌苔薄白，脉弦。

2. 风痰哮证：痰浊伏肺，风邪引触，壅塞气道，肺失宣肃，故喉中痰涎壅盛，声如拽锯，喘急胸满；风善行数变，风邪上受，肺气不宣，则起病多急，发病前自觉鼻、咽、眼、耳发痒，喷嚏，鼻塞，流涕。

3. 风哮证：风邪夹寒、热、暑湿或秽浊之气侵犯肺卫，肺气上逆。时发时止，发时喉中哮鸣有声，反复发作，止时又如常人，发病前多有鼻痒、咽痒、喷嚏、咳嗽，舌淡苔白，脉浮紧。

（二十三）饮停胸胁证

【正名】饮停胸胁证。

【异名】肺郁饮停证。

【证候概念】本证多因中阳素虚，气不化水，水停为饮；或因外邪侵袭，肺失通调，水液运行输布障碍，停聚为饮，流注胁间所致。饮停胸胁，脉络受阻，肺气郁滞，遂致出现以胸胁饱胀、咳唾引痛为主要表现的证候。

【正异名注解】

1. 饮停胸胁证：水饮停于胸胁，阻滞气机，以胸廓饱满、胸胁胀闷或痛及饮证症状为主要表现的证候。症见胸廓饱满，胸胁部胀闷或痛，呼吸、咳嗽或转侧时牵引作痛，或伴头昏目眩，舌苔白滑，脉沉细。

2. 肺郁饮停证：肺气郁闭，宣降失常，水饮停聚，以咳嗽、吐清稀痰、胸部满闷、头面浮肿、小便不利、苔白滑等为常见症的证候。

（二十四）肾虚血瘀证

【正名】肾虚血瘀证。

【异名】肺肾两虚证、肾虚喘促证。

【证候概念】本证由慢性咳喘反复发作，迁延不愈，耗伤肺气，年久及肾，肾气亏虚，气虚推血无力，血行滞缓成瘀所致。肾虚痰瘀，肺失宣肃，遂致出现咳嗽、咯痰、气喘、气短、神疲乏力、胸闷、腰膝酸软、唇甲青紫等症状。

【正异名注解】

1. 肾虚血瘀证：久病肺虚及肾，肺肾俱虚，肾虚不能摄纳，气虚无以推血。喘促气短，呼多吸少，动则尤甚，唇面青紫，舌质暗红或有瘀斑、瘀点，脉虚而涩。

2. 肺肾两虚证：喘促日久，心悸怔忡，动则喘咳，气不接续，胸闷如窒，不能平卧，痰多而黏，或心烦不寐，唇甲紫绀。舌质紫或舌红苔少，脉微疾或结代。

3. 肾虚喘促证：咳喘日久，咳声低沉，多为阵咳，夜间尤甚，咯痰黏稠或咯稀白痰，痰量较多，常伴胸闷喘促，动则加剧，喉间痰鸣，甚则夜哮不能平卧，畏寒背冷或兼见腰膝酸软，夜尿频多或咳则遗尿，或尿后余沥，舌质淡或胖嫩，或舌质暗舌边有瘀斑，舌苔白滑，脉沉细或弦滑，两尺弱。

二、肺系病证候临界辨治的具体应用

临界辨证方法最终仍然是要服务于临床诊治，我们通过比较分析肺系各类证候与其相关证候的临床表现异同，归纳整理各证候的临界诊断与鉴别诊断，包括基础证、临界证和典型证的识别，并予以直观图示。动态治疗部分重在临床论治，对《孟河四家医集》中费、马、巢、丁四氏等关于各病证的特色治疗方药以及笔者临床用药经验总结于下，以供辨治参考。

（一）肺气虚证

【临床表现】

基本信息：咳嗽无力，气短。

特征信息：气喘，动则尤甚，咯痰清稀，语声低怯，少气懒言，神疲乏力，自汗，恶风，易于感冒，舌淡，苔白，脉弱。

【诊断要点】

1. 本证一般有前述诸病因可寻。

2. 本证应具有上述临床表现。

3. 体格检查：可见胸廓萎陷、桶状胸等。

【临界诊断与鉴别诊断】

1. 本证与肺阴虚证、肺阳虚证的临界与鉴别见表 2 - 1。

表 2 - 1　肺气虚证与肺阴虚证、肺阳虚证的临界与鉴别诊断

证名	共有信息*	特征信息**
肺气虚证	咳嗽无力 气短	气喘，动则尤甚，咯痰清稀，语声低怯，少气懒言，神疲乏力，自汗，恶风，易于感冒，舌淡，苔白，脉弱
肺阴虚证		干咳、无痰，或痰少而黏，不易咯出；或痰中带血，胸胁隐痛；口燥咽干，潮热盗汗，颧红；舌红，少苔，脉细数
肺阳虚证		吐白痰，质清稀，言语无力，畏冷肢凉，胸闷，面色㿠白，舌淡，苔白滑，脉弱

注：* 为肺虚证的共有信息。** 为肺虚各型的特征信息，在基础证之上再出现一项特征信息，即为肺虚不同型的临界证（型）；出现较多或全部特征信息（特征信息≥2），即为肺虚各型的典型证（型）。

2. 本证与肺阴虚证的临界与鉴别见图 2 - 1。

3. 本证与肺阳虚证的临界与鉴别见图 2 - 2。

【常见跨界证】

1. 气阴两虚：具肺气虚证（型）诊断标准，又具阴虚痰少质黏，烦热，口干，舌红，少苔，脉细数等 2 ~ 3 症者。

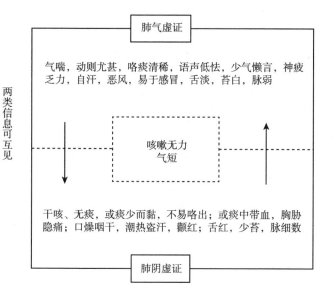

图 2-1 肺气虚证与肺阴虚证的临界与鉴别

注:"----"表示信息在此界可互相渗透,成为跨界证。

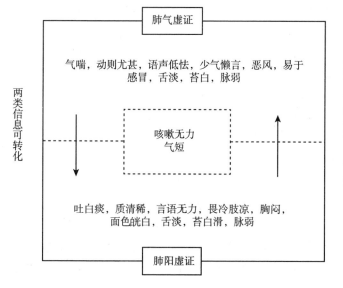

图 2-2 肺气虚证与肺阳虚证的临界与鉴别

2. 肺肾气虚:具肺气虚证(型)诊断标准,又具肾气虚的呼多吸少,气短而喘,动则尤甚,吐痰清稀,声低,乏力,自汗,或尿随咳出等 2~3

症者。

【动态治疗】

1. 治则：虚则补之。

2. 治法：补肺益气。

3. 基础方：补肺汤加减。

4. 药物：人参、黄芪、熟地黄、五味子、紫菀、桑白皮。方解：黄芪、人参补元气、益肺气；五味子收敛耗散之气；熟地黄滋阴养血；桑皮、紫菀止咳化痰平喘。

5. 《孟河四家医集》常用方药：肺气虚，出自《素问·方盛衰论》；《灵枢·本神》云："肺气虚则鼻塞不利，少气。"《景岳全书·传忠录》云："肺气虚则治节有不行。"

（1）费氏

1）补肺汤，治肺虚咳嗽。

方药：人参、黄芪、五味子、紫菀、桑白皮、熟地黄。方药释义：费氏在所著《医方论》中称其有补有泻，并论述此方中熟地黄的妙用，即"桑皮、紫菀之薄弱，岂能敌参、芪、熟地黄之滞腻，独不虑助痰为病乎？至谓熟地黄壮水，免得子盗母气则可，谓为化痰之妙品，则佐使正未合也"。

2）呛咳口淡，神倦畏寒，肌瘦乏力，饮食少进，右寸关脉濡涩，此肺气虚也。治宜补阴益气。

方药：吉林参须、北沙参、粉甘草、大白芍、甜川贝、橘红、南枣。方药释义：虽言肺气虚，但综合临床表现，"肌瘦乏力，饮食少进"，知肺虚已久，气阴均不足，故而选用北沙参养阴生津，粉甘草和大白芍相配，有酸甘化阴之功，橘红、川贝理气化痰，加南枣顾护脾胃。

（2）马氏：咳嗽已久，痰多而稀，脉弱神羸，短气乏力，中虚肺虚，谷食又少，脾肾亦伤，势属重候。姑拟苓桂术甘汤加味，培其中土为要。

方药：野於术、法半夏、肉桂、参须、茯苓、大红枣、甜杏仁、橘白、煨姜。方药释义：肺虚已久，累及脾肾，以苓桂术甘汤为基础，温阳化饮，佐参须补益元气，法半夏、甜杏仁止咳化痰，煨姜、大红枣、橘白温中和胃，诸药共用补肺培中土。

（3）巢氏：肺气散而多汗，阳气泄而肤冷，故甘温以固卫，所以敛汗也。

方药：吉林参、炙黄芪、诃子肉、乌梅、茯苓、炮姜。方药释义：吉林参、炙黄芪补益肺气，诃子肉、乌梅酸敛肺阴、止汗生津，再加一味炮姜温中补阳，阳气固则汗泄止，此及"甘温以固卫"之义。

（4）丁氏：肺虚卫失外护，风邪乘隙入于肺俞，恶风多汗，咳嗽痰多，遍体酸楚，纳少神疲，姑拟玉屏风合桂枝汤加减。

方药：炙黄芪、炙防风、生白术、炙甘草、川桂枝、大白芍、光杏仁、象贝母、橘红、炙紫菀、生姜、红枣。方药释义：肺虚腠理不固，易感外邪，玉屏风散益气固表止汗，桂枝汤调和营卫，加上杏仁、贝母、橘红、炙紫菀四药止咳化痰。

临床上肺气虚单证少见，多伴他证或其他脏腑功能失调。肺气虚卫外不固，外邪易袭；气虚日久，肺阴不足，气阴两虚并见；肺虚久而累及他脏，脾肾俱损，中土不足，孟河四家在治疗上标本兼顾，并注重顾护脾胃后天之本。

6. 临床用药体会

（1）肺气虚甚，短气乏力、自汗易感者，加太子参、炒党参、炙黄芪等补肺益气，麦冬、五味子、糯稻根等固卫敛汗。

（2）咳嗽声怯、痰多质稀、畏寒怕冷者，加炙紫菀、款冬花、苏子等止咳化痰，细辛温肺化饮。

（3）易感伴见鼻塞不利、轻咳、流清涕者，加辛夷、苍耳子祛风通窍。

（4）肾虚不能纳气，动则喘甚者，加淫羊藿、五味子、紫河车等补肾纳气。

（5）伴见肺阴不足，干咳少痰、口燥咽干者，加南沙参、北沙参、石斛、浙贝母等养阴清热化痰。

7. 跨界证辨证论治

（1）气阴两虚：基础方加生脉饮，益气养阴润肺。

（2）肺肾气虚：基础方加紫河车、紫石英补肾纳气。

（二）肺阴虚证

【临床表现】

1. 基本信息：咳嗽无力，气短。

2. 特征信息：干咳无痰，或痰少而黏，不易咯出；或痰中带血，胸胁隐痛；口燥咽干，五心烦热，潮热盗汗，两颧潮红；舌红，少苔，脉细数。病情久延，可见形体消瘦。

【诊断要点】

1. 本证一般有前述诸病因可寻。

2. 本证应具有上述临床表现。

【临界诊断与鉴别诊断】

1. 本证与肺气虚证的临界与鉴别见肺气虚证。

2. 本证与肺阳虚证的临界与鉴别见图 2 - 3。

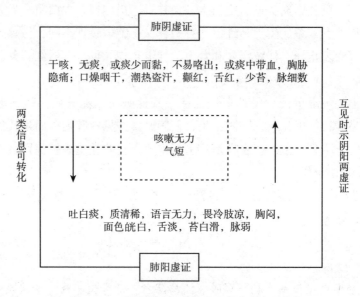

图 2 - 3　肺阴虚证与肺阳虚证的临界与鉴别

【常见跨界证】

1. 气阴两虚：具肺阴虚证（型）诊断标准，又具气虚的语声低怯、少气懒言、神疲乏力、自汗、恶风、易于感冒等 2 ~ 3 症者。

2. 肺肾阴虚：具肺阴虚证（型）诊断标准，又具肾阴虚的头晕耳鸣、腰膝酸痛、失眠多梦、舌红少津等 2 ~ 3 症者。

【动态治疗】

1. 治则：虚则补之。

2. 治法：滋阴养肺。

3. 基础方：沙参麦冬汤。

4. 药物：沙参、麦冬、玉竹、桑叶、甘草、天花粉、生扁豆。方解：沙参、麦冬、玉竹、花粉滋养肺胃、润肺生津，生扁豆、甘草益气培中、甘缓和胃，配以桑叶，轻宣燥热，有清养肺胃、生津润燥之功。

5. 《孟河四家医集》常用方药：《医宗己任编·咳嗽》云："肺虚者，由脾土不能生化，津液不得上布，则肺失所养而阴虚。"

（1）费氏

1）肺虚而咳，肌表微热，神倦气短，不时火升，失血咽痛者，保肺济生丹主之。

方药：天冬、麦冬、人参、沙参、五味子、玉竹、女贞子、茯苓、山药、贝母、茜草根、杏仁、藕。方药释义：此"肺虚而咳"乃肺阴亏虚致咳，费氏在沙参麦冬汤的基础上加生脉散（人参、麦冬、五味子），两方相合，补益肺阴、生津润燥，杏仁、贝母止咳化痰，茜草根、藕节凉血止血，佐以茯苓、山药健益脾胃。

2）肺劳者，肺气大虚，身热气短，口燥咽干，甚则咳嗽吐血，益气补肺汤主之。

方药：阿胶（蛤粉炒）、五味子、地骨皮、天冬、麦冬、人参、百合、贝母、茯苓、薏苡仁、糯米。方药释义：此例肺阴虚损较重，阿胶滋阴润燥，尚能补血止血，蛤粉炒增强其补肺之功，人参、麦冬、五味子化裁自生脉散，益气敛阴，地骨皮清虚热，天冬、百合、贝母养阴润肺，茯苓、薏苡仁、糯米健脾护胃。诸药共奏养阴润肺、化痰止咳之功。

3）呛咳日久，内热口干，痰内带血，右寸脉虚，此肺阴虚也。治宜清养肺阴。

方药：北沙参、生白芍、生甘草、川石斛、甜川贝、瓜蒌皮、毛燕（绢包，煎汤代水）。方药释义：沙参、石斛养阴益肺，毛燕滋阴润肺，补而不燥，川贝、瓜蒌皮清肺止咳化痰，整方养肺阴而不滋腻。

（2）马氏：咳久伤阴，中土又弱，入暮气升作呛，寝汗淋漓，食少胸闷作恶，损证将成。姑拟培土生金，兼纳气敛阴之法。

方药：北沙参、黑料豆、牡蛎、毛燕、功劳子、芡实、怀山药、莲子、金樱子、橘白、象贝、杏仁。方药释义：此例肺气阴两虚，且中土不足，马氏多选用收敛之金樱子、芡实、莲子、牡蛎等补虚敛汗；黑料豆养阴止汗；功劳子清虚热；北沙参、毛燕滋阴润肺；象贝、杏仁理肺止咳；山药、橘白补益中土。标本兼顾，肺脾共调。

（3）丁氏：肺若悬钟，撞之则鸣，水亏不能涵木，木扣金鸣，咳呛已延数月，甚则痰内带红，形色不充，脉象尺弱，寸关濡数，势虑入于肺痨一门。姑拟壮水柔肝、清养肺气。

方药：天冬、麦冬、南沙参、北沙参、茯神、怀山药、川贝母、瓜蒌皮、甜光杏、潼蒺藜、熟女贞、旱莲草、茜草根、冬瓜子、枇杷叶膏（冲）。方药释义：肺痨的病理性质以阴虚为主，此例肺阴虚已久，咳嗽迁延带血，丁氏除选用天麦冬、南北沙参、茜草根等养阴润肺、凉血止血外，佐以潼蒺藜、熟女贞、旱莲草补益肝肾。金水相生，滋水涵木，肺肾同治，佐以柔肝。

6. 临床用药体会

（1）阴虚火旺、低热明显者，加地骨皮、桑白皮、石斛等养肺阴、清虚热。

（2）肺热灼津，咯吐黄痰者，加黄芩、竹茹、天竺黄清热化痰。

（3）热伤血络，痰中带血者，加地骨皮、大蓟、小蓟、藕节炭、仙鹤草等清热凉血止血。

（4）肺气不敛，咳而气促者，加五味子以敛肺气。

（5）肾阴不足，腰膝酸软、潮热盗汗者，加知母、黄柏清虚热，生地黄滋肾阴。

7. 跨界证辨证论治

（1）肺气阴两虚：基础方加生脉饮，益气养阴润肺。

（2）肺肾阴虚：基础方加知柏地黄丸，养阴补肾润肺。

（三）肺阳虚证

【临床表现】

1. 基本信息：咳嗽无力，气短。

2. 特征信息：吐白痰，质清稀，言语无力，咳声低弱，畏冷肢凉，胸闷，神疲乏力，面色㿠白，舌淡，苔白滑，病情严重者可出现气短难续、唇面紫绀等症。

【诊断要点】

1. 本证一般有前述诸病因可寻。

2. 本证应具有上述临床表现。

【临界诊断与鉴别诊断】

1. 本证与肺气虚证的临界鉴别见肺气虚证。

2. 本证与肺阴虚证的临界鉴别见肺阴虚证。

3. 本证与风寒袭肺证的临界与鉴别见表 2-2、图 2-4。

表2-2 肺阳虚证与风寒袭肺证的临界与鉴别

证名	共有信息*	特征信息**
肺阳虚证	咳嗽 咯痰稀白	咳声低弱，气短，言语无力，畏冷肢凉，胸闷，面色㿠白，舌淡，苔白滑，脉弱
风寒袭肺证		咳嗽声重，恶寒、无汗，鼻塞，流清涕，骨节酸痛，苔白，脉浮紧

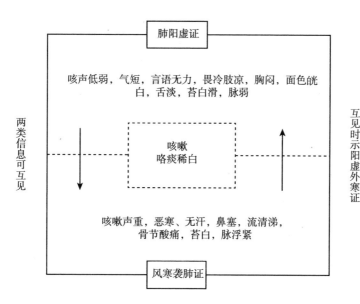

图2-4 肺阳虚证与风寒袭肺证的临界与鉴别

【动态治疗】

1. 治则：虚则补之。

2. 治法：温肺益气。

3. 基础方：温肺汤加减。

4. 药物：人参、肉桂、干姜、钟乳石、半夏、橘红、木香。方解：人参、肉桂、干姜、钟乳石温补脾肺以治本；半夏、橘红、木香燥湿健脾、理气化痰以治标。

5.《孟河四家医集》常用方药：《素问·宣明五气论》云："重寒伤肺。"《灵枢·邪气脏腑病形》云："形寒饮冷则伤肺。"《蒲辅周医疗经验》云："五脏皆有阳虚阴虚之别，肺阳虚则易感冒……"

（1）费氏：肺寒而咳，乃水邪射肺，水冷金寒，咳吐痰沫，胸脘作憀，肌肤凛冽者，姜桂二陈汤主之。

方药：炮姜、桂枝、橘红、半夏、葶苈子、当归、茯苓、白术、苏子、杏仁、薏苡仁。方药释义：肺阳不足，水邪犯肺，致"水冷金寒"，炮姜、桂枝温肺，橘红、半夏、茯苓、白术、薏苡仁健脾燥湿化痰，葶苈子、苏子、杏仁泄肺降气，整方温阳利水。

（2）马氏：肺有伏寒，脾有湿痰，致成哮喘数年，作于夜分。拟温肺饮主之。

方药：干姜、杏仁、法夏、炙草、前胡、云苓、桑皮、桂枝、橘红、苏子、炙款冬、白果。方药释义：干姜、桂枝温肺化饮，杏仁、法夏、前胡、桑皮、苏子、炙款冬、白果肃肺降气化痰，云苓、橘红健脾化痰除湿，肺脾同调。

（3）丁氏：形寒饮冷则伤肺，咳嗽气逆，苔白脉滑。治拟温肺化痰。

方药：嫩前胡、云茯苓、炙紫菀、老苏梗、薄橘红、炙款冬、法半夏、象贝母、光杏仁、生姜。方药释义：肺阳不足，寒邪易袭，治拟温肺化痰。生姜味辛性温，具有解表散寒、温肺止咳之效，常用于肺寒咳嗽；半夏、茯苓、橘红取二陈汤燥湿化痰之义，前胡、紫菀、苏梗、款冬、贝母、杏仁等理肺止咳化痰。

6. 临床用药体会

（1）神疲懒言、纳呆食少、易感乏力者，加炒白术、茯苓、山药健脾益气；黄芪、防风益气固卫。

（2）痰多清稀者，加细辛、干姜温化寒痰。

（3）肺虚失约、唾沫多而尿频者，加乌药、山药、益智仁温肾缩尿、温脾摄痰。

（4）肾虚不能纳气、喘息短气者，加五味子、紫石英、淫羊藿补肾纳气。

（四）寒饮停肺证

【临床表现】

1. 基本信息：咳嗽，咯痰，胸闷，气喘，喉间哮鸣。

2. 特征信息：形寒肢冷，渴喜热饮，汗少或无汗，或见恶寒发热，舌多淡胖，苔薄白或滑，脉沉弦或沉紧。

【诊断要点】

1. 本证一般有前述诸病因可寻。

2. 本证应具有上述临床表现。

【临界诊断与鉴别诊断】

1. 本证与热饮阻肺证的临界与鉴别见表2-3、图2-5。

表2-3　寒饮停肺证与热饮阻肺证的临界与鉴别

证名	共有信息*	特征信息**
寒饮停肺证	咳嗽 咯痰 胸闷 气喘 喉间哮鸣	形寒肢冷，咯痰稀薄，汗少或无汗，舌淡胖，苔白滑，脉沉弦或沉紧
热饮阻肺证		发热口渴，面红汗出，或有黄痰，咽赤，舌红，苔黄滑，脉弦数

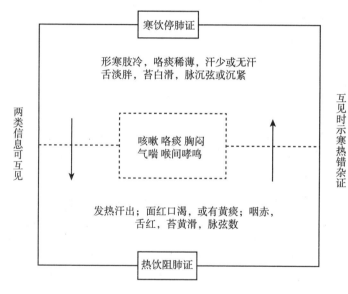

图2-5　寒饮停肺证与热饮阻肺证的临界与鉴别

2. 本证与饮停胸胁证的临界与鉴别见表2-4、图2-6。

表2-4　寒饮停肺证与饮停胸胁证的临界与鉴别

证名	共有信息*	特征信息**
寒饮停肺证	咳嗽 咯痰 胸闷 气喘	形寒肢冷，咯痰稀薄，舌淡胖，苔白滑，脉沉紧或弦
饮停胸胁证		胸胁疼痛，咳唾痛甚，甚则呼吸困难，难以平卧，或心悸，舌苔白滑，脉弦

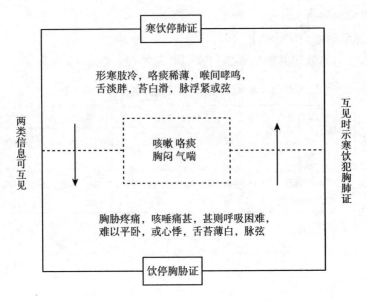

图 2-6　寒饮停肺证与饮停胸胁证的临界与鉴别

【动态治疗】

1. 治则：实则泻之。

2. 治法：温肺化饮。

3. 基础方：小青龙汤。

4. 药物：麻黄、桂枝、芍药、细辛、干姜、半夏、五味子。方解：麻黄、桂枝相须为君，麻黄宣发肺气而平喘咳，桂枝化气行水以利里饮之化。干姜、细辛温肺化饮，佐以五味子敛肺止咳，芍药和养营血，半夏燥湿化痰、和胃降逆。

5. 《孟河四家医集》常用方药：《素问·咳论》云："其寒饮入胃，从肺脉上至于肺。"《灵枢·邪气脏腑病形》云："形寒寒饮则伤肺，以其两寒相感，中外皆伤，故气逆上行。"

（1）费氏：素有哮喘之疾，近因外邪触发，痰稀脉细。寒湿之邪，非温不解，桂枝合六安煎加减。

方药：西桂枝、中朴（姜炒）、制半夏、白芍（酒炒）、当归、茯苓、炙草、炙紫菀、上沉香、杜苏子、旋覆花（包）、浮水石、生姜、大枣、枇杷叶（蜜炙）。方药释义：哮喘为肺有宿痰，拟化痰止咳、理肺散邪之六安煎加桂枝、生姜温肺化饮，浮水石能化老痰，治老痰积块；旋覆花、沉香调畅气机，降气化痰；炙紫菀、苏子、枇杷叶止咳化痰；厚朴能燥湿化痰，姜炒后又能增强其温化痰饮之效。

（2）马氏：肺胃不和，伏寒在内，咳嗽呕吐清水，食饮难消，或恶寒热，骨节疼痛，胃脘不舒，体质虽亏，未宜用补，拟温中肃肺。

方药：法半夏、桂枝、清炙草、枳壳、款冬花、川贝母、杏仁、云苓片、橘红、竹茹、苏子、煨姜。方药释义：痰饮内停，又外感风寒，有"恶寒热、骨节疼痛"等表证，表未解不宜补，故而体质虽亏，仍温中肃肺为先。桂枝解表散寒、通阳化气，煨姜、半夏、竹茹温中止呕，款冬花、贝母、杏仁、苏子肃肺止咳化痰，枳壳、云苓、橘红理气宽中和胃。

（3）丁氏：新寒引动伏痰，渍之于肺，咳嗽气急又发，形寒怯冷，苔薄腻，脉弦滑。仿《金匮要略》痰饮之病，宜以温药和之。

方药：川桂枝、云苓、生白术、清炙草、姜半夏、橘红、光杏仁、炙远志、炙白苏子、旋覆花（包）、莱菔子（炒、研）、鹅管石（煅）。方药释义：桂枝温阳化气，莱菔子、苏子温肺化痰，鹅管石功能补肺，治咳喘胸闷，云苓、生白术、橘红健脾化痰和胃，姜半夏、光杏仁、炙远志化痰降逆，甘草和中、调和诸药。

6. 临床用药体会

（1）气喘明显者，加桑白皮、葶苈子、白芥子等泻肺平喘。

（2）痰稀量多者，加用姜半夏、茯苓、泽泻、细辛等逐其饮。

（3）痰多伴胸闷喘急者，加苏子、白芥子等降气化痰，厚朴、半夏、枳壳等燥湿行气宽胸。

（五）热饮阻肺证

【临床表现】

1. 基本信息：咳嗽，咯痰，胸闷，气喘，喉间哮鸣。

2. 特征信息：发热，口渴，面红，或有黄痰，咽赤，舌红，苔黄滑，脉弦数。

【诊断要点】

1. 本证一般有前述诸病因可寻。

2. 本证应具有上述临床表现。

【临界诊断与鉴别诊断】

本证与寒饮停肺证的临界与鉴别见寒饮停肺证。

【动态治疗】

1. 治则：实则泻之。

2. 治法：清热化饮。

3. 基础方：小青龙汤加石膏汤。

4. 药物：麻黄、芍药、细辛、甘草、干姜、桂枝、五味子、半夏、石膏。方解：麻黄散寒解表、宣肺平喘，石膏清泄肺热，二药相合，辛凉配伍，外散风寒、内清里热；厚朴、杏仁平喘止咳，生姜、半夏化痰降逆，五味子敛肺纳气平喘，甘草、芍药调和诸药。

5.《孟河四家医集》常用方药：喻嘉言曰："饮因于湿，有热有寒。""究竟饮证，热湿酿成者多，寒湿酿成者少。"《温病条辨》云："喘咳息促，吐稀涎，脉洪数，右大于左，喉哑，是为热饮。"

（1）费氏：痰火内郁，风寒外束，哮喘发呃，脉滑舌腻。化痰肃降。

方药：蜜炙麻黄、苏子霜、杏仁、橘红、法夏、象贝、蒌仁、赭石、旋覆花（包）、海浮石、桑皮、款冬花、枇杷叶（炙）、沉香。方药释义：此例哮证寒热夹杂，外寒内热，炙麻黄解表寒、肃肺平喘，旋覆花降气消痰，与半夏、麻黄合用，取金沸草散治外感风寒、内蕴痰湿之意；与赭石、半夏相配又可治痰饮中阻，胃气上逆之呕噫，苏子、杏仁、橘红、象贝、蒌仁、海浮石等肃肺降逆、止咳化痰平喘。

（2）马氏：咳嗽痰鸣火升，额上汗出，心胸懊憹，腹肋气窜作痛。痰浊内蕴阳明，肺胃之气不展，阴伤气化为火，证势缠绵。拟先舒肺胃以降痰热，用仓公白薇汤加味主之。

方药：嫩白薇、法半夏、云苓、枇杷叶、枳壳、薄橘红、合欢皮、川贝母、光杏仁、佛手、蜜炙苏梗、炒竹茹。方药释义：此例热饮阻滞胸膈，"咳嗽痰鸣""心胸懊憹"，痰浊内蕴阳明，肺胃气机不展，选白薇清热，贝母、杏仁等同用，可治肺热咳嗽；枳壳、佛手行气，半夏、茯苓、竹茹降胃和逆，肺胃同治，畅达气机，清化痰热。

（3）丁氏：肺素有热，风寒外束，腠理闭塞，恶寒发热无汗，呛咳气急，咽痛音哑，妨于咽饮，痰声辘辘，烦躁不安，脉象滑数，舌边红，苔薄腻黄。邪郁化热，热蒸于肺，肺热叶举，清肃之令不得下行。

方药：麻黄、生石膏、光杏仁、生甘草、薄荷叶、轻马勃、象贝母、连翘壳、淡豆豉、黑山栀、马兜铃、冬瓜子、活芦根、淡竹沥。方药释义：内有热饮停肺，外有风寒束肺，选麻黄宣肺解表，薄荷、马勃、连翘等清热利咽，杏仁止咳化痰，石膏、豆豉等清内热，竹沥豁痰除烦，整方清热化痰之力较强。

6. 临床用药体会

（1）肺气壅实，痰鸣息涌，不得平卧者，加桑白皮、葶苈子、白芥子泻肺平喘。

（2）肺热壅盛，痰吐稠黄，加黄芩、浙贝母、鱼腥草、天竺黄以清热化痰。

（3）大便秘结，加制大黄、瓜蒌皮、苏子通腑利肺。

（4）病久热盛伤阴，气急难续，痰少质黏，口咽干燥，脉细数者，加沙参、知母清热化痰。

（六）痰浊阻肺证

【临床表现】

1. 基本信息：咳嗽，气喘，咯痰，胸闷。

2. 特征信息：咳声重浊，痰黏腻或稠厚成块，或咯吐不利，色白或带灰色，口黏不渴，脘痞，呕恶，食少，体倦，或大便时溏，舌苔白腻或灰腻，脉象濡滑。

【诊断要点】

1. 本证多有前述病因可寻。

2. 本证应具有上述临床表现。

【临界诊断与鉴别诊断】

1. 本证与寒痰阻肺证、痰热郁肺证的临界与鉴别见表2-5。

表2-5　痰浊阻肺证与寒痰阻肺证、痰热郁肺证的临界与鉴别

证名	共有信息*	特征信息**
痰浊阻肺证	咳嗽 气喘 咯痰 胸闷	咳声重浊，痰色白或带灰色，黏浊量多，口黏不渴，脘痞，呕恶，食少，苔白腻或灰腻，脉弦滑
寒痰阻肺证		痰白质清或黏稠泡沫状，面色苍白，恶寒畏冷，渴喜热饮，舌淡白，苔白滑或白腻，脉弦紧
痰热郁肺证		痰黄黏稠或咯吐脓血腥臭痰，胸痛，身热烦躁，面赤，有汗，渴喜冷饮，大便秘结，舌赤，苔黄腻，脉弦滑数

2. 本证与痰热郁肺证的临界与鉴别见图2-7。

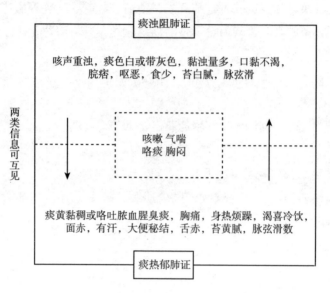

图2-7 痰浊阻肺证与痰热郁肺证的临界与鉴别

3. 本证与寒痰阻肺证的临界与鉴别见图2-8。

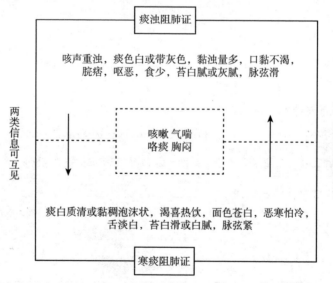

图2-8 痰浊阻肺证与寒痰阻肺证的临界与鉴别

【动态治疗】

1. 治则：实则泻之。

2. 治法：理气化痰，止咳平喘。

3. 基础方：二陈汤合三子养亲汤。

4. 药物：半夏、陈皮、茯苓、炙甘草、生姜、乌梅、苏子、莱菔子、白芥子。方解：半夏、陈皮、茯苓健脾化痰；苏子、莱菔子、白芥子降气化痰；乌梅敛肺生津，炙甘草和中。

5.《孟河四家医集》常用方药：汉代张仲景提出"痰饮"病名，宋代《仁斋直指方》指出"稠浊者为痰，清稀者为饮"。

（1）费氏

1）肺实而咳，胸脘喘满，时吐稠痰，降气和中汤主之。

方药：苏子、沉香、浮海石、瓜蒌仁、莱菔子、白芥子、橘红、半夏、桑白皮、贝母、杏仁。方药释义：苏子、莱菔子、白芥子降气化痰平喘；半夏、橘红健脾化痰；沉香既能纳气平喘，又能温中止呕；浮海石清化老痰；瓜蒌仁、桑白皮、贝母、杏仁清肺化痰止咳。总方既降气化痰，又降逆和中。

2）实之甚者，痰气闭结，语音不出，此为塞金不鸣，金牛汤主之。

方药：郁金、牛蒡子、陈麻黄、瓜蒌皮、苏子、芥子、沉香、贝母、杏仁、橘红、半夏、桑白皮、枇杷叶。方药释义："金实不鸣"，法当化痰开郁，费氏妙用郁金行气解郁，陈麻黄、牛蒡子宣肺利咽，配以苏子、白芥子、贝母、杏仁、瓜蒌皮等理肺化痰，橘红、半夏健脾化痰，沉香既能行气，又能纳气，与郁金、麻黄等共同调畅气机，即所谓"善治痰者，不治痰而治气，气顺则一身津液随气而顺矣"。

（2）马氏

1）痰气不清，咳嗽喘急痰多。治宜肃降。

方药：炒苏子、莱菔子、射干、桑白皮、橘红、云苓、杏仁、大贝母、旋覆花、瓜蒌仁、法半夏、枳实。方药释义：苏子、莱菔子降气化痰；射干利咽消痰，枳实破气化痰，旋覆花降气消痰；桑白皮、杏仁、大贝母、瓜蒌仁止咳化痰，橘红、茯苓、法半夏健脾化痰。整方肃降为主，化痰为先。

2）痰气上升，咳而作喘，业已数年，严寒尤甚。势成哮恙。法当化痰降气。

方药：款冬花、法半夏、杏仁、贝母、桑皮、枇杷叶、银杏、茯苓、苏子、白前、橘红、炙紫菀、生姜。方药释义：此例痰浊阻肺日久，"势成哮恙"，拟宣降肺气化痰之定喘汤合宣肺止咳化痰之止嗽散加减，生姜温肺止咳，银杏既益脾气，又定喘咳，肺脾同治，化痰降气。

（3）丁氏：湿郁生痰，逗留肺经，咳呛痰多，甚则气逆，难于平卧，纳谷减少，舌苔薄腻，脉左弦右滑。清肺无益，理脾和胃而化痰湿。

方药：半夏、橘红、炙远志、光杏仁、象贝母、白苏子、炙款冬花、旋覆花、生薏苡仁、冬瓜子、鹅管石。方药释义："清肺无益"是指治单从清肺化痰疗效不甚，"脾为生痰之源"，法应健脾燥湿和胃佐以清肺化痰为治。拟二陈汤（半夏、橘红）加减燥湿化痰、理气和中；杏仁、贝母、苏子、款冬花、远志等清肺化痰、止咳平喘。

6. 临床用药体会

（1）痰湿较重，舌苔厚腻者，重用厚朴、苍术等燥湿理气。

（2）咳逆气急、痰多胸满不得卧者，加用葶苈子等泻肺平喘，海浮石清化老痰。

（3）恶心呕吐者，加用半夏、姜竹茹等降逆和胃止呕。

（4）伴久病脾虚，食少脘痞、神疲便溏者，加用党参、白术、薏苡仁等益气健脾和胃。

（5）痰郁化热，烦躁而喘、脉浮者，加用贝母、瓜蒌皮、黄芩清热化痰。

（6）咳喘痰多色白、痰泡沫状者，加用干姜、细辛温肺化饮。

（7）痰气瘀阻，口唇青紫者，加丹参、桃仁、川芎等理气化瘀。

（七）寒痰阻肺证

【临床表现】

1. 基本信息：咳嗽，气喘，咯痰，胸闷。

2. 特征信息：痰白质清或黏稠泡沫状，面色苍白，恶寒畏冷，渴喜热饮，舌淡白，苔白滑或白腻，脉弦紧。

【诊断要点】

1. 本证一般有前述病因可寻。

2. 本证应具有上述临床表现。

【临界诊断与鉴别诊断】

1. 本证与寒饮停肺证的临界与鉴别见表2-6、图2-9。

表2-6 寒痰阻肺证与寒饮停肺证的临界与鉴别

证名	共有信息*	特征信息**
寒痰阻肺证	咳嗽 气喘 胸闷 咯痰	咳嗽,咯痰量多,痰白质清或黏稠泡沫状,恶寒畏冷,舌淡白,苔白腻或滑,脉弦紧
寒饮停肺证		气喘或哮鸣有声,痰白质清稀,形寒肢冷,舌淡胖,苔白滑,脉沉弦或沉紧

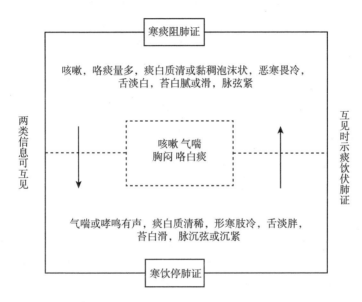

图2-9 寒痰阻肺证与寒饮停肺证的临界与鉴别

2. 本证与痰热郁肺证的临界与鉴别见表2-7、图2-10。

表2-7 寒痰阻肺证与痰热郁肺证的临界与鉴别

证名	共有信息*	特征信息**
寒痰阻肺证	咳嗽 气喘 咯痰 胸闷	痰白质清或黏稠泡沫状,面色苍白,恶寒畏冷,渴喜热饮,舌淡白,苔白滑或白腻,脉弦紧
痰热郁肺证		痰黄黏稠或咳吐脓血腥臭痰,胸痛,身热烦躁,面赤,有汗,渴喜冷饮,大便秘结,舌赤,苔黄腻,脉弦滑数

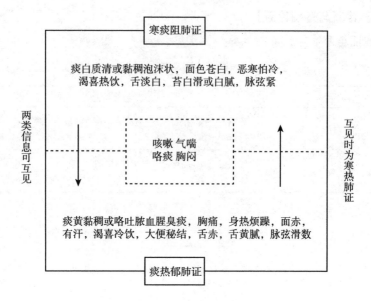

图 2 – 10　寒痰阻肺证与痰热郁肺证的临界与鉴别

【动态治疗】

1. 治则：实则泻之。

2. 治法：温肺化痰，止咳平喘。

3. 基础方：射干麻黄汤。

4. 药物：射干、麻黄、生姜、细辛、紫菀、款冬花、大枣、半夏、五味子。方解：麻黄宣肺散寒，射干开结消痰，生姜散寒行水，半夏降逆化饮，紫菀、款冬花温润除痰、下气止咳，五味子收敛耗散之肺气，大枣益脾养胃，为使药。

5.《孟河四家医集》常用方药

（1）费氏：咳嗽哮喘，喉际痰声辘辘，举发无常，甚则寝食俱废，脉来弦迟，此风寒夹饮阻肺，气失肃降。治宜祛邪蠲饮。

方药：川桂枝、云茯苓、大白术、橘红、制半夏、光杏仁、川厚朴、粉甘草、紫苏子、生姜。方药释义：此证病变部位主要在肺，"风寒夹饮阻肺，气失肃降"。桂枝解表散寒，同时通阳化气；制半夏、橘红、云茯苓、粉甘草取二陈汤理气燥湿化痰之意；苏子、厚朴行气燥湿化痰，配以生姜温肺止咳，整方温而不燥。

（2）马氏：咳呛经年，声重浊而痰不爽。寒邪恋肺，肺气不宣，日渐羸瘦，六淫之邪亦可成痨，幸而饮食如常，宜畅气宣肺之法。

方药：制半夏、淡干姜、射干、桂枝、枳壳、款冬花、清炙草、皂角炭。
方药释义：寒邪恋肺，痰浊内生，幸饮食如常，脾胃未伤，法当畅气宣肺。干姜、桂枝温肺化饮；射干利咽消痰；枳壳理气化痰、畅达气机；皂角炭清化老痰、黏痰；制半夏、款冬花燥湿化痰、降逆止咳。

（3）丁氏：暴寒外束，痰饮内聚，支塞于肺，肃降失司，气喘咳嗽大发，故日夜不能平卧，形寒怯冷，纳少泛恶，苔白腻，脉浮弦而滑。拟小青龙汤加减，疏解外邪、温化痰饮。

方药：蜜炙麻黄、川桂枝、云苓、姜半夏、五味子、淡干姜、炙苏子、光杏仁、熟附片、鹅管石。方药释义：此例寒痰困阻脾阳、肾阳，故而"形寒怯冷，纳少泛恶"，选麻黄宣肺散寒，川桂枝通阳化气，淡干姜温肺化饮，熟附片温肾益火，苏子、杏仁等降肺平喘化痰。外邪得疏，内饮得温。

6. 临床用药体会

（1）伴食少胃寒呕吐者，加用高良姜、制香附、姜竹茹温中止呕。

（2）伴气喘者，加用厚朴、葶苈子降气平喘。

（3）寒痰化热者，加用桑白皮、黄芩清泄肺热。

（4）中阳受困者，加用炮姜、茯苓、炒白术温中健脾。

（5）痰气瘀阻，口唇青紫者，加丹参、桃仁等理气化瘀。

（八）痰热郁肺证

【临床表现】

1. 基本信息：咳嗽，气喘，咯痰，胸闷。

2. 特征信息：痰黄黏稠，或咯吐脓血腥臭痰，胸痛，身热烦躁，面赤，有汗，渴喜冷饮，舌红，苔黄腻，脉弦滑数，大便秘结。

【诊断要点】

1. 本证一般有前述病因可寻。

2. 本证应具有上述临床表现。

【临界诊断与鉴别诊断】

1. 本证与痰浊阻肺证的临界与鉴别见痰浊阻肺证。

2. 本证与寒痰阻肺证的临界与鉴别见寒痰阻肺证。

3. 本证与热饮阻肺证的临界与鉴别见表 2 - 8、图 2 - 11。

表2-8 痰热郁肺证与热饮阻肺证的临界与鉴别

证名	共有信息*	特征信息**
痰热郁肺证	身热口渴 胸闷 咳嗽 气喘	咳嗽咯痰，痰黄黏稠量多，或有脓血腥臭痰，舌红，苔黄腻，脉滑数
热饮阻肺证		或哮鸣有声，或有黄痰，舌红，苔黄腻，脉滑数

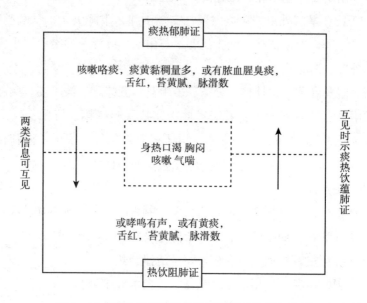

图2-11 痰热郁肺证与热饮阻肺证的临界与鉴别

【动态治疗】

1. 治则：实则泻之。

2. 治法：清热化痰，止咳平喘。

3. 基础方：清气化痰丸。

4. 药物：半夏、胆南星、陈皮、枳实、杏仁、瓜蒌仁、黄芩、茯苓、姜汁。方解：黄芩清泻肺中实火；陈皮、枳实理气降逆、调畅气机；佐以瓜蒌仁清热化痰；半夏、茯苓、胆南星燥湿化痰；苦杏仁化痰止咳。

5.《孟河四家医集》常用方药

（1）费氏

1）定喘汤，治肺虚感寒，气逆膈热，而作哮喘。

方药：白果、麻黄、半夏、款冬花、桑皮、苏子、杏仁、黄芩、甘草。方药释义：麻黄宣肺散邪以平喘，白果敛肺定喘而祛痰，一散一收，既可加强平喘之功，又可防麻黄耗散肺气。苏子、杏仁、半夏、款冬花降气平喘、止咳祛痰；桑白皮、黄芩清泄肺热、止咳平喘；甘草调和诸药为使。诸药合用，使肺气宣降，痰热得清。

2）咳嗽哮喘，喉际痰声辘辘，口渴引饮，饮食不进，夜难平卧，脉来滑数，此痰火蕴结，肺失清肃，治宜清火涤痰。

方药：川贝母、全瓜蒌、光杏仁、川石斛、冬瓜子、梨、荸荠、鲜竹沥。方药释义：贝母、全瓜蒌、杏仁等肃肺清热化痰；鲜竹沥清热化痰，适用于肺热咳嗽痰多者；加上石斛、梨、荸荠等，既能养阴润肺又不留邪，清润同治。

（2）马氏：风戕于肺，阳明痰热内应，咳嗽寒热，胸膺肿痛，防成肺痈。拟疏风清痰热。

方药：薄荷、豆豉、牛蒡、苏梗、川贝、橘红、杏仁、炒枳壳、通草、竹茹、茅根、前胡。方药释义：此方重在疏风清热，薄荷、豆豉、牛蒡等既能疏风又能清热；苏梗、川贝、橘红、杏仁等清肺化痰；茅根、通草等能清热利尿，使肺热得以下行。

（3）丁氏：嗜酒生湿，湿郁生热，熏蒸于肺，肺络损伤，咳呛两月，甚则痰内带红，膺肋牵痛，舌边红，苔薄黄，脉濡滑而数。清肺淡渗治之。

方药：南沙参、茯苓、生薏苡仁、冬瓜子、甜光杏、川象贝、瓜蒌皮、枳椇子、茜草根、鲜竹茹、干芦根、枇杷叶。方药释义：痰热郁肺日久，灼伤肺阴，故而此例清肺养阴同治，淡渗为主，南沙参养阴清肺生津，茯苓、薏苡仁、冬瓜子等甘淡渗湿；枳椇子功止渴除烦、润五脏、去膈上热；杏仁、象贝、枇杷叶等清肺止咳化痰。

6. 临床用药体会

（1）发热重者，加用石膏清肺泄热。

（2）伴以胸痛者，加用丝瓜络、延胡索、川楝子理气止痛。

（3）痰鸣气喘，不得平卧者，加用葶苈子泻肺平喘。

（4）痰黄如脓或有热腥味者，加用鱼腥草、金荞麦、冬瓜子、薏苡仁清热化痰。

（5）热盛伤津者，加用芦根、玉竹养阴生津止渴。

（6）痰热伤阴者，酌减苦寒之品，加用麦冬、南北沙参、知母、天花粉养阴清热。

（7）痰热腑气不通，胸满咳逆、大便秘者，加用葶苈子、瓜蒌皮、苏子通便。

（8）痰气瘀阻，口唇青紫者，加丹参、桃仁理气化瘀。

（九）风寒表实证

【临床表现】

1. 基本信息：恶（风）寒，发热，头身疼痛。

2. 特征信息：恶寒重，发热轻，无汗，鼻塞流清涕，喷嚏，咳嗽，痰吐稀薄色白，口不渴或渴喜热饮，舌苔薄白，脉浮或浮紧。

【诊断要点】

1. 本证一般有前述诸病因可寻。

2. 本证应具有上述临床表现。

【临界诊断与鉴别诊断】

1. 本证与风寒表虚证、风热表实证的临界与鉴别见表2-9。

表2-9　风寒表实证与风寒表虚证、风热表实证的临界与鉴别

证名	共有信息*	特征信息**
风寒表实证	恶（风）寒 发热 头身疼痛	恶寒重，发热轻，无汗，鼻塞流清涕，喷嚏，咳嗽，痰吐稀薄色白，舌苔薄白，脉浮或浮紧
风寒表虚证		恶风，汗出，咳嗽，咯痰稀白，鼻流清涕，舌苔薄白，脉浮缓
风热表实证		发热重，恶寒轻，面赤，鼻塞流黄涕，无汗或有汗出，咽红肿痛，咳嗽，舌边尖红，苔薄黄或黄腻，脉浮数

2. 本证与风寒表虚证的临界与鉴别见图2-12。

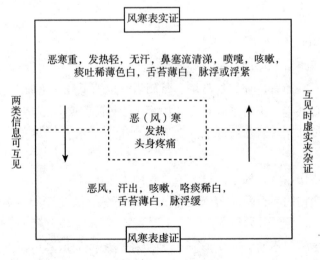

图2-12　风寒表实证与风寒表虚证的临界与鉴别

3. 本证与风热表实证的临界与鉴别见图 2 - 13。

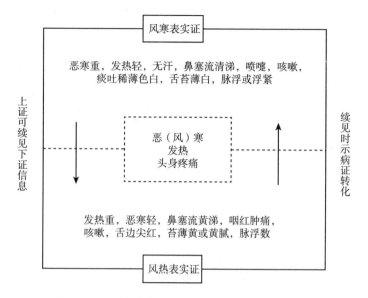

图 2 - 13　风寒表实证与风热表实证的临界与鉴别

【动态治疗】

1. 治则：实则泻之。

2. 治法：疏风散寒，辛温解表。

3. 基础方：麻黄汤。

4. 药物：麻黄、杏仁、桂枝、炙甘草。方解：麻黄苦辛性温，祛在表之风寒、宣肺平喘，桂枝透营达卫、解肌发表、温通经脉，二药相须为用。杏仁降利肺气，与麻黄相伍，加强宣肺平喘之功。炙甘草既能调和麻、杏之宣降，又能缓和麻、桂相合之峻烈，是使药而兼佐药。

5.《孟河四家医集》常用方药：《伤寒论·辨太阳病脉证并治》："太阳病，或已发热，或未发热，必恶寒，体痛，呕逆，脉阴阳俱紧者，名为伤寒。"

"太阳病，头痛，发热，身疼，腰痛，骨节疼痛，恶风，无汗而喘者，麻黄汤主之。"

（1）费氏：恶寒发热，无汗头痛，咳嗽舌苔白，口不作干，脉来浮迟，此外感风寒也，治宜辛温解表。

方药：防风、荆芥穗、苏梗、苦杏仁、川厚朴、甘草、葱白。方药释义：恶寒发热，无汗头痛，此为外感风寒表实证，防风、荆芥穗、苏梗、葱白等疏风解表；杏仁、厚朴等肃肺止咳；甘草调和诸药。

（2）马氏：烦劳伤阳，风寒外束，阳明浊痰上升，陡然昏晕气闭，不省人事，来苏之后，头目胀痛，腰酸，肢体如缚，脉浮弦带数，舌白苔黄，太阳阳明合病，恐酿成春温。当以辛温解表和中。

方药：荆芥穗、橘红、建曲、秦艽、前胡、枳壳、半夏、苏梗、菊花、云苓、杏仁、生姜。方药释义：荆芥穗疏风解表；生姜解表散寒、和胃温中；橘红理气宽中、燥湿化痰；建曲解表和中，可治寒热头痛；秦艽清湿热、止痹痛，可治筋脉拘挛、骨节酸痛；菊花散风清热；前胡、枳壳、半夏、苏梗、杏仁等肃肺理气化痰。太阳与阳明同调，辛温解表、化痰和中。

（3）丁氏：感冒外邪，形寒身热，头痛胸闷，咳嗽泛恶，脉来浮滑。先予疏邪化痰。

方药：大豆卷、赤茯苓、橘红、荆芥穗、炒枳壳、炒六曲、前胡、桔梗、象贝母、生姜。方药释义：大豆卷、荆芥穗等疏解表邪，橘红、六曲、前胡等健脾和胃化痰，生姜和胃降逆止呕，前胡、桔梗宣肺止咳。

6. 临床用药体会

（1）表湿较重，肢体酸痛、头重头胀、身热不扬者，加羌活、独活、香薷等解表祛风除湿。

（2）头痛甚者，加白芷、川芎散寒止痛。

（3）身热较著者，加柴胡、薄荷疏表解肌。

（4）咳嗽痰白者，加陈皮、杏仁、莱菔子以宣肺化痰止咳。

（十）风寒表虚证

【临床表现】

1. 基本信息：恶（风）寒，发热，头身疼痛。

2. 特征信息：恶风，汗出，咳嗽，咯痰稀白，鼻流清涕，舌苔薄白，脉浮缓。

【诊断要点】

1. 本证一般有前述诸病因可寻。

2. 本证应具有上述临床表现。

【临界诊断与鉴别诊断】

本证与风寒表实证的临界与鉴别见风寒表实证。

【动态治疗】

1. 治则：标本兼治。

2. 治法：疏风散寒固表。

3. 基础方：桂枝汤。

4. 药物：桂枝、芍药、生姜、大枣、甘草。方解：桂枝为君药，解肌发表，散外感风寒，芍药为臣，益阴敛营。桂、芍相合，一治卫强，一治营弱，合则调和营卫，是相须为用。生姜辛温，既助桂枝解肌，又能暖胃止呕。大枣甘平，既能益气补中，又能滋脾生津。炙甘草之用有二：一为佐药，益气和中，合桂枝以解肌，合芍药以益阴；一为使药，调和诸药。

5.《孟河四家医集》常用方药：《伤寒论·辨太阳病脉证并治》："太阳病，发热，汗出，恶风，脉缓者，名为中风。"

（1）费氏：患发热头痛项强，自汗恶风，咳嗽苔白，脉浮缓。此太阳风伤卫，而兼犯手太阴肺经。

方药：桂枝、甘草、生姜、川厚朴、苦杏仁。方药释义：桂枝汤，此治风伤卫，解表之轻剂也。此方以桂枝汤为基础，选用杏仁肃肺止咳、厚朴下气燥湿消痰。

（2）马氏：风与痰乘，发热恶风，肚腹隐痛，头目不清。和中解表化痰。

方药：荆芥、杏仁泥、法半夏、枳壳、薄橘红、老苏梗、薄荷、川贝母、粉甘草、前胡、杭菊花、生姜。方药释义：荆芥、薄荷疏风解表、清利头目；苏梗、杏仁、贝母等宣肺止咳化痰；枳壳、半夏、橘红等理气燥湿、健脾化痰和中；生姜既解表散寒，又温中和胃。

（3）丁氏

1）虚体冒邪，乍有寒热，胸闷纳少，先宜疏解。

方药：川桂枝、赤茯苓、前胡、葱白头、大白芍、生枳壳、象贝母、紫苏梗、桔梗、橘红、荷叶。方药释义：虚体冒邪，卫强营弱，寒热有时，桂枝、芍药、葱白解表散寒、调和营卫；苏梗、桔梗宣肺疏表；茯苓、荷叶健脾化湿；前胡、贝母等止咳化痰。

2）外邪袭于太阳，湿滞内阻中焦，有汗恶风不解，遍体酸疼，胸闷泛恶，腹内作胀。宜疏邪解肌、化滞畅中。

方药：川桂枝、仙半夏、炒枳壳、白蔻仁、炒赤芍、陈广皮、大腹皮、六神曲、紫苏梗、苦桔梗、赤苓、制川朴、生姜。方药释义：太阳表虚，肺卫失宣，湿邪内阻，桂枝、芍药解肌发表、调和营卫；白蔻仁、茯苓宽中燥湿利水；大腹皮行气宽中利湿，配桔梗、川朴、枳壳等调畅气机；陈广皮、六神曲顾护脾胃。诸药共行，疏邪解肌、化滞畅中。

6. 临床用药体会

（1）恶风自汗者，加防风、白术以益气止汗固表。

（2）恶风寒较甚者，加防风、荆芥、淡豆豉以疏散风寒。

（3）头痛项强者，加葛根、白芷以疏风止痛。

（4）兼见咳喘者，加杏仁、苏子、桔梗以宣肺止咳平喘。

（5）鼻塞流涕者，加苍耳子、辛夷以通窍散寒。

（十一）风热表实证

【临床表现】

1. 基本信息：发热，恶风寒，头身疼痛。

2. 特征信息：发热重，恶寒轻，面赤，咳嗽，鼻塞流黄涕，无汗或有汗出，咽红肿痛，口干欲饮，舌边尖红，苔薄黄或黄腻，脉浮数。

【诊断要点】

1. 本证一般有前述诸病因可寻。

2. 本证应具有上述临床表现。

【临界诊断与鉴别诊断】

本证与风寒表实证的临界与鉴别见风寒表实证。

【动态治疗】

1. 治则：实则泻之。

2. 治法：辛凉解表，疏风散热。

3. 基础方：银翘散。

4. 药物：金银花、连翘、桔梗、薄荷、牛蒡子、竹叶、荆芥穗、豆豉、甘草、鲜芦根。方解：金银花、连翘辛凉透邪清热；薄荷、牛蒡子疏风清热而利咽喉。荆芥穗、淡豆豉辛温助君药开皮毛而逐邪，芳香辟秽。竹叶清上焦热；芦根清热生津；桔梗宣肺止咳；甘草调和诸药、护胃安中，又可合桔梗清利咽喉。

5.《孟河四家医集》常用方药

（1）费氏：外感风邪，发热咳嗽，咽喉作痛。宜祛风清热，兼以化痰。

方药：桔梗、生甘草、冬桑叶、蝉衣、薄荷、连翘、杏仁、象贝、云苓、鲜竹叶。方药释义：桔梗、薄荷、连翘、蝉衣等宣肺解表、清热利咽；桑叶、杏仁、象贝等清肺化痰。

（2）马氏：风热客于肺胃，咳逆痰多，寒热交作，脉浮数。当疏解法。

方药：前胡、薄荷、杏仁、豆卷、大贝、桔梗、橘红、荆芥、生草、赤苓、枇杷叶、茅根。方药释义：前胡、薄荷辛凉解表、疏风散热；桔梗、荆芥疏风宣肺；豆卷解表透邪、利湿化痰；杏仁、大贝、枇杷叶等止咳化痰；茯苓、橘红、甘草等健脾和中。此方重在疏解。

（3）丁氏：脉郁数，苔薄腻尖红，身热不扬，烦躁不寐，时欲呕，此无形之邪，与有形之痰滞互阻阳明，阳明经邪，不能外达也。宜疏达伏邪，而化痰滞。

方药：淡豆豉、薄荷叶、鲜竹茹、炒谷芽、炒麦芽、黑山栀、朱茯神、荆芥穗、象贝母、净蝉衣、苦桔梗、地枯萝、枇杷叶。方药释义：淡豆豉、薄荷、荆芥穗疏风解表清热；蝉衣、桔梗宣肺利咽清热；山栀增强豆豉清热除烦之力；竹茹清热化痰除烦；贝母、地枯萝、枇杷叶清肺止咳化痰；谷麦芽健脾和胃、顾护中土。

6. 临床用药体会

（1）咽喉肿痛，声音嘶哑者，加射干、胖大海、蝉蜕、南沙参等解毒利咽养阴。

（2）风热上壅，头胀痛较甚者，加桑叶、菊花以清利头目。

（3）风热化燥伤津，痰少、口鼻咽干燥、苔薄、舌红少津者，加南沙参、天花粉、石斛清肺润燥。

（4）风热夹湿，头重如裹、肢体困重、胸脘痞闷者，加藿香、佩兰、厚朴等化湿。

（5）痰热较甚，咯痰黄稠者，加鱼腥草、天竺黄、浙贝母清热化痰。

（6）表热久不解，入里化热，恶热、汗出、咳嗽气急、痰稠、苔黄白相兼者，加石膏、知母清里热。

（十二）风湿袭表证

【临床表现】

1. 基本信息：恶（风）寒，头身疼痛。

2. 特征信息：少汗，肢体困重，关节酸痛，头重如裹，胸闷，舌苔白腻，脉浮濡。

【诊断要点】

1. 本证一般有前述诸病因可寻。

2. 本证一般有外感风寒湿邪的病史，并有阴湿天易发的特点。

3. 本证应具有上述临床表现。

【临界诊断与鉴别诊断】

本证与风寒表实证的临界与鉴别见表 2 – 10、图 2 – 14。

表 2 – 10　风湿袭表证与风寒表实证的临界与鉴别

证名	共有信息*	特征信息**
风湿袭表证	恶（风）寒 头身疼痛	少汗，肢体困重，关节酸痛，头重如裹，胸闷，舌苔白腻，脉濡
风寒表实证		恶寒重，发热轻，无汗，鼻塞流清涕，喷嚏，咳嗽，痰吐稀薄色白，舌苔薄白，脉浮或浮紧

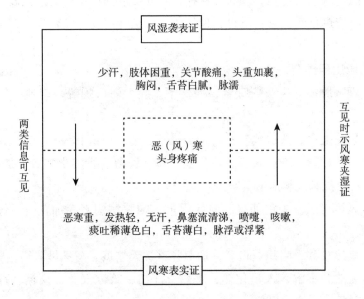

图 2 – 14　风湿袭表证与风寒表实证的临界与鉴别

【动态治疗】

1. 治则：实则泻之。

2. 治法：化湿解表。

3. 基础方：羌活胜湿汤。

4. 药物：羌活、独活、防风、藿香、佩兰、藁本、川芎、蔓荆子、苍术、甘草。方解：羌活、独活共为君药，皆可祛风除湿、通利关节。其中羌活善祛上部风湿，独活善祛下部风湿，两药相合，通利关节而止痹痛。防风、藁本为臣药，祛风胜湿，且善止头痛。佐以川芎活血行气、祛风止痛；蔓荆子祛风止痛。藿香、佩兰、苍术解表燥湿，使以甘草调和诸药。

5. 《孟河四家医集》常用方药

（1）费氏：湿邪侵肺，咳嗽苔白，口不干，脘闷溲少，脉来弦缓。治宜渗湿肃肺。

方药：薄橘红、制半夏、川厚朴、赤茯苓、淡豆豉、生薏苡仁、光杏仁、川通草。方药释义：甘淡以渗湿，橘红、半夏健脾燥湿；川厚朴燥湿行气；茯苓、豆豉、通草渗湿利尿，配以杏仁肃肺止咳。

（2）丁氏：湿热内阻，风寒外束，头胀胸闷，寒热不清，遍体骨楚。宜以疏化。

方药：大豆卷、赤茯苓、炒六曲、炒荆芥、炒枳壳、省头草、紫苏梗、粉桔梗、法半夏、嫩前胡、生姜、荷叶。方药释义：湿邪阻滞气机，清阳不升，肢体酸楚，法当疏化。荆芥、大豆卷、粉桔梗疏散表邪，宣畅肺气，上利头目，茯苓、六曲、枳壳、荷叶等行气利湿健脾。

6. 临床用药体会

（1）纳呆腹胀者，加陈皮、半夏、厚朴、枳壳燥湿行气除满。

（2）大便溏泄者，加白术、薏苡仁、山药以健脾化湿。

（3）湿邪入络，肢体酸楚者，加威灵仙、鸡血藤、木瓜祛风除湿和络。

（十三）风寒袭肺证

【临床表现】

1. 基本信息：咳嗽咯痰，鼻塞流涕，头身疼痛。

2. 特征信息：咳嗽声重，气急而喘，咯痰稀薄色白或痰黏量多，鼻塞流清涕，咽痒，肢体酸痛，恶寒重发热轻，无汗，舌苔薄白，脉浮或浮紧。

【诊断要点】

1. 本证一般有前述病因可寻。

2. 本证应具有上述临床表现。

【临界诊断与鉴别诊断】

本证与风热犯肺证的临界与鉴别见表 2-11、图 2-15。

表2-11　风寒袭肺证与风热犯肺证的临界与鉴别

证名	共有信息*	特征信息**
风寒袭肺证	咳嗽咯痰 鼻塞流涕 头身疼痛	咳嗽声重，咯痰稀薄色白或痰黏量多，气急而喘，胸闷，鼻塞流清涕，咽痒，肢体酸痛，恶寒重发热轻，无汗，舌苔薄白，脉浮或浮紧
风热犯肺证		咳嗽频剧，咯痰不爽，痰黏或黄，气粗而喘，声音嘶哑，喉燥咽痛，鼻流黄涕，口渴，发热，恶风重恶寒轻，有汗，或伴大便干结，舌红，舌苔薄黄，脉浮数

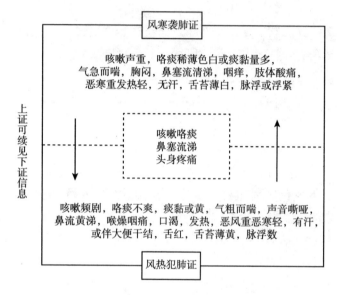

图2-15　风寒袭肺证与风热犯肺证的临界与鉴别

【动态治疗】

1. 治则：实则泻之。

2. 治法：疏风散寒。

3. 基础方：华盖散。

4. 药物：麻黄、茯苓、桑白皮、杏仁、苏子、甘草、陈皮。方解：麻黄宣肺化痰、解表发汗为君；杏仁、苏子降气消痰、宣肺止咳为臣；陈皮理气燥湿，桑白皮泻肺利水，茯苓渗湿行水，三味行气祛水以消痰为佐；炙甘草调和诸药为使。

5.《孟河四家医集》常用方药

（1）费氏：咳嗽头痛，恶寒发热，舌苔白，脉来浮缓，此风寒袭肺也。

治宜辛温透邪。

方药：紫苏叶、青防风、荆芥穗、粉甘草、苦杏仁。方药释义：此方重在辛温透邪，苏叶、防风、荆芥穗疏风解表散寒，配以杏仁肃肺止咳，甘草和中。

（2）马氏：伤风后肺胃不和，气不展舒，痰恋膈上，微咳，胸闷作恶，四肢恶寒。当舒肺胃以清痰气。

方药：法半夏、杏仁、枳壳、橘红、苏梗、茯苓、粉前胡、桂枝、生姜、竹茹（姜汁炒）。方药释义：伤风后恶寒，微咳咯痰，桂枝、生姜疏风解表散寒；半夏、杏仁、前胡等降逆化痰止咳；橘红、枳壳、苏梗、竹茹理气和胃。

（3）丁氏：暴寒外束，痰饮内聚，支塞于肺，肃降失司，气喘咳嗽大发，故日夜不能平卧，形寒怯冷，纳少泛恶，苔白腻，脉浮弦而滑。拟小青龙汤加减，疏解外邪、温化痰饮。

方药：炙麻黄、川桂枝、云苓、姜半夏、五味子、淡干姜、苏子、光杏仁、熟附片、鹅管石。方药释义：此例以小青龙汤为基，治外寒里饮，基础方上加熟附片，增强其温补元阳之力；苏子、杏仁、鹅管石降肺止咳化痰。

6. 临床用药体会

（1）表证显著者，重用麻黄，加荆芥、苏叶疏风解表。

（2）鼻流清涕者，加用辛夷、苍耳子辛温通窍。

（3）夹痰湿，咯痰黏，胸闷，苔腻者，加半夏、厚朴、茯苓健脾燥湿化痰。

（4）咳嗽迁延不已者，加紫菀、百部温润降逆。

（5）寒郁化热者，加石膏、黄芩、桑白皮清肺泄热。

（6）喉中痰鸣有声，喘哮发作者，加苏子、莱菔子、五味子、细辛等温肺化饮。

（十四）风热犯肺证

【临床表现】

1. 基本信息：咳嗽咯痰，气喘，鼻塞流涕，头身疼痛。

2. 特征信息：咳嗽频剧，咯痰不爽，痰黏或稠黄，气粗而喘，或声音嘶哑，喉燥咽痛，鼻流黄浊涕，口渴，发热，恶风重恶寒轻，或伴大便干结，舌质红或舌尖红，舌苔薄黄，脉浮数或浮滑。

【诊断要点】

1. 本证一般有前述诸病因可寻。

2. 本证应具有上述临床表现。

【临界诊断与鉴别诊断】

1. 本证与风寒袭肺证的临界与鉴别见风寒袭肺证。

2. 本证与风燥犯肺证临界与鉴别见表 2 - 12、图 2 - 16。

表 2 - 12　风热犯肺证与风燥犯肺证临界与鉴别

证名	共有信息*	特征信息**
风热犯肺证	咳嗽 咯痰 口干	发热恶寒，咳嗽气喘，咽痛身疼，痰黏或黄，鼻流黄涕，舌苔薄黄，脉浮数或浮滑
风燥犯肺证		初起时可有恶寒发热；干咳少痰或无痰，或痰带血丝质黏难咯，唇、舌、咽、鼻干燥，苔薄而干，脉小而数

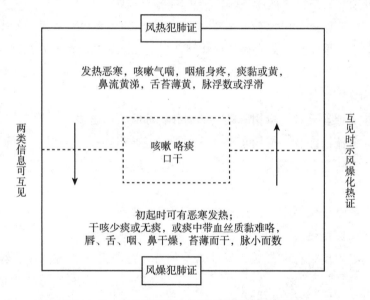

图 2 - 16　风热犯肺证与风燥犯肺证临界与鉴别

【动态治疗】

1. 治则：实则泻之。

2. 治法：疏风散热。

3. 基础方：桑菊饮。

4. 药物：桑叶、菊花、薄荷、连翘、芦根、杏仁、竹叶、桔梗、甘草。

方解：桑叶、菊花疏散上焦风热，且桑叶善清泄肺热。辅以薄荷助桑、菊疏散上焦之风热；杏仁、桔梗以宣肺止咳；连翘苦寒清热解毒，芦根甘寒清热生津止渴，共为佐药；甘草调和诸药，为使药。

5.《孟河四家医集》常用方药

（1）费氏

1）风热咳嗽，漫热，咽喉作痛作痒。

方药：蒌皮、川贝、荷叶、牛蒡子、桑叶、薄荷、前胡、橘红、煨葛根、杏仁泥、桔梗。方药释义：此例治从疏风清热利咽。桑叶、薄荷、牛蒡子清热利咽；桔梗宣肺利咽祛痰；葛根解肌退热；蒌皮、川贝、前胡、杏仁等肃热止咳化痰。

2）咳嗽鼻塞，时流清涕，作嚏头痛，脉来浮滑，此风热侵肺也。治宜辛凉肃肺。

方药：牛蒡子、薄荷叶、冬桑叶、苦杏仁、净蝉衣、生甘草、鲜竹叶。方药释义：牛蒡子、蝉衣、薄荷疏风清热利咽；桑叶疏散风热、清肺润燥；鲜竹叶既能清热利尿，又能生津。整方辛凉肃肺。

（2）丁氏：唯咳呛咯痰不出，音哑咽痛，妨于咽饮，舌质红苔黄，脉滑数不静。拟轻开上焦，清肺化痰。

方药：净蝉衣、薄荷叶、前胡、桑叶、桑皮、光杏仁、象贝母、生甘草、轻马勃、炙兜铃、冬瓜子、胖大海、连翘壳、活芦根、淡竹沥。方药释义：轻开肺卫。在桑菊饮的基础上加兜铃、蝉衣、马勃、胖大海等清热宣肺利咽，前胡、桑皮、贝母、竹沥等清肺止咳化痰，清肺化痰力度更进一步。

6. 临床用药体会

（1）咳嗽剧烈伴咽痒者，加炙麻黄、蝉蜕、地龙等镇咳利咽止痒。

（2）肺热内盛，身热较著，口渴喜饮者，加黄芩、鱼腥草、天竺黄、桑白皮等清肺泄热。

（3）热邪上犯咽喉，咽痛咽痒者，加射干、青果、玄参清热利咽。

（4）热伤肺津，咽燥口干者，加南沙参、天花粉、石斛等清热生津。

（5）痰中带血者，加白茅根、白及等凉血止血。

（6）内夹湿邪，咳嗽痰多，胸闷脘痞，苔黄腻，脉濡数者，加藿香、佩兰、厚朴等理气化湿。

（十五）风燥伤肺证

【临床表现】

1. 基本信息：咳嗽，咯痰，痰中带血，口渴。

2. 特征信息：鼻干咽燥，微恶寒热，舌红苔薄，脉浮数。

【诊断要点】

1. 本证一般有前述诸病因可寻。

2. 本证病在上焦，应有干咳无痰，或痰带血丝，口渴，鼻干咽燥等症状。

【临界状态与鉴别诊断】

本证与燥热伤肺证的临界与鉴别见表2-13、图2-17。

表2-13　风燥伤肺证与燥热伤肺证的临界与鉴别

证名	共有信息*	特征信息**
风燥伤肺证	咳嗽 咯痰 痰血 口渴	鼻干咽燥，微恶寒热，舌红，苔薄，脉微浮稍数
燥热伤肺证		发热较重，口渴明显，苔黄而燥，脉浮数

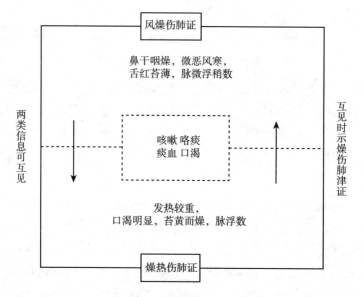

图2-17　风燥伤肺证与燥热伤肺证的临界与鉴别

【动态治疗】

1. 治则：实则泻之。

2. 治法：疏风清肺，润燥止咳。

3. 基础方：桑杏汤加减。

4. 药物：桑叶、杏仁、沙参、象贝、香豉、栀皮、梨皮。方解：桑叶清宣燥热、透邪外出；杏仁宣利肺气、润燥止咳，共为君药。豆豉辛凉透散，助桑叶轻宣透热；贝母清化热痰，助杏仁止咳化痰；沙参养阴生津、润肺止咳，共为臣药。栀子皮质轻而入上焦，清泄肺热；梨皮清热润燥、止咳化痰，均为佐药。

5.《孟河四家医集》常用方药

（1）费氏：肺受燥热，咳嗽口干，鼻干目燥，大便燥结，脉来数大。治宜润肺清燥。

方药：瓜蒌皮、象贝母、川石斛、光杏仁、冬桑叶、生甘草、鲜竹茹、梨。方药释义：此方重在清润，瓜蒌皮润肺降气、止咳祛痰，还可治大便之燥结；贝母、杏仁止咳化痰，石斛、竹茹清痰热养肺阴，防燥邪伤肺太过。

（2）丁氏

1）风燥郁肺，阳络损伤，始而咽痛，继则咳嗽痰红。肺为娇脏，宜轻清彻其燥邪。

方药：冬桑叶、轻马勃、广橘络、白茅花、牡丹皮、侧柏炭、瓜蒌皮、光杏仁、山茶花、生竹茹、鲜枇杷叶、象贝母。方药释义：燥邪损伤肺络，咳嗽带血，桑叶、杏仁、蒌皮、贝母、枇杷叶等清肺润肺、止咳化痰；竹茹清化痰热；马勃清热利咽止痛；白茅花、牡丹皮、侧柏炭等清热凉血止血，清彻燥邪。

2）咳呛两月，音声不扬，咽喉燥痒，内热头眩，脉濡数而滑，舌质红，苔薄黄。初起风燥袭肺，继则燥热伤阴，肺金不能输化，津液被火炼而为稠痰。姑拟补肺阿胶汤加减，养肺祛风、清燥化痰。

方药：蛤炒阿胶粉、蜜炙兜铃、熟大力子、甜光杏、川贝母、象贝母、瓜蒌皮、霜桑叶、冬瓜子、生甘草、胖大海、活芦根、枇杷叶。方药释义：风燥化热，痰热互结，肺阴不足，清燥化痰的同时还需养肺顾阴。阿胶、贝母、芦根等养阴润肺清燥；杏仁、瓜蒌皮、桑叶、枇杷叶等宣肺止咳化痰。

6. 临床用药体会

（1）津伤较甚，干咳喉痒，痰少，舌干红少苔者，加南沙参、北沙参、麦冬、石斛、天花粉等滋养肺阴。

（2）热重不恶寒，心烦口渴，加栀子、丹皮、黄芩等清肺泄热。

（3）肺络受损，痰中夹血，加白茅根、大蓟、小蓟、白及等清热凉血止血。

（十六）燥热伤肺证

【临床表现】

1. 基本信息：咳嗽，咯痰，痰中带血，口渴。

2. 特征信息：唇燥咽痛，舌质红，苔薄黄少津，脉浮数。

【诊断要点】

1. 本证一般有前述诸病因可寻。

2. 本证病在上焦，应具有上述临床表现。

【临界状态与鉴别诊断】

1. 本证与风热犯肺证的临界与鉴别见风热犯肺证。

2. 本证与风燥伤肺证的临界与鉴别见风燥伤肺证。

3. 本证与肺热炽盛证的临界与鉴别见表2－14、图2－18。

表2－14　燥热伤肺证与肺热炽盛证的临界与鉴别

证名	共有信息*	特征信息**
燥热伤肺证	咳嗽 咯痰 口渴	痰带血丝，唇燥咽痛，舌质红，苔薄黄少津，脉浮数
肺热炽盛证		气喘，胸痛，气息灼热，咽喉肿痛，发热，便秘，小便短赤，舌红苔黄，脉数

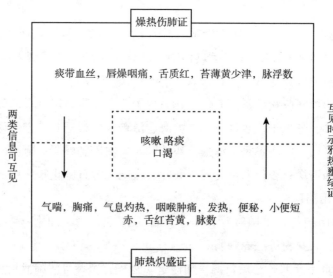

图2－18　燥热伤肺证与肺热炽盛证的临界与鉴别

【动态治疗】

1. 治则：实则泻之。

2. 治法：疏风清肺润燥。

3. 基础方：清燥救肺汤。

4. 药物：桑叶、石膏、甘草、人参、火麻仁、阿胶、麦冬、杏仁、枇杷叶。方解：重用桑叶轻宣肺燥，透邪外出，为君药。臣以石膏辛甘而寒，清泄肺热；麦冬甘寒，养阴润肺。人参益气生津，合甘草以培土生金；火麻仁、阿胶助麦冬养阴润肺；杏仁、枇杷叶苦降肺气，甘草兼能调和诸药，为使药。

5.《孟河四家医集》常用方药

（1）费氏：肺受燥热，发热咳嗽，甚则喘而失血。清金保肺汤主之。

方药：天冬、麦冬、南沙参、北沙参、石斛、玉竹、贝母、茜根、杏仁、蒌皮、茯苓、蛤粉、梨、藕。方药释义：此方重清肺润燥，天冬、麦冬、南北沙参、石斛、玉竹等养阴润燥、清肺生津；茜根、蛤粉、梨、藕等养阴凉血止血。

（2）丁氏：风燥郁肺，清肃不行，呛咳内热。姑宜祛风清金。

方药：前胡、茯神、炒蒌皮、冬桑叶、橘络、枇杷叶、冬瓜子、光杏仁、竹茹、丝瓜络、象贝母。方药释义：前胡、瓜蒌皮、桑叶、枇杷叶、杏仁等宣肺止咳化痰；橘络理气化痰；冬瓜子润肺消痰，清肺热、化燥痰。整方祛风清肺、润燥化痰。

6. 临床用药体会

（1）津伤较甚者，加南沙参、麦冬、玉竹、石斛滋养肺阴。

（2）痰中夹血者，加白茅根、大蓟、小蓟、白及、侧柏炭等清热止血。

（3）干咳剧烈、大便干结者，加桑白皮、瓜蒌皮、黄芩等润肺通腑泄热。

（十七）肺热炽盛证

【临床表现】

1. 基本信息：咳嗽，咯痰，气喘，口渴。

2. 特征信息：胸痛，气息灼热，咽喉肿痛，发热，便秘，小便短赤，舌红苔黄，脉数。

【诊断要点】

1. 本证一般有前述诸病因可寻。

2. 本证多具有上述临床表现。

【临界状态与鉴别诊断】

1. 本证与燥热伤肺证的临界与鉴别见燥热伤肺证。

2. 本证与热毒壅肺证的临界与鉴别见表2-15、图2-19。

表2-15　肺热炽盛证与热毒壅肺证的临界与鉴别

证名	共有信息*	特征信息**
肺热炽盛证	咳嗽 咯痰 气喘 口渴	气喘，胸痛，气息灼热，咽喉肿痛，发热，便秘，小便短赤，舌红苔黄，脉数
热毒壅肺证		咯黄痰，或脓血腥臭痰，胸痛心悸，高热面赤，烦躁或谵妄，鼻翼扇动，便结溺赤，口唇紫暗，舌质红，苔黄腻或灰腻，脉滑数

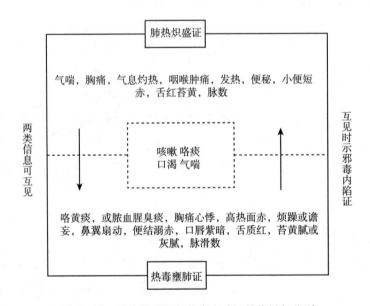

图2-19　肺热炽盛证与热毒壅肺证的临界与鉴别

【动态治疗】

1. 治则：实则泻之。

2. 治法：清热泄肺，降气平喘。

3. 基础方：桑白皮汤加减。

4. 药物：桑白皮，黄芩，川黄连，山栀子，苏子，光杏仁，瓜蒌，生石膏。方解：桑白皮清肺化痰、降气平喘，为主药；佐以黄芩、黄连、栀子清肺热；杏仁、紫苏子降气化痰、止咳平喘。诸药合用，共奏清泄肺热、降气化痰之功。

5.《孟河四家医集》常用方药

（1）费氏：肺气壅盛，致成肺痈，咳吐脓痰，气甚腥秽者，石花汤主之。

方药：石花汤（自制）：白石英（煅研）、合欢花、贝母、鲜百部、沙参、麦冬、桑白皮、苏子、杏仁、茯苓、薏苡仁、淡竹叶、金丝荷叶。方药释义：《药性论》曰白石英能治肺痈吐脓，治嗽逆上气；合欢花舒郁理气，佐白石英通畅肺气；贝母、百部、桑皮等清泄肺热；茯苓、薏苡仁健脾化痰；淡竹叶、荷叶清热利湿，使热从小便出；沙参、麦冬养阴润肺，防肺热太过灼伤肺络。

（2）马氏：治肺胃痰热，壅于膈上，身热咳嗽，气粗痰鸣，口干作渴。

方药：白薇、瓜蒌仁、橘红、象贝、杏仁、海浮石、桑白皮、丹皮、竹茹、青蒿、梨。方药释义：白薇能清肺热，可治疗咳嗽及咯血；瓜蒌仁、桑皮、竹茹清肺化痰；杏仁、象贝泻肺平喘；海浮石清肺火、化老痰，治痰热喘嗽；丹皮、青蒿清虚热，配以梨养阴润肺，清润同调。

（3）丁氏：咳嗽气粗，痰秽如脓，胁痛难于转侧，振寒发热，舌苔白厚而腻，脉象浮紧而滑。病来涌急，非猛剂不为功，急仿《金鉴》射干麻黄汤合《金匮》皂荚丸，一以散发表寒，一以荡涤痰浊。

方药：净麻黄、嫩射干、甜葶苈、光杏仁、象贝母、生甘草、苦桔梗、嫩紫菀、生苡仁、冬瓜子、川郁金、皂荚末。方药释义：方选射干麻黄汤合《金匮》皂荚丸加减，麻黄宣肺散寒，射干开结消痰，并为君药；葶苈子、光杏仁泻肺平喘；紫菀温润除痰，下气止咳；桔梗开宣肺气；皂荚、郁金开肺塞化痰郁。

6. 临床用药体会

（1）喘促气急较甚者，加南沙参、麦冬、玉竹、石斛泻肺平喘。

（2）大便干结者，加火麻仁、制大黄、瓜蒌仁等通腑泄热。

（3）咽喉肿痛伴声音嘶哑者，加射干、胖大海、山慈菇等清热利咽。

（十八）热毒壅肺证

【临床表现】

1. 基本信息：咳嗽，咯痰，气喘，口渴。

2. 特征信息：咯黄痰，或咯吐脓血腥臭痰，胸痛，心悸，高热面赤，烦躁或谵妄，鼻翼扇动，或鼻孔干燥如烟煤，便结溺赤，口唇紫暗，舌质红，苔黄腻或灰腻，脉滑数。

【诊断要点】

1. 本证一般有前述诸病因可寻。

2. 本证多具有上述临床表现。

【临界状态及鉴别诊断】

本证与肺热炽盛证的临界与鉴别见肺热炽盛证。

【动态治疗】

1. 治则：实则泻之。

2. 治法：清热泻火。

3. 基础方：清瘟败毒饮。

4. 药物：石膏、生地黄、犀牛角（水牛角代）、黄连、知母、玄参、栀子、桔梗、黄芩、连翘、丹皮、鲜竹叶、甘草。方解：生石膏直清里热，配知母、甘草，有清热保津之功，加以连翘、竹叶，轻清宣透，清透气分表里之热毒；再加芩、连、栀子通泄三焦，清泄气分上下之火邪。犀角（水牛角代）、生地黄、丹皮共用，专凉血解毒、养阴化瘀，清血分之热。此外，玄参、桔梗、甘草、连翘同用，还能清润咽喉；竹叶、栀子同用则清心利尿，导热下行。

5.《孟河四家医集》常用方药

（1）费氏：肺热生痈，咳吐脓血，气味腥秽，胸痛，脉数实。治宜肃肺。

方药：马兜铃、鲜百部、牡丹皮、鲜生地、川贝母、瓜蒌皮、川石斛、光杏仁、冬瓜子、鲜竹茹、枇杷叶、藕。方药释义：马兜铃清肺降气、化痰止咳，可治肺热咯血；百部、贝母、瓜蒌皮、杏仁、枇杷叶等肃肺止咳化痰；牡丹皮、鲜生地清热解毒，石斛养阴，防清热太过而伤阴。

（2）马氏：肺痈一年，咳吐脓血，发热脉数，势入损门。当养阴清痰热。

方药：南沙参、杏仁、薏苡仁、橘红、象贝、蛤蚧、鲜百部、麦冬、花粉、丹皮、蒌仁、梨汁。方药释义：杏仁、贝母、瓜蒌仁清热化痰止咳；南沙参、蛤蚧、麦冬、梨汁等润肺养阴清热；丹皮清热解毒、凉血止血。

（3）丁氏：咳嗽痰腥，潮热口渴，脉数苔黄。风湿温热上蒸于肺，肺失肃降，防成肺痈。拟《千金》苇茎汤加味。

方药：冬桑叶、生甘草、冬瓜子、鲜苇茎、光杏仁、苦桔梗、桃仁泥、生薏苡仁、牡丹皮、鲜竹茹、川贝母、象贝母、金丝荷叶、枇杷叶、瓜蒌皮、瓜蒌根。方药释义：在苇茎汤的基础上增加清肺祛痰药，桔梗宣肺利咽、祛痰排脓；桑叶、杏仁、贝母、枇杷叶、瓜蒌等肃肺清热化痰；牡丹皮清热凉血解毒；竹茹清化痰热；甘草调和诸药。

6. 临床用药体会

（1）咳重痰多者，加桑白皮、瓜蒌皮、黄芩、胆南星、竹茹等止咳化痰。

（2）痰脓腥臭者，加鱼腥草、蒲公英、黄芩等清热泻肺化痰。

（3）痰中带血者，加黄芩、栀子、白及等清热凉血止血。

（4）伴气喘息粗、便秘者，加葶苈子、莱菔子、杏仁、瓜蒌仁等泻肺平喘通腑。

（十九）痰瘀阻肺证

【临床表现】

1. 基本信息：咳嗽，咯痰，胸闷气短，唇舌紫绀。

2. 特征信息：痰多，喘息上气，胸部膨满闷痛，面色晦暗，面浮肢肿，苔腻，脉滑。

【诊断要点】

1. 本证一般有前述诸病因可寻。

2. 本证应具有上述临床表现。

3. 体格检查：多具有胸形如桶、叩诊时胸音空响、肋间隙增宽等特点。

【临界诊断与鉴别诊断】

本证与肾虚血瘀证的临界与鉴别见表 2 - 16、图 2 - 20。

表 2 - 16　痰瘀阻肺证与肾虚血瘀证的临界与鉴别

证名	共有信息*	特征信息**
痰瘀阻肺证	咳嗽 咯痰 胸闷气短 唇舌紫绀	痰多，喘息上气，胸部膨满闷痛，面色晦暗，面浮肢肿，苔腻，脉滑
肾虚血瘀证		咳嗽无力，痰白，少气懒言，精神萎靡，腰膝酸软，耳鸣，苔腻，脉数

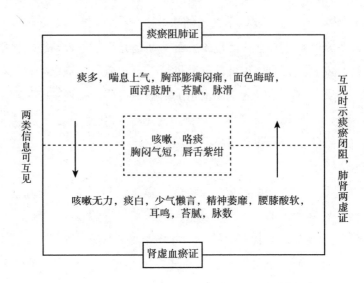

图 2-20 痰瘀阻肺证与肾虚血瘀证的临界与鉴别

【动态治疗】

1. 治则：标本兼治，补虚泻实。

2. 治法：活血化瘀，疏风宣肺。

3. 基础方：血府逐瘀汤加减。

4. 药物：当归、生地黄、桃仁、红花、枳壳、赤芍、柴胡、甘草、桔梗、川芎、牛膝。方解：桃仁破血行滞，红花活血祛瘀，共为君药。赤芍、川芎助君药活血祛瘀；牛膝活血通经、祛瘀止痛、引血下行，共为臣药。生地黄、当归养血益阴、清热活血；桔梗、枳壳，一升一降，宽胸行气；柴胡疏肝解郁、升达清阳，与桔梗、枳壳同用，尤善理气行滞，使气行则血行，以上均为佐药。桔梗并能载药上行，兼有使药之用；甘草调和诸药，亦为使药。合而用之，使血活瘀化气行。

5. 临床用药体会

（1）咳嗽痰多者，加炙紫菀、款冬花、前胡、黄芩、苏子、浙贝母、枇杷叶等止咳化痰。

（2）咳喘甚，伴胸部满胀者，加葶苈子、莱菔子、苏子、杏仁、桑白皮、瓜蒌皮等泻肺平喘、止咳化痰。

（3）面色晦暗，面浮肢肿者，加茯苓、泽泻、冬瓜皮、大腹皮、生姜皮等泻肺利水消肿。

（4）胸闷胸痛，伴心悸不适、唇舌紫绀者，加薤白、姜半夏、郁金、五灵脂、玫瑰花、甘松、苦参、丹参、川芎等宽胸理滞、化瘀止痛。

（二十）肝火犯肺证

【临床表现】

1. 基本信息：咳嗽，咯痰黄黏，口干，舌红苔黄。

2. 特征信息：干咳，时有痰血，胸胁灼痛，急躁易怒，头胀头晕，面红目赤，口干苦，症状随情绪波动增减，脉弦。

【诊断要点】

1. 本证一般有前述诸病因可寻。

2. 本证应具有上述临床表现。

【临界诊断与鉴别诊断】

本证与痰热郁肺证的临界与鉴别见表2–17、图2–21。

表2–17 肝火犯肺证与痰热郁肺证的临界与鉴别

证名	共有信息*	特征信息**
肝火犯肺证	咳嗽 咯痰黄黏 口干 舌红苔黄	干咳，时有痰血，胸胁灼痛，急躁易怒，头胀头晕，面红目赤，口干苦，症状随情绪波动增减，脉弦
痰热郁肺证		咳嗽气喘，胸闷胸痛，咯吐脓血腥臭痰，身热烦躁，渴喜冷饮，大便秘结，苔黄腻，脉弦滑数

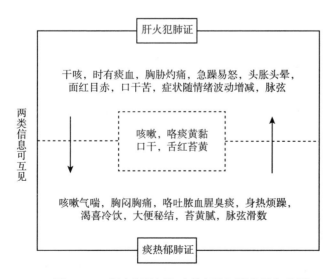

图2–21 肝火犯肺证与痰热郁肺证的临界与鉴别

【动态治疗】

1. 治则：实则泻之。

2. 治法：清肝泻肺，化痰降火。

3. 基础方：黛蛤散合加减泻白散。

4. 药物：青黛、蛤壳、知母、陈皮、桑白皮、桔梗、地骨皮、青皮、甘草、黄芩。方解：青黛清肝泻火、凉血止血；蛤壳清肺热、化痰清火。两药共用，以清肝利肺、降逆除烦。知母清热泻火、滋阴润燥，桔梗宣肺利咽祛痰，桑白皮、黄芩清泄肺热、止咳平喘，地骨皮清降肺中伏火，陈皮、炙甘草养胃和中。

5. 《孟河四家医集》常用方药

（1）费氏

1）肝经之咳，痰少胁痛，易怒头眩，丹青饮主之。

方药：赭石、麦冬（青黛拌）、杭菊、石斛、潼蒺藜、白蒺藜、沙参、桑叶、橘红、贝母、杏仁、旋覆花（包）。方药释义：代赭石与旋覆花均能平降肺、胃之逆气以止咳喘，代赭石清降肝火、平肝镇逆，旋覆花降气消痰；杭菊、潼白蒺藜清肝明目；麦冬用青黛拌后清肝泻火之力增强；石斛、沙参、桑叶、橘红等养阴宣肺止咳化痰。

2）肝阳上升，消灼肺阴，肺失清肃之权，呛咳，内热口干，咯血，左关脉来弦大，右寸浮芤。治宜清镇肝阳，兼养肺阴。

方药：南沙参、女贞子、生石决、象贝母、瓜蒌皮、川石斛、甜杏仁、牡丹皮、冬瓜子、生谷芽、熟谷芽、毛燕。方药释义：女贞子、石决明平肝潜阳、清肝明目；沙参、石斛等养阴润肺；贝母、瓜蒌皮、杏仁等肃肺止咳化痰；牡丹皮清热凉血；生谷芽、熟谷芽健脾和胃，防药太过寒凉而伤胃。

（2）马氏：肝阳素旺，上贯于肺，频作咳呛，遇热亦咳……先为平肝肃肺。

方药：北沙参、半夏、杏仁、石斛、橘红、象贝、云茯苓、蛤壳、炙紫菀、合欢皮、枇杷叶。方药释义：肝火犯肺，气机升降失常，半夏、杏仁、贝母、炙紫菀等肃肺止咳化痰；北沙参、石斛等养阴清热润肺；蛤壳清肺热、化痰清火；橘红、茯苓等健脾燥湿化痰；同时佐合欢皮解郁安神除烦，肃肺又平肝。

（3）巢氏：气阴并亏之质，肝火最易升腾，外风乘之，引动积饮，肺气滞塞，咳呛气急……呛则气火上升，左边头痛，咽喉亦觉干燥……宜清肃中上二焦，豁痰润燥。

方药：沙参、云苓、苏子、杏仁、竹茹、蜜蒌皮、浮石、川贝、白芍、白薇、橘红、紫菀、冬瓜子、枇杷叶。方药释义：此气阴并亏，肝火犯肺之证，沙参养阴润肺，苏子、杏仁、贝母等肃肺止咳化痰；竹茹、海浮石、瓜蒌皮等清化热痰；白芍柔肝，白薇清热除烦，重肃肺清肝。

（4）丁氏

1）旧有肝气脘痛，痛止后，即咳嗽不已，胁肋牵痛，难于左卧，已延数月矣，舌质红苔黄，脉弦小而数。良由气郁化火，上迫于肺，肺失清肃，肝升太过，颇虑失血！姑拟柔肝清肺，而化痰热。

方药：北沙参、云苓、怀山药、生石决、川贝、瓜蒌皮、甜光杏、海蛤壳、丝瓜络、冬瓜子、北秫米、干芦根。

2）孀居多年，情怀抑郁，五志化火，上刑肺金，血液暗耗，致咳嗽气逆，子丑更甚，难于平卧，子丑乃肝胆旺时，木火炎威无制……亟宜养阴血以清肝火，培中土而生肺金，更宜怡情悦性，不致延成损怯乃吉。

方药：蛤粉炒阿胶、南沙参、茯神、怀山药、霜桑叶、川贝、甜光杏、瓜蒌皮、生石决、冬瓜子、合欢花、北秫米。方药释义：此两例均气郁化火，木火刑金而致咳，治法上柔肝清肺，沙参、川贝养阴清肺；瓜蒌皮、杏仁等降气化痰止咳；生石决平肝潜阳、清肝明目；蛤壳清肺热、化痰清火；冬瓜子清肺化痰利湿；山药、北秫米健脾和胃。前者脘胁疼痛，加用丝瓜络通络止痛；后者夜寐不安，加用茯神、合欢花宁心安神。

6. 临床用药体会

（1）胸闷胁痛者，加用制香附、郁金、丝瓜络、延胡索、川楝子等理气解郁止痛。

（2）痰黏难咯者，加川贝母、海浮石润肺化痰。

（3）热伤血络，痰中带血者，加丹皮、山栀、藕节清热止血。

（4）咳而气逆者，加金沸草、苏子、瓜蒌、枳壳、桔梗降气止咳。

（5）热伤血络，痰中带血者，加丹皮、山栀、藕节清热止血。

（6）耗伤肺阴者，加用北沙参、麦冬、天花粉养阴生津。

（二十一）肾不纳气证

【临床表现】

1. 基本信息：咳嗽无力，气短，少气懒言，神疲乏力。

2. 特征信息：呼吸浅短难续，甚至张口抬肩，倚息不能平卧，腰酸腿软，脑转耳鸣，小便清长，舌淡苔白或润，脉微细或沉弱；甚则面色口唇爪甲紫绀，舌淡紫或紫暗，脉沉细虚数无力或结代。

【诊断要点】

1. 本证一般有前述诸病因可寻。

2. 本证应具有上述临床表现。

【临界状态与鉴别诊断】

本证与肺气虚证的临界与鉴别见表2-18、图2-22。

表2-18　肾不纳气证与肺气虚证的临界与鉴别

证名	共有信息*	特征信息**
肺气虚证	咳嗽无力 气短 少气懒言 神疲乏力	咯痰清稀，语声低怯，自汗，恶风，易于感冒，舌淡，苔白，脉弱
肾不纳气证		呼多吸少，气不得续，动则喘甚，腰酸腿软，耳鸣，小便清长，舌淡苔白或润，脉微细或沉弱

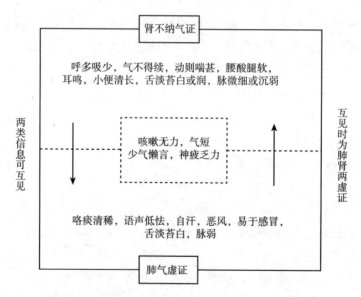

图2-22　肾不纳气证与肺气虚证的临界与鉴别

【动态治疗】

1. 治则：治本为主，以症加减。

2. 治法：补肾纳气。

3. 基础方：七味都气丸。

4. 药物：地黄、山茱萸、山药、茯苓、丹皮、泽泻、五味子。方解：熟地黄滋补肾阴，山茱萸、山药补肝益脾；泽泻、茯苓利水渗湿，并可防地黄之滋腻，丹皮清肝泄热，三药补中寓泻；五味子补肾涩精。诸药共奏补肾纳气、涩精止遗之功。

5.《孟河四家医集》常用方药

（1）费氏

1）肾经之咳，或呛或喘，痰味咸而有黑花者，山虎汤主之。

方药：蛤蚧尾、生地黄、沉香、破故纸（核桃肉拌炒）、人参、沙参、茯苓、山药、贝母、杏仁、麦冬、姜汁两滴、人乳半杯。方药释义：蛤蚧、沉香、破故纸补肾纳气平喘，人参、沙参气阴双补，茯苓、贝母、杏仁等降肺止咳化痰。

2）肾气虚寒，气不收纳，咳嗽气喘，喉际痰声辘辘，夜难平卧，腰酸腹胀，肢酸汗多，脉来虚微。治宜温肾纳气。

方药：补骨脂、南杜仲、甘枸杞、吉林参须、怀牛膝、薄橘红、制半夏、云茯苓、核桃肉。方药释义：补骨脂、杜仲、枸杞、怀牛膝等补肾壮腰，参须补益元气，核桃肉纳气平喘，半夏、茯苓等化痰除湿。

3）肾虚气喘，头眩眼花，耳鸣心慌，腰腿酸痛，汗多脉沉。治宜补肾纳气。

方药：熟地黄、紫河车、人参、五味子、杜仲、枸杞、核桃肉。四肢冷：加制附子、炮姜炭。方药释义：熟地黄滋阴补血、益精填髓；紫河车补益肾精、益气养血；人参补益元气；五味子、核桃肉敛肺平喘；杜仲、枸杞等补肾壮腰。肾阳虚者，附子、炮姜温肾阳。

（2）马氏

1）肺肾两亏，咳嗽痰多，入暮尤甚。拟肃肺纳肾。

方药：北沙参、牡蛎、黑料豆、茯苓、杏仁、乌贼骨、潼蒺藜、丹参、炙甘草、山药。方药释义：茯苓、杏仁等肃肺止咳化痰，牡蛎、乌贼骨、潼蒺藜等补肾纳气平喘，加之一味活血之丹参，理肺化瘀，共奏止咳平喘之功。

2）咳属肺，喘属肾，肺肾两亏，动劳则喘，汗出如洗。拟肃肺纳肾。

方药：潞党参、冬术、炙甘草、牡蛎、海螵蛸、五味子、杜仲、法半夏、黑料豆、杏仁、煨姜、红枣。方药释义：肾虚者，气不摄纳，咳嗽气喘，党参、白术等益气健脾化湿；牡蛎、海螵蛸、五味子、杜仲等收敛肺肾以止咳平喘；半夏、杏仁等肃肺止咳；煨姜、红枣等顾护脾胃。

（3）丁氏

1）肺气不降，肾气不纳，脾多湿痰，随气上泛，咳嗽痰多，甚则气逆难以平卧，脉来弦滑。宜以扶土化痰、降气纳气。

方药：代赭石、制半夏、甜杏仁、薄橘红、象贝母、旋覆花、蒸白术、炙款冬花、炙白苏子、云茯苓、五味子、补骨脂、干姜、核桃。方药释义：代赭石、旋覆花、半夏、杏仁、贝母、苏子、款冬花等肃肺止咳化痰；五味子、补骨脂、干姜、核桃等补肾温阳、纳气平喘；茯苓、白术、橘红等健脾扶土、除湿化痰。

2）咳呛有年，动则气喘，痰味咸而有黑花，脉尺部细弱，寸关濡滑而数。咸为肾味，肾虚水泛为痰，冲气逆肺，则咳呛而气喘也，恙根已深，非易图功。姑宜滋补肾阴、摄纳冲气，勿拘见咳而治肺也。

方药：蛤蚧尾、大生地、蛤粉、甘杞子、怀山药、茯苓、北沙参、川贝母、清炙草、甜杏仁、核桃肉。方药释义：咳嗽不单在肺，不可见咳止咳，生地黄、蛤蚧、枸杞子、核桃肉补益肾阴、摄纳冲气；沙参、贝母、杏仁等滋阴肃肺、止咳化痰；茯苓、山药等健脾除湿，以杜生痰之源。

6. 临床用药体会

（1）喘促显著者，加紫石英、灵磁石、五味子、淫羊藿等补肾纳气。

（2）久伤肾阴者，加生地黄、天冬、麦冬、龟板胶、五味子等补肾滋阴。

（3）肾阳不足者，加鹿角片、补骨脂、肉苁蓉等温肾助阳。

（4）气虚痰湿偏盛，咯痰量多色白者，加苏子、莱菔子、白芥子、杏仁化痰降逆。

（5）痰气瘀阻，口唇青紫者，加桃仁、川芎、当归、丹参等活血化瘀。

（二十二）风盛挛急证

【临床表现】

1. 基本信息：干咳，咯痰，口咽干燥。

2. 特征信息：咽痒咳嗽，或呛咳阵作，时喉间痰鸣，胸闷气喘，遇外界寒热变化、异味等因素突发或加重，多见夜卧晨起咳剧，呈反复性发作，舌苔薄白，脉弦。

【诊断要点】

1. 本证一般有前述诸病因可寻。

2. 本证发病多有过敏史或致敏原接触史，如花粉、异味、饮食不当等；发病前常有眼、鼻、咽喉处发痒，多喷嚏等前驱症状。

3. 本证发病迅速，善行数变，发作时哮鸣气喘，缓解时如常人。

4. 本证应具有上述临床表现。

5. 体格检查：发作时双肺可闻及散在或弥漫性哮鸣音。

【临界状态与鉴别诊断】

本证与风燥伤肺证的临界与鉴别见表2-19、图2-23。

表2-19 风盛挛急证与风燥伤肺证的临界与鉴别

证名	共有信息*	特征信息**
风盛挛急证	干咳 咯痰 口咽干燥	咽痒咳嗽，或呛咳阵作，时喉间痰鸣，胸闷气喘，遇外界寒热变化、异味等因素突发或加重，多见夜卧晨起咳剧，呈反复性发作，舌苔薄白，脉弦
风燥伤肺证		痰中夹血，口鼻咽干燥，微恶寒热，舌红苔薄，脉浮数

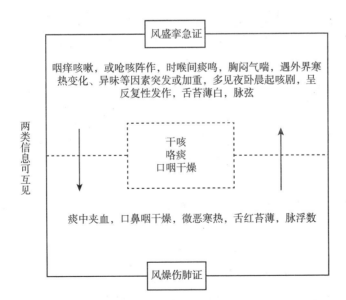

图2-23 风盛挛急证与风燥伤肺证的临界与鉴别

【动态治疗】

1. 治则：急则治标，缓则治本。

2. 治法：疏风宣肺，解痉止咳。

3. 基础方：①苏黄止咳汤。②风引伏痰方。

4. 药物：①炙麻黄、紫苏叶、五味子、蝉蜕、前胡、地龙、紫苏子、枇杷、牛蒡子。方解：苏黄止咳汤中炙麻黄、紫苏叶为君药，前者疏风宣肺、镇咳平喘；后者亦为疏风宣肺镇咳之品。五味子、蝉蜕为臣药，五味子敛肺止咳，与君药宣发收敛同调，止咳效果更佳；蝉蜕疏风解痉止咳。佐药为前胡、地龙、枇杷叶及紫苏子，前胡、枇杷叶助君化痰止咳，地龙协君解痉平喘，紫苏子更能降气止咳平喘。使药牛蒡子疏风利咽止咳。②炙麻黄、苦杏仁、荆芥、炒黄芩、竹茹、天竺黄、白前、前胡、浙贝母、厚朴、姜半夏、茯苓、枇杷叶、炙紫菀、款冬花、苏子、莱菔子、陈皮。方解：方中麻黄、杏仁一宣一降，调和肺气、止咳平喘；荆芥疏风宣肺止咳；黄芩清肺热；竹茹、天竺黄、白前、前胡、浙贝母、厚朴、半夏、茯苓、枇杷叶清肺化痰；炙紫菀、款冬花止咳；苏子、莱菔子降气平喘；陈皮化痰的同时健脾和胃。

5. 《孟河四家医集》常用方药

（1）费氏：风痰上升，不时吼喘。宜以疏化。

方药：白芥子、莱菔子、炙苏子、桑叶、橘红、川贝、海浮石、蒌仁、沉香、杏仁、半夏、前胡、姜汁。方药释义：风痰阻络，急则治标，予以降逆化痰，白芥子、莱菔子、苏子、桑叶、海浮石等疏风化痰，贝母、瓜蒌仁、杏仁、半夏等止咳化痰，加一味收敛之沉香，纳气平喘。

（2）丁氏：风邪引动伏痰，阻塞肺络，咳嗽，动则更甚。先宜顺气化痰。

方药：炙白苏子、云茯苓、鹅管石、炙款冬花、光杏仁、象贝母、旋覆花、核桃肉、法半夏、嫩前胡、五味子、橘红、干姜。方药释义：苏子、茯苓、鹅管石、旋覆花等降气化痰；款冬花、杏仁、贝母、半夏、前胡等肃肺止咳化痰；核桃肉、五味子补肾纳气；干姜温阳化饮。

6. 临床用药体会

（1）喉痒干咳者，加荆芥、防风、苦参、蝉蜕以祛风镇咳止痒。

（2）久病痰瘀阻肺，胸闷刺痛、唇甲紫绀者，加川芎、丹参以化瘀和络。

（3）偏于风寒，咯稀白痰、鼻流清涕者，加荆芥、防风、细辛等疏风散寒、温肺化饮。

（4）偏于风热，身热面赤、汗出口渴、咯黄黏痰者，加薄荷、黄芩、桑叶、鱼腥草、金荞麦疏风散热。

（二十三）饮停胸胁证

【临床表现】

1. 基本信息：咳嗽、咯痰、胸闷、气喘。

2. 特征信息：胸胁疼痛，咳唾痛甚，甚则呼吸困难，难以平卧，或心悸，舌苔白滑，脉弦。

【诊断要点】

1. 本证一般有前述诸病因可寻。

2. 本证应具有上述临床表现。

3. 体格检查：可见肋间隙饱满。

【临界状态与鉴别诊断】

本证与寒饮停肺证的临界与鉴别见寒饮停肺证。

【动态治疗】

1. 治则：补虚泻实。

2. 治法：泻肺祛饮。

3. 基础方：椒目瓜蒌汤合十枣汤加减。

4. 药物：葶苈子、桑白皮、苏子、瓜蒌皮、杏仁、枳壳、川椒目、茯苓、猪苓、泽泻、冬瓜皮、车前子、甘遂、大戟、芫花。方解：葶苈子、桑白皮泻肺逐饮；苏子、瓜蒌皮、杏仁、枳壳降气化痰；川椒目、茯苓、猪苓、泽泻、冬瓜皮、车前子利水导饮；甘遂、大戟、芫花攻逐水饮。

5.《孟河四家医集》常用方药

（1）费氏

1）悬饮者，水流胁下，咳吐引痛。胁乃肝胆之位，水气在胁，则肝气拂逆，而肺金清肃之令不能下行，故咳而引痛也。椒目瓜蒌汤主之。

方药：椒目、瓜蒌果、桑白皮、葶苈子、橘红、半夏、茯苓、苏子、蒺藜、姜。方药释义：椒目、茯苓、葶苈子、桑白皮等泻肺利水逐饮；苏子、瓜蒌降气化痰；橘红、半夏燥湿化痰；蒺藜清肝。

2）支饮者，水停心下，入于胸膈，咳逆倚息短气，其形如肿。桑苏桂苓汤主之。

方药：桑白皮、苏子、桂枝、茯苓、泽泻、大腹皮、橘红、半夏、杏仁、猪苓、姜。方药释义：桑皮、苏子、茯苓、泽泻、大腹皮、猪苓等泻肺逐饮、利水导饮；橘红、半夏、杏仁燥湿化痰、降逆止咳平喘；桂枝温肺化饮。

（2）马氏：肺为气之主，肾为气之根。肺肾两亏，积饮在胃，致生喘咳，业已有年，气分大伤，不能平卧，两足浮肿，症势不轻。拟补肺纳肾，兼化湿痰。

方药：党参、杜仲、半夏、白芍、乌贼骨、款冬花、茯苓、黑料豆、牛膝、杏仁、核桃肉、冰糖。方药释义：肺肾两亏，宜补益肺肾。党参补益元气；杜仲、核桃肉、牛膝等补肾摄气平喘；半夏、款冬花、茯苓、杏仁等降逆化痰除湿。

（3）丁氏：咳嗽气急，面浮肢肿，脉来沉细，舌苔淡白。宜肃运分消。

方药：炙白苏子、法半夏、炙甘草、旋覆花、光杏仁、薄橘红、川桂枝、生白术、冬瓜子、冬瓜皮、连皮苓、大腹皮、象贝母。方药释义：苏子、冬瓜子、冬瓜皮、连皮苓、大腹皮等利水分消化痰；半夏、旋覆花、杏仁、贝母等燥湿化痰、肃肺止咳；桂枝温阳化饮；橘红、白术健脾利湿；炙甘草和中。

6. 临床用药体会

（1）痰浊偏盛，胸部满闷，舌苔浊腻者，加茯苓、泽泻、葶苈子、白芥子、冬瓜皮、五加皮等泻肺化痰祛浊。

（2）水饮久停难去，胸胁支满，体弱食少者，加桂枝、白术、甘草等通阳健脾化饮。

（二十四）肾虚血瘀证

【临床表现】

1. 基本信息：咳嗽，咯痰，气喘。

2. 特征信息：痰白，胸闷，气短，神疲乏力，少气懒言，精神萎靡，腰膝酸软，耳鸣，唇甲青紫，舌紫暗，苔腻，脉数。

【诊断要点】

1. 本证一般有前述诸病因可寻。

2. 本证应具有上述临床表现。

3. 体格检查：多具有紫绀、颈静脉怒张、肺部呼吸音低等特点。

【临界状态与鉴别诊断】

本证与肾不纳气证的临界与鉴别见表 2-20、图 2-24。

表 2 - 20 肾虚血瘀证与肾不纳气证的临界与鉴别

证名	共有信息*	特征信息**
肾虚血瘀证	咳嗽无力 气短 少气懒言 神疲乏力 腰膝酸软	胸闷，唇甲青紫，舌紫暗，脉数
肾不纳气证		呼多吸少，气不得续，动则喘甚，小便清长，舌淡苔白或润，脉微细或沉弱

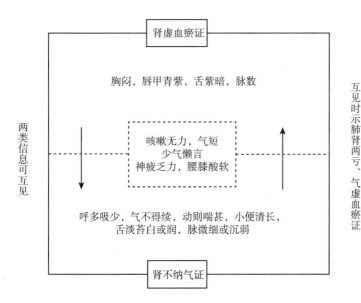

图 2 - 24 肾虚血瘀证与肾不纳气证的临界与鉴别

【动态治疗】

1. 治则：标本兼治，补虚泻实。

2. 治法：补肾化瘀，化痰镇咳。

3. 基础方：自拟芎蒌汤。

4. 药物：川芎、丹参、桃仁、麻黄、杏仁、桑白皮、瓜蒌皮、海浮石、紫菀、款冬花、紫石英、陈皮、炙甘草。方解：川芎、瓜蒌皮共为君药，活血行气；瓜蒌皮清泻肺热、祛痰平喘；桑白皮、紫菀、款冬花、杏仁四药为臣，助君药共奏润肺下气、化痰止咳之功。丹参、红花辅川芎活血化瘀，炙麻黄开宣肺气以平喘，海浮石清化痰热，陈皮行气健脾、燥湿化痰，甘草益气和中。此方宣降并用，活血、理气、化痰并施。

5. 临床用药体会

（1）气喘明显者，基础方加用葶苈子泻肺平喘。

（2）痰稀量多者，基础方加用茯苓、泽泻以逐其饮。

第三章 中医"临界辨证"方法的发展

"临界辨证"作为一种新兴的中医临床辨证方法，在实践及研究中已经被证实具备实际可运用性和可操作性。随着病证结合研究在中医临床诊疗中的运用与发展，我们将临界辨证引入对西医疾病进行病、证、型的分析中，尝试建立了病、证、型结合的临界辨证诊断新模式，既延伸了其适用范围，使研究对象从中医证候发展到西医疾病；又拓展了其应用深度，从辨证递进至临床实际诊疗。该诊断模式的中心思想在于：每一种西医疾病均有基础证，多由核心症状组成，故每一病均有基础方，每个疾病在基础证上仍有各种不同型的分类，而各"型"的治疗是在基础方之上，依据不同"型"的证候要素，进行辨证加减用药。

第一节 建立病证型临界辨证诊断新模式

在临界辨证诊断新模式中，"病"是指具有明确现代医学诊断依据的疾病。病证型结合中疾病的基础证是这个疾病发生的根本，是指疾病发生后出现的共有信息群，而不同的证类则是该病证的不同型，是疾病在内外因的作用下，基础证在疾病发展的过程中进入各个不同型。如脑梗死在风瘀阻络证的基础上会演变出现肝阳上亢型、风痰阻络型等，诊断表述可用脑梗死风瘀阻络证肝阳上亢型等。病证型的临床治则应是根据其临床表现进行基础证和各型的分析，采取治基础证（病）、治型（证候分类）、基础证和型共治（病证同治）的方法。

临界辨证诊断新模式是临界辨证方法的进一步发展，并初步提炼形成了一套具有示范作用、便于临床操作的方法学模板，亦为当下中医诊断体系的方法创新提供了参考思路，有助于促进中医学的继承与发展。

一、病证型辨证诊断模式的研究方法

建立病证型辨证诊断模式首先应弄清楚以下问题，如一种病应如何确定基

础证、当分为几个型、每一个证型又由哪些特征指标构成、证型之间有无相关关系、如何进行证候分类，以及指标规范化的相关研究等，据此，我们采用临床流行病学方法对疾病辨证标准进行群体水平的研究，在收集所研究疾病的全部临床信息的基础上，引用现代医学统计方法中的结构方程模型进行数据处理和分析，运用"界点"理论从中寻找所研究病种的证（型）个数及所包含的诊断信息，最终形成病证型临界辨证诊断指标，指导疾病诊断与治疗。

（一）确定病种进行临床流行病学调查

中医学的病名过于模糊宽泛，有的多以症状命名，不利于相关研究，且随着现代医学的发展及病证结合的出现，在"金标准"病的基础上研究中医辨证论治显得越来越重要，故病证型辨证诊断模式中的"病"是指具有明确现代医学诊断依据的疾病。在确定研究病种的基础上，通过文献调研、老中医和专家咨询等方法，形成假设辨证标准，为临床流行病学调查提供可信资料，进行回顾性或前瞻性研究。

（二）四诊信息的证候分类研究

采用多元统计方法中的因子分析对临床流调资料进行数据处理，首先通过探索性因子分析寻找疾病最少因子个数，即证候分类数，初步确定疾病应当分为几个证候分类，同时测量四诊信息与因子之间的关系及联系程度。然后运用证实性因子分析，进行因子个数拟合度的检验，定量估计各因子与四诊信息之间的关联程度，确定因子（即证候分类）的特征信息及可现信息。

（三）提取证候要素归纳命名

根据因子分析的先验结果与中医理论，构建该病种的结构方程模型。病可分为若干证类，各证类又可有若干症状，通过拟合、修正等计算出各因子的共同症状，即基础信息，据此确定基础证；在基础信息之上，根据载荷系数划分出的特征信息，分辨特异型。最后我们采用二阶证实性因子分析方法对基础证及特异型的证候要素进行提取，对"证""型"的病性、病位等进行归纳并命名。

综上所述，提示病证型结合分类指标研究的程序和方法是：①对疾病进行临床流行病学横断面调查；②建立数据库和选择数据处理的统计软件；③探索性因子分析疾病证候的可能分类数；④证实性因子分析结合中医的专业知识理论和临床经验确定证候分类；⑤在证实性因子分析确定证候分类的基础上应用结构方程模型探索疾病基础证与所确定的型（潜在变量）间的内在联系，并在中医基础理论的指导下给予基础证和各分型命名。

二、病证型临界诊断模式的实际操作

临界辨证方法是为了解决临床实际问题，如何被医师所运用至关重要。为了方便临床运用此辨证方法，我们将病证型临界辨证的思路和步骤概括如下。

（一）明确所治疾病的诊断

宋代名医朱肱在《南阳活人书·序》中说："因名识病，因病识证，而治无差矣。"清代名医徐灵胎《医学源流论·序》指出："欲治病者，必先识病之名。能识病名，而后求其病之所由生。知其所由生，又当辨其生之因各不同，而病状所由异，然后考其治之之法。"可见，古代医家先贤非常强调辨病为先的重要性。国家中医药管理局印发的《中医病历书写基本规范》第十条：病历书写中涉及的诊断，包括中医诊断和西医诊断，其中中医诊断包括疾病诊断与证候诊断。要求必须明确西医诊断，病历书写中包括中医、西医病名。在目前医疗实践过程中，病证结合的诊疗模式已经渗透到临床各科中，运用西医辨病与中医辨证相结合的方法，以弥补单独运用中医辨证模糊、笼统的不足，更有利于中医辨证论治的临床具体操作。为了符合中医临床实际，我们采用的病证型临界诊断模式的"病"指具有明确现代医学诊断依据的疾病，证和型的分类则是在疾病下遵循中医辨证论治精确治疗的需要。临床医生在实际操作时，需根据患者的症状、体征及辅助检查等明确诊断，从中掌握疾病发生发展规律，为进一步辨证分型提供依据。

（二）确定基础证的信息构成

辨病之后，当需辨证，证即基础证。准确把握住疾病的基础证可使病情资料重点突出、主次分明、条理清晰。辨基础证的方法有两种：①疾病已经过科学研究，经临床大样本流调数据处理分析得出核心症状（信息）的基础证；②若疾病未经上述研究，医生可根据现有的临床知识，结合文献资料或专家咨询等方法找出诊断疾病最核心的症状，从而确定基础证。以支气管扩张为例，临床表现众多，有咳嗽、咯脓痰、咳血、发热、胸闷、气急或发绀、乏力、食欲减退、肺部固定部位湿啰音、杵状指等，但其中诊断该病的最核心症状为咳嗽、咯脓痰、咳血，这就是我们需要把握的基础信息。随之进行证候要素分析，明确病位、病性，用中医基本理论给该证候命名。如我们根据支气管扩张基础信息的病位在肺，病性为痰热，基础证可概括为痰热壅肺证。

（三）明辨特异信息的分型

根据疾病的特异症状，在明确基础证之后，进行特异型的辨别。方式也有两种：①该疾病经科学研究、统计学处理后，得出其特征信息及特异型；②若该疾病未经研究，临床医生可根据自身经验，结合文献资料或专家咨询等方式，寻找特征信息，并进行证候要素分析，明确病位、病性，确定特异型的名称。仍举支气管扩张为例，若在基础证之上出现胸胁疼痛、烦躁易怒、口干苦等特征信息，根据证候要素分析病位在肝、肺，病性以火热为主，概括特异型名为肝火犯肺型，那本病新诊断模式为支气管扩张痰热壅肺证肝火犯肺型。

（四）方证对应灵活用药

在精确辨证的情况下，根据辨证立法、方证对应的原则，在病证型结合临界辨证中，基础证对应基础方，特异型根据证候要素的性质确定药物加减。仍以支气管扩张痰热壅肺证肝火犯肺型为例，痰热壅肺证应清热泻肺、化痰止血，选泻白散合泻心汤为基础方，常用药物有：桑白皮、地骨皮、黄连、黄芩、杏仁、仙鹤草等；肝火犯肺型则在上药的基础上加以清肝泻火药：青黛、海蛤粉、大黄、栀子等，若咳血较重，再加白及粉或三七粉。

三、病证型诊断模式的临床特点及优势

病证型临界诊断模式以辨病为前提，以基础证分型论治为主导，能更精准地抓住疾病的内在病变本质，明确疾病诊断，从而更好地把握证候发展和演变规律，真正实现方证（型）对应、药得其所，提高临床诊治疗效。

（一）明辨疾病探求本质

传统中医辨病多根据病人的主症来命名，如胃痛、胸痹等，其涵盖的西医疾病范围过广，因不同疾病的诊断标准差异甚大，发展过程和临床预后也截然不同，若是中医病名，多不利于临床中医师对疾病本质的把握。病证型临界诊断模式对疾病的本质有更深层次的了解和更精准的把握，因"病"和"证"有较为清晰的内涵。西医疾病的诊断多有症状、体征及辅助检查等明确的依据，而对外在的四诊信息可以根据中医的理论进行不同证和型的分类，这和中医"有诸内者，必形诸外"的理论相吻合，我们可以在知其外在表现的同时了解疾病的内

在本质。这种通过现象去认识本质，进而对疾病的病因病机、发展预后从整体上把握，以表知里，执"外"以知"内"的方法，是中医学精髓的体现。运用病证型临界诊断方法可以更便捷地实现临床辨病明确、紧抓疾病本质的需求。

（二）特异分型鉴别诊断

分型论治是病证型临界诊断模式的主要内容，"型"即为传统中医辨证时的证候分类。对临床中医师来说，在明确疾病诊断和确定基础证的前提下，疾病的轻重缓急明了，主次症地位明确，中医分型的演变规律将更加清晰，同时也将不同阶段的中医分型贯穿起来，突出了各型的特点。临床上症状是复杂多变的，在病证型临界诊断方法中我们通过对特征指标的识别，包括病性、病位等，确定特异型，进一步细化了型与型之间的鉴别要点，更有利于临床中医师掌握证和型的鉴别诊断。

（三）精准治疗提高疗效

中医临床辨治疗效提高的关键在于方证对应，即每一种证对应一个最佳方剂，如此才能证治相应，理法方药环环相扣，方剂本身并无优劣之分，重在辨治相合。在病证型临界诊断模式思路的指导下，临床医师辨病为先，抓基础证，再分特异型，层层递进，步步紧扣。基础证对应基础方，不同证候要素确定特异型的药物加减，方证对应，证药相合，配伍灵活，切实提高中医辨治的临床疗效。

第二节 慢性支气管炎病证型诊断模式的临床实践

我们以慢性支气管炎为例，对临界辨证诊断模式予以实践。首先对慢性支气管炎证候分型进行动态辨证研究，用国家已有的公认标准对其进行标准化表述，建立慢性支气管炎临界辨证的基础证、型分类指标规范，继而总结归纳分型间的诊断和鉴别诊断，最终形成一个完整的慢性支气管炎病证型诊断体系。

一、慢性支气管炎病证型的确定

慢性支气管炎临床症状、证型复杂多变，证与型常兼夹出现，并可相互转变，我们在国家自然科学基金重点项目"证的应用基础研究"中开展了慢性支气管炎病证结合的临床流行病学调查，通过因子分析，构建结构方程模型，初步确定基于临床流行病学调查和数据分析的慢性支气管炎的中医证候分类。

（一）横断面调查研究

研究调查了 2001～2003 年江苏省中医院及常州市中医医院符合慢性支气管炎诊断标准的 700 例病人，详细记录其四诊信息，采用 EPI - info5 和 Epidata 统计软件双人双机录入数据，建立数据库，运用 Amos 软件建立数据模型。将调查所获得的慢性支气管炎四诊信息作为显在变量，将证候分类作为潜在变量，进行统计分析。在探索性因子分析中，进行了相关临床症状的分类研究；用证实性因子分析检验假设分类的成立，确认证候分类的指标；构建病与证的结构方程模型，提取基础信息；运用二阶证实性因子分析研究证候要素的特征信息，比较各指标与证候分类的相关性，进一步分析病与基础证、基础证与型间的联系。

（二）构建结构方程模型确定分型

计算慢性支气管炎的四诊信息阳性频数及阳性率，剔除阳性率小于 10% 的指标，共得到 37 个四诊信息，其中频率最高的指标为咳嗽、气喘，与中西医诊断标准相符。此外，还可见精神萎靡、疲乏无力、便溏等，结合中医理论分析认为，慢性支气管炎病人一般病程较长，久咳则伤及脾肾，因此常存在以上肺、脾、肾三脏俱虚的症状。

研究发现，三因子分析所得出的 3 个证候分类与临床实际及中医传统证候比较符合，能较好地反映各分类所包含的大部分信息，故将证候分类定为 3，病证型结构方程模型见图 3 - 1。

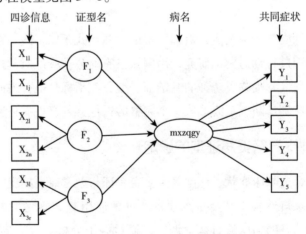

图 3 - 1　病证型结构方程模型

根据中医理论及专家经验，我们将上述三个证候分类命名为：F_1寒饮停肺型，F_2痰热郁肺型，F_3血瘀肾虚型。研究中发现，有些四诊信息指标阳性率虽高，却进不了各因子的临界症状范畴，如咳嗽、气喘等。结合慢性支气管炎的诊断标准及临床表现，我们认为，"气喘、咳嗽、咯痰"这些共同指标是三个证候的共性所在，这组症状构成了慢性支气管炎的基础证，我们将其定义为"痰伏肺虚证"。

综上，慢性支气管炎基础证的核心症状为气喘、咳嗽、咯痰，在此之上，分别出现寒饮停肺型、痰热郁肺型、血瘀肾虚型这三个不同型（表3-1）。

表3-1　慢性支气管炎病证型诊断信息构成

病名	基础证		特异型	
	核心信息	命名	特征信息	命名
慢性支气管炎	气喘	痰伏肺虚证	易感冒、痰白清稀、恶寒、舌淡白、疲乏无力、气短	寒饮停肺型
	咳嗽		口苦、痰黄黏稠、口干、舌苔黄、疲乏无力、精神萎靡	痰热郁肺型
	咯痰		疲乏无力、精神萎靡、唇色青紫、腰膝酸软、气短、胸闷、舌紫暗	血瘀肾虚型

三个特异型之间的指标互有交叉，表明型与型间亦可相互转化，三型并不是完全孤立的，研究结果与中医临床实际基本拟合，同时也佐证慢性支气管炎多属本虚标实证，发作期为标实，缓解期多为本虚，虚实夹杂证亦常见。

二、慢性支气管炎病证型指标规范

根据中华人民共和国国家标准《中医临床诊疗术语证候部分》（GB/T 16751.2）及名老中医专家经验对上述临床流行病学调查研究得到的三个型——痰热郁肺型、寒饮停肺型、血瘀肾虚型进行慢性支气管炎临界辨证诊断的指标规范。

首先通过文献调查及参考《中医临床诊疗术语·证候部分（1997）》《中医内科常见病诊疗指南·中医病证部分（2008）》《中医诊断学》《中医内科学》等资料，对慢性支气管炎"临界辨证"指标规范中涉及的有关证候、症状等进行合理规范和统一命名。

（一）基础证

根据前期临床流行病学调查统计发现，慢性支气管炎以气喘、咳嗽、咯痰为主要临床表现，故我们确定其基础信息为气喘、咳嗽、咯痰，并将其定为基础证——痰伏肺虚证。

慢性支气管炎总属本虚标实，感邪发作时偏于标实，平时偏于本虚，初期病位主要在肺。笔者认为，伏痰是慢性支气管炎的宿因，"肺为贮痰之器"，久病咳喘者，肺气受损，肺脏通调水道功能失职，水湿停聚体内而成伏痰，故不管是慢性支气管炎发作期还是缓解期，基本病理因素均为伏痰。痰伏肺虚证高度概括了慢性支气管炎的病变本质，"痰"为病理要素，"肺"为病变脏腑，"虚"为病理性质。

（二）特异型

为更明确也更为直观地体现慢性支气管炎各分型的特点，我们在对各型命名时统一采用病理要素描述于前、病位表达列于后的形式，以便临床工作者能更好地区分各型之间的差异。

1. 痰热郁肺型：又名"痰热壅肺型""痰热蕴肺型"等，病理要素为"痰热"，病位在肺，病性属实，慢性支气管炎急性发作期可见本型表现。多因肺气不足，宿痰郁肺，外邪犯肺，郁而化热，炼液成痰所致。痰热壅阻于肺，肺失清肃，遂致出现以咳嗽气喘、吐痰黄稠、胸闷、口干等为主要临床表现的证型。

其临床表现包括基本指标、特征指标和可现指标等3个方面：①基本指标：咳嗽、咯痰、气喘；②特征指标：痰黄黏稠、面红、发热、有汗、口苦、口干、喜冷饮、便秘、舌红、苔黄腻、脉弦滑数；③可现指标：胸痛、自汗等热伤肺络，耗伤阴液症状。满足基本指标及一项特征指标即为痰热郁肺型的临界证型，两项及以上即为典型证型。

临床上对其进行鉴别诊断时主要从病因、临床表现、实验室检查等方面入手。①病因：本证一般有上述病因可寻；②临床表现：本证应具有咳嗽、咯痰、气喘、痰黄黏稠、面红、发热、有汗、口苦、口干、渴喜冷饮、便秘、舌红、苔黄腻、脉弦滑数等症状；③实验室检查：可伴有白细胞数、中性粒细胞百分比、淋巴细胞百分比等增高的特点。

治疗上根据实则泻之的基本治则，治以清热化痰、止咳平喘，选清金化痰汤为基本方进行加减用药,常用药物:麻黄、桑白皮、瓜蒌皮、杏仁、黄芩、姜半夏、陈皮、鱼腥草、蒲公英等。若伴热伤血络,痰中带血者,加牡丹皮、栀子、仙鹤草清热止血;伴胸痛者,加用丝瓜络、延胡索理气止痛;痰黄如脓或有热腥味者,加用金荞麦、冬瓜子、薏苡仁清热化痰;热盛伤津者,加用芦根、玉竹养阴生津止渴;痰瘀阻络,口唇青紫者,加赤芍、丹参、桃仁、红花活血化瘀。

2. 寒饮停肺型:又名"寒饮伏肺型""寒饮犯肺型""肺寒饮停型"等,病理要素为"寒饮",病位在肺,病性属实,慢性支气管炎急性发作期可见本型表现。多由外感风寒,痰饮内停所致。寒饮停肺,肺失宣肃,遂出现以咳嗽气喘、咯稀薄痰、形寒肢冷或喉间痰鸣等为主要临床表现的证型。

其临床表现包括基本指标、特征指标和可现指标等3个方面。①基本指标:咳嗽、咯痰、气喘;②特征指标:痰白清稀、形寒肢冷、渴喜热饮、口黏腻、小便清长、舌淡、苔白腻、脉细滑;③可现指标:胸闷,或见恶寒、易感冒,神疲乏力、少气懒言、自汗、纳呆、便溏等肺脾气虚之症。满足基本指标及一项特征指标即为寒饮停肺型的临界证型,两项及以上即为典型证型。

临床上对其进行鉴别诊断时主要从病因、临床表现、实验室检查等方面入手。①病因:本证一般有上述病因可寻;②临床表现:本证应具有咳嗽气喘、咯稀薄痰、形寒肢冷或喉间痰鸣等症状;③实验室检查:可伴有白细胞数、中性粒细胞百分比、淋巴细胞百分比等增高的特点。

治疗上根据实则泻之的基本治则,治以温肺化饮、止咳平喘,选用小青龙汤为基本方进行加减用药,常用药物:麻黄、桂枝、芍药、细辛、干姜、半夏、五味子。若痰涌喘逆不能平卧者,加葶苈子、苏子、莱菔子泻肺降逆平喘。若痰稠胶固难出,哮喘持续难平者,加海浮石、白芥子豁痰利窍以平喘。

3. 血瘀肾虚型:病理要素为"血瘀",病位在肺肾,病性属虚实夹杂,多由慢性咳喘反复发作,迁延不愈,年久及肾,肾气亏虚,气虚推血无力,血行滞缓成瘀所致。肾气亏虚,瘀血内阻,肺失宣肃,遂出现以咳嗽、咯痰、气喘、气短、神疲乏力、胸闷、腰膝酸软、唇甲青紫等主要临床表现的证型。

其临床表现包括基本指标、特征指标和可现指标等3个方面。①基本指标:咳嗽、咯痰、气喘;②特征指标:气短、腰膝酸软、耳鸣、唇甲青紫、舌紫暗、苔腻、脉数;③可现指标:胸闷,或见恶寒、易感冒,神疲乏力、少气懒言、自汗、纳呆、便溏等肺脾气虚之症。满足基本指标及一项特征指标即为血瘀肾虚型的临界证型，两项及以上即为典型证型。

临床上对其进行鉴别诊断时主要从病因、临床表现、实验室检查等方面入手。①病因：本证一般有上述病因可寻；②临床表现：本证应具有咳嗽、咯痰、气喘、痰白、胸闷、气短、神疲乏力、少气懒言、精神萎靡、腰膝酸软、耳鸣、唇甲青紫、舌紫暗等症状；③实验室检查：可伴有肺功能下降。

治疗上根据标本兼治、补虚泻实的原则，治以补肾化瘀、化痰镇咳，选用自拟芎蒌汤为基本方进行加减用药，常用药物：川芎、丹参、桃仁、麻黄、杏仁、桑白皮、瓜蒌皮、海浮石、紫菀、款冬花、紫石英、陈皮、炙甘草。若气喘明显者，加用葶苈子、苏子、莱菔子泻肺平喘；若痰稀量多者，加用茯苓、泽泻逐痰化饮。

（三）特异型的诊断与鉴别诊断

"咳嗽、咯痰、气喘"为三型的共有指标，特征指标才是三型相互区分和鉴别的关键，同时不同型的特征指标还可以互相渗透，成为跨界证型。可现指标虽没有支持辨证诊断的作用，但有时能够为疾病的截断治疗提供依据。如痰热郁肺型的可现指标胸痛、自汗等症，虽然不能诊断证型，但我们可以根据症状施以养阴清热法治疗，防止疾病进一步发展。

慢性支气管炎病证型临界辨证实践是对临界辨证诊断模式的具体化，临床上证候既有其独立性，又可以相兼存在。临界辨证方法重视证的动态变化，辨证的结果可以是单独的典型或不典型证型，也可以是不典型证型或典型证型相兼，基本囊括了临床上证型的可能变化方向和趋势。病证型临界辨证诊断模式为临床实际治疗提供了处方用药的建议，是对复杂多变诊疗实践的最好补充。

第三节　慢性支气管炎病证型诊断模式一致性研究

病证型临界辨证诊断作为一种新的辨证方法，能否被临床医生接受并方便地运用于诊疗实际，以及是否具有精确性和规范性，是我们需要研究的问题。为此，我们开展了321例慢性支气管炎的前瞻性病例研究，通过测试不同医生对慢性支气管炎病例辨证结果的一致性，来判断临界辨证诊断方法的临床可操作性。

一致性是指多次对事物观察、测量和评价其结果一致的程度。临床研究中误差的测量与控制是必不可少的，在没有金标准的情况下，则是利用重复测量的方法来进行比较，即重复测量结果一致性评价。一致性评价一般包括两种类型：评价者之间的一致性和评价者本身的一致性。前者指不同测量者对同一事物的观察、分析和判断，其结果的一致程度；后者指测量者在不同时期对同一事物观察结果的一致程度。研究采用 SAS9.3 软件和 Mplus 软件相结合，SAS9.3 进行一致性描述、建立一致性的对数线性模型，而 Mplus 进行潜在类别分析。

一、采集慢性支气管炎病例的四诊信息

我们选取常州市中医医院、金坛市中医医院具有丰富临床经验的呼吸科医生共 10 名，以 1 名主任（副主任）医师与 1 名主治（住院）医师配对小组的形式参加临床试验，共 5 组。10 名成员接受临界辨证方法的培训并考核通过后，方能开展本项临床研究。每组的两位医师分别在 A、B 诊室接诊，患者按顺序先后在 A、B 诊室分别接受问诊。先由 A 诊室医师向患者询问四诊情况，根据设计的 CRF 表内容做好四诊信息的记录；随后在 B 诊室的另一位医师再次对同一病人进行问诊和辨证，并做好 CRF 表相应记录。两个诊室相互独立，互不干扰。共两次访视，在首次辨证 12 （±3）天后，对所有病例进行复诊（以来院复诊为主，若患者难以按期来院复诊，可采取电话随诊），并再次进行临床辨证，记录四诊信息。

最终共完成 321 例慢性支气管炎临床病例四诊信息的采集，包括咳嗽、咯痰、气喘等基础信息；以及含有热、寒、瘀、虚四个证候要素在内的特征信息；还有纳呆、口黏腻、小便清长等可现信息，其余为舌质、舌苔、脉象。四诊信息主要分为 4 个等级，脉象分为 2 个等级。对所收集的四诊信息采集表用 Epidata 进行双人双机录入并校对，选择一致率、kappa 系数等方法进行评价。

二、四诊信息辨别的一致性评价

研究中有两类评价者，主任（副主任）医师与主治（住院）医师；四诊信息分为有序变量和二分类变量两种，其中脉象为二分类变量。研究中选择常用的一致性评价指标对慢性支气管炎的四诊信息进行一致性评价，如特定一致性、一致率、kappa 系数、加权 kappa 系数等。

四诊信息除脉象外应为有序的四分类等级，计算其对应的 kappa 系数，再依据 Fleiss 划分原则，筛选出一致性程度一般的有 14 个，分别为咳嗽、咯痰、

气喘、神疲乏力、少气懒言、自汗、纳呆、精神萎靡、耳鸣、气短、胸闷、胸痛、苔腻、弦脉，占四诊信息总个数的 36.8%；一致性程度较好的四诊信息有 24 个，分别为黄色黏痰、口苦、口干、发热、面红、便秘、白色稀薄痰、恶寒、口唇青紫、指甲青紫、易感冒、便溏、腰膝酸软、口黏腻、小便清长、肢体浮肿、舌红、舌淡、舌紫、苔白、苔黄、数脉、细脉、滑脉，占四诊信息总个数的 63.2%。总体上主治（住院）医师和主任（副主任）医师的一致性程度是较好的。

通过对上述四诊信息的一致性评价我们发现，热、寒、瘀三个证候要素的特征信息以及舌质的一致性程度较好，说明主治（住院）医师和主任（副主任）医师在临床辨证中都特别注重特异信息的收集，关注鉴别诊断，以便选准治疗方药，所以他们的一致性程度差异较小。研究中发现基础证中咳嗽、咯痰、气喘的一致性程度均属于一般，这说明主治（住院）医师和主任（副主任）医师对于基础证的准确掌握程度上存在一定的差异，因为主治（住院）医师和主任（副主任）医师因为年资、经验的差距，对疾病的整体把握和对疾病走向的预测上有着判断水平的不同。

三、四诊信息的程度一致性评价

考虑各四诊信息的等级权重和相关时，我们采用基本模型、等权重模型、相关模型、等权重相关模型进行比较，选择拟合程度好的模型，比较每个模型的似然比 χ^2、赤池信息量（AIC）指标和贝叶斯信息量（BIC）指标后，我们为神疲乏力选择相关模型，胸痛选择等权重模型，其余四诊信息都选择等权重相关模型。对相应模型下的参数进行估计，主要讨论解释参数 δ 与 β。

结果表明：等权重和线性间相关对所有四诊信息的数据解释均有统计学意义。其中，胸痛和耳鸣的对角线优势比最大，说明这两个信息的一致性最好；而胸闷、神疲乏力和气喘的对角线优势比最小，说明它们的一致性最差。在基础证中，咯痰的一致性最好，气喘的一致性最差，分析原因：对咯痰进行程度分级时，有色、质、量等多层面多角度的描述，相较于咳嗽、气喘更具直观性和可判性，因而不同医生对于咯痰的一致性程度评价最好。

四、四诊信息的多中心一致性评价

考虑分类协变量即医院对一致性造成的影响。两家医院分别收集病例 251

例和 70 例，不同医院的分层相当于多中心的一致性评价。四个模型分别为：

模型（1）：$\ln\left(n_{ij}\right) = \lambda_0 + \lambda_i^A + \lambda_j^B + e$

模型（2）：$\ln\left(n_{ij}\right) = \lambda_0 + \lambda_i^A + \lambda_j^B + \lambda_k^S + \delta^{AB} + \lambda_{ik}^{AS} + \lambda_{ik}^{BS} + e$

模型（3）：$\ln\left(n_{ij}\right) = \lambda_0 + \lambda_i^A + \lambda_j^B + \lambda_k^S + \delta^{AB} + \lambda_{ik}^{AS} + \lambda_{ik}^{BS} + \delta_k^{ABS} + e$

模型（4）：$\ln\left(n_{ij}\right) = \lambda_0 + \lambda_i^A + \lambda_j^B + \lambda_k^S + \lambda_{ik}^{AS} + \lambda_{jk}^{BS} + \lambda_k^{ABS} + e$

四个模型的自由度分别为 24、17、16、17。各四诊信息依据似然比、AIC 指标和 BIC 指标进行模型的选择，最终咳嗽选择模型（1），即基本模型；气喘、自汗、纳呆、耳鸣、胸痛、苔腻选择模型（2）；咯痰、神疲乏力、少气懒言、精神萎靡、气短、胸闷选择模型（3）。根据所选模型对四诊信息进行参数估计。

结果表明：各四诊信息等级之间重要程度对一致性数据解释均具有统计学意义，说明等权重有利于解释一致性数据。同时除胸闷、神疲乏力外，其余四诊信息在不同医院之间的一致性差异没有统计学意义，再考虑到胸闷和神疲乏力在前面四诊信息一致性评价中就属于一致性程度一般的主观指标，因此我们有理由认为协变量"医院"对一致性基本是没有影响的。

五、四诊信息的潜在类别分析

前面我们已经分别对两组评价者及两家医院进行了慢性支气管炎资料一致性差异的分析，为了使研究更全面，我们又进行了潜在类别分析。潜在类别分析是根据概率模型建立一个假定金标准，对各四诊信息的反应概率进行分析，结合分析结果可进一步明确四诊信息的分类，有利于提高医师对于病情的评价，从而提高研究的精确性和准确性。

对筛选出的 13 个四诊信息进行一致性的评价，结果发现：在症状为无的级别上，基本上两类医师的一致性都较好；对于中度或轻度，医师在某些信息（如精神萎靡、自汗等）中的评价存在一定的差异，而对于重度级别因为其出现的频率较少，故一致性并不理想。值得一提的是，在咳嗽的评价上，两组医师的评价标准是不一样的，主治（住院）医师的评价标准起点是无，而主任（副主任）医师的评价标准起点是轻度，这与两组医师对慢性支气管炎本质的认知深度及对基础证的把握程度有关。

六、辨证结果不一致性的可能分析

总体来说，慢性支气管炎病证型临界辨证诊断方法的临床一致性研究结果较好，从多层面证实了临界辨证方法的可操作性和适应性，对于不同医院、不同医生，都能很方便地掌握使用，有利于提高临床医生的中医辨证诊断水平，减少辨证误诊率，提高临床疗效。

当然本研究也存在着部分病例结果不一致的现象，究其原因，影响因素有两个。一是测量者因素：研究中各位医生的临床水平不整齐，社会背景、学术观点不尽相同，因此对于四诊信息的判断和综合分析存在主观性的差异。同时医生对临界辨证方法的掌握程度亦对结果有很大影响，在对研究人员进行临界辨证方法的培训时，我们虽然统一讲解了具体辨证方法的要点及应用注意事项等，授课结束后也进行了书面考核，但具体运用时，仍离不开医师自身原有的基础理论和哲学修养，我们发现，原有基础较好的人，对临界辨证方法的掌握程度更高。

其次是测试对象因素：研究中主要收集病人的临床四诊信息，而中医四诊信息是软指标，主要通过研究者的观察采集、经验辨析或患者的自我报告获得，主观性强，可重复性差，不能准确度量。同时受到外部环境因素的影响较大，如需要房间内自然光线充足、环境安静，患者静坐休息 15 分钟，面向自然光源，端坐姿态，才能更精准地采集信息。不同环境下采集的四诊信息有可能不同，不同医生采集的四诊信息也有可能不同。这些都是导致辨证不一致的可能因素。

第四章 临床四诊信息量化分级标准及编码

辨证论治是中医学诊治疾病的基本原则，辨证是否精确是决定中医临床疗效的关键。中医临床疗效评价研究是中医药研究领域热点及难点问题，但在中医临床疗效评价方面我们尚缺少科学的方法，尤其是对构成证候的临床四诊信息的评判，仍无法用数据来表述。20 世纪 80 年代初，在老师的指导下，我们对四诊信息模拟定量（级）的方法进行了探索，课题研究的部分内容已收入徐迪华主编的《中医量化诊断》一书，于 1996 年由江苏科技出版社出版，被领域内广泛运用。在徐景藩、张华强等老教授的指导下，我们继续对反映证候本质的要素，445 个四诊信息进行了量化分级的深入研究，经过 20 多年反复实践和不断完善，相信对中医临床疗效的评价仍将具有重要的指导意义。

第一节 四诊信息量化分级的概念

中医是用直观法搜集四诊信息的，无法以精确数据对信息的量加以描述，故只能运用模糊的数学概念，对信息的量模拟分级，以此来判断该信息对临床辨证的价值。中医临床把对四诊信息所反映的病理程度予以的大致分等，谓之量化分级。

古代文献中曾有进行症状量化表达的记载，常以症状的有无，如口渴与口不渴等；症状持续出现的时日，如热三日与热五日等；症状涉及的机体范围，如腰以下肿与一身悉肿等；在症状名称前后冠以"略""微""很""甚""大"等程度词，如口微渴、口大渴、微热、高热等；用"大小""多少""微者""其次""盛者""六、七、八、九、十"等简单的词汇进行描述，如《素问·至真要大论》云："大毒治病，十去其六；常毒治病，十去其七；小毒治病，十去其八；无毒治病，十去其九。"又如"微者调之，其次平之，盛者夺之"。汉代张仲景在《伤寒杂病论》中对四诊信息则有很多量化分级的描述，如对寒象与热象，分为微寒、恶寒、身大寒等 3~4 个级别；对寒热并存的有发热恶寒、热多寒少、寒多热少等区分；出汗有微汗、汗出、大汗等。清代《四家医案》对舌色深淡的描述，分为淡、淡白、淡红和红、赤、绛各三个量级；对腻苔又分为薄腻、腻、厚腻等量级。吴鞠通《温病条辨》中的五加减藿香正气散，是他根据白腻苔的厚薄情况判断湿邪轻重而制定的。这些传统中医朴素的量化分级概念在两千年的医疗实践中，对提高辨证准确性及临床疗效评价发挥了积极作用。后人也多沿用此类方法，但是这类量化描述比较简朴、模糊，也常因不同医者而异，在实际临床研究中的把握与操作方面存在一定困难。

第二节　四诊信息量化分级的方法应用

随着时代的发展，中医向着现代化、客观化迈进，要实现中医学由社会科学向精密科学的转变，仅简单模糊分级肯定是不够的。近年来很多学者在传统量化分级的基础上，借鉴现代医学和心理学中对主观症状进行量化分级方法，不断完善中医临床症状量化表达，现将常用的量化分级方法作一梳理。

一、轻、中、重的量化分级方法

一般来说病情重、量级大；病情轻、量级小。在量化分级研究早期，研究者们通常根据症状的性质特征、出现频率、出现情景、持续时间、伴随症状、对药物的依赖程度、外界刺激的影响及日常生活影响程度等分为轻、中、重三个等级，每个级给予一定的分值。如梁茂新等根据记忆力的下降特征是远记忆力还是近记忆力，将"健忘"一症的严重程度划分为：近事记忆力和远事记忆力均明显减退为 3 分（重）；近事记忆力减退，远事记忆力略减为 2 分（中）；近事记忆力减退为 1 分（轻）。

徐老在长期临床实践和科学研究中深化《内经》脉学理论，探究仲景《伤寒论》模拟定量方法，对四诊信息量化分级进行了有效的探索。

二、通用量表法的量化分级方法

有些主观症状具有个体差异，很难用轻、中、重的方式判断，如疼痛、失眠、疲劳等。有学者创新性地使用国际通用量表对这些主观症状的严重程度进行量化，如许建华采用 SDS 抑郁自评量表，对鼓胀患者的 SDS 分值进行评定，发现鼓胀患者多伴有不良情绪反应。王天芳综合运用疲劳评定量表、焦虑量表、抑郁量表等对慢性疲劳综合征患者进行生存质量评价。

三、制定规范化的量化分级表

随着国际通用量表的广泛使用，人们发现借鉴精神与心理学量表中的一些模式的方法，可以将具有中医特色的症状进行更好的量化分级，从而制定出一套更符合中医临床的量化分级表。笔者在徐老研究的基础上采用 likert 量表五点等级分类的理念，将临床常见的四诊信息进行分级研究，共分为 1、2、3、4 四个等级，每级赋予必要的含义，并对各四诊信息进行编码以及证候要素的病性、病位描述。

以上三种方法是量化分级渐进发展的过程，轻、中、重分级的方法简便易行，但主观性、随意性较强，不利于中医证候规范化的时代发展；通用量表法虽然比较客观、规范，不能完全适用于中医症状的诊断评价。笔者结合以上两种方法对常见四诊信息进行症状名规范后，又进行了量化分级，并对每个症状的量级进行了定义。

第三节　四诊信息量化分级的参考标准

中医临床对收集到的四诊信息大多都是定性的描述，往往忽略了量化的要求。然而，四诊信息的质与量是相互规定、相互制约的，质，包含着量的要求，而量的轻重，既是生理和病理的改变，也是病情轻重的体现。以面色为例，正常人可见轻量级的面红、面黄、面白等，若不能说明它们的量级，就不能一概视为病态面容。笔者认为，对四诊信息进行量化分级意义重大，既能进一步推进中医药现代化和规范化的发展，又能给中医临床工作者提供一定的参考标准，为提高中医临床的疗效评价水平提供量化方法。

一、四诊信息量化分级的形成过程

四诊信息内容丰富，但相当多的症状和体征内涵模糊，表述欠精确，尤其是有些症状含义相同，却表述各异。而进行病证结合的中医证候要素研究，首先是对构成该病的中医证候要素的四诊信息进行规范表述，即对临床常见的四诊信息名词的中、英文名称、定义、别名进行规范和统一。

　　20世纪80年代初，在计算机中医诊疗系统研究时，我们进行了症状学的相关研究，并对四诊信息的用词作了分析，列出内外妇儿常见四诊信息，后通过1998年国家自然基金委重点项目"证的运用基础研究"，2005年973项目"高血压病中医证候要素研究"，2013年科技部名老中医临床经验、学术思想传承研究项目"徐迪华肺系病'临界辨证'诊断方法传承研究的临床实践"，对以上四诊信息资料进行了补充和完善；在此基础上，参照1997年中华人民共和国国家标准《中医临床诊疗术语》和2004年中国中医科学院王永炎院士主持、全国科学技术名词审定委员会审定的《中医药学名词》，姚乃礼主编的《中医症状鉴别诊断学》，邓铁涛、周仲瑛、季绍良等主编的《中医诊断学》，江苏新医学院主编的《中医内科学》，李经纬主编的《简明中医词典》《中医大词典·基础理论手册》等有关内容对四诊信息的中英文及含义进行了对照规范。

　　为了大数据处理的科学性，我们对四诊信息进行相应编码，即按望、闻、问、切的顺序进行了详细的分类编排，各四诊信息均设有计算机软件编码，因为只有对这些四诊信息进行统一标准化的编码，使其成为数字化形式，才能更准确地识别与记录，更迅速地处理和传递，更系统地储存及查询，更有效地发挥信息的特性和作用，为我们日常数据的分析、交流提供便捷。

　　症状的编码采用8位数编制，分为两位英文字母和六位数字两部分，其中两位英文字母是固定的，为SZ，即表示"四诊"二字拼音首字母组合；六位数字则随内容不同根据相应规则确定。其中，第一位数字仅有1、2、3、4组成，分别表示四诊内容——望、闻、问、切。第二位数字表示四诊具体部位，在望诊中表示人体生命活动的整体外在表现和精神状态等；在闻诊中表示声音、气味；在问诊中表示疾病的发生、发展、治疗经过、现在症状和其他与疾病有关的情况；在切诊中表示脉诊、按诊。第三、四个数字表示对四诊信息具体的描述，另外在疼痛中表示具体部位，如需进一步分级，则使用第五、第六位数字。即第五个数字表示对第三、四个数字所表示内容的进一步分级，即性质、颜色、种类等，第六个数字表示对第五个数字所表示内容的再进一步分级，即性质、颜色等。

　　中医临床辨证四诊信息量化分级参考标准，按照望、闻、问、切四诊顺序，根据临床症状的有无、症状性质、出现频率、持续时间、程度轻重、病变范围及与外界刺激的关系等，进行模拟分级，即将每个信息分成正常、轻、中、重四级。正常指无症状或体征，分级系数为 1；轻度指偶然发生，分级系数为 2；中度指经常发生但自己能耐受或控制，分级系数为 3；重度指经常发生，程度较重，难以控制，分级系数为 4。为更方便临床运用，我们还对各四诊信息进行了病性、病位的证候要素描述。

二、望诊信息编码及分级标准

中医诊病讲究望、闻、问、切，而其中望诊可谓是最高境界，《难经》云："望而知之谓之神。"为完善望诊信息，我们将其细化为望神、望色、望形态、望五官、望皮肤、望排出物、望舌七项，共 162 个望诊信息，具体的中英文名、编码、定义、分级、病性、病位证候要素描述见下表。

（一）望诊信息编码及定义

见表 4 - 1。

表 4 - 1 望诊信息编码及定义

编码	名称	英文	定义
SZ100000	望诊	inspection	用视觉观察病人的神、色、形、态、舌象、排泄物、小儿指纹等异常变化，以了解病情的诊断方法
SZ110000	望神	inspection of spirit	用视觉观察人体生命活动的整体外在表现和精神状态的诊断方法
SZ110100	昏仆	faint and fall	突然昏倒
SZ110200	神昏	unconsciousness	即昏聩，神志模糊，不省人事，甚至昏睡不醒，呼之不应的表现
SZ110300	精神萎靡	loss of vitality	精神萎靡，表情淡漠，目光呆滞，失神，反应迟钝，不善言语
SZ110400	精神忧郁	melancholy	情绪低落，闷闷不乐，表情忧伤，常有负罪感
SZ110500	精神痴呆	dementia	神情呆板，反应迟钝，动作笨拙，智力低下，甚至丧失理智
SZ110600	表情淡漠	brow indifferent	对周围事物缺乏热情，漠不关心
SZ110700	烦躁	dysphoria	心中烦闷不安，急躁易怒，甚则手足动作、行为举止躁动不宁

编码	名称	英文	定义
SZ120000	望色	inspection of color	用视觉观察病人全身皮肤、黏膜、爪甲、毛发的色泽，重点在于面部皮肤的色泽变化，以此来诊察疾病的诊断方法
SZ120100	面色青	greenish	面部皮肤显露青色
SZ120200	面色暗黄	taupe complexion	面部皮肤暗且黄
SZ120300	面色萎黄	sallow complexion	面色黄而枯萎无光
SZ120400	身目俱黄	yellow skin and eye	全身皮肤和白睛黄染晦暗的阴黄表现
SZ120500	面色㿠白	pallid complexion	面色白且面目虚浮
SZ120600	面色淡白	pale white complexion	面色泛白而没有血色
SZ120700	面色枯槁	malignant complexion	恶色，面色枯槁晦暗、没有光泽
SZ120800	面色无华	aphotic complexion	面色没有色泽、光彩或少有光泽
SZ120900	面色苍白	pale complexion	面色白而隐含青色或灰色
SZ121000	面色黧黑	darkish complexion	面部均匀显露晦黑色，缺少光泽
SZ121100	面垢	dirty face	脸色灰暗，如蒙尘土污垢，洗之不去
SZ121200	颧红	hectic cheek	又称颧赤，指面部仅两颧部位皮肤发红，泛红如妆
SZ121300	面色红	red complexion	面部颜色红于正常人
SZ130000	望形态	inspection of body statue and movements	望形与望态的合称。望形是观察身体的外形；望态是观察身体的动态状况
SZ130100	肥胖	obesity	形体发胖臃肿，超乎常人
SZ130200	消瘦	emaciation	肌肉瘦削，缺少体脂
SZ130300	咳逆倚息	coughing and dyspnea in semireclining position	咳嗽气喘，不能平卧的表现
SZ130400	项背拘急	spasm of nape and back	项部和背部的肌肉拘紧、痉挛不舒的表现
SZ130500	四肢拘急	spasm of limbs	手足拘紧挛急，屈伸不利
SZ130600	手指挛急	spasm of fingers	手指的筋脉拘紧挛急难以屈伸的表现
SZ130700	四肢强直	rigidity of limbs	四肢筋肉强急，四肢僵直不能屈伸，四肢关节由于某种原因而僵硬、不能屈伸
SZ130800	四肢抽搐	convulsion	肌肉不由自主地突然而迅速抽动，亦称瘛疭

续表

编码	名称	英文	定义
SZ130900	半身不遂	hemiplegia	肢体偏瘫，左侧或右侧肢体不能随意运动
SZ131000	肌肉萎缩	muscle atrophy	四肢的肌肉萎缩，但尚能活动
SZ131100	肢体痿废	disabled wilted limbs	四肢痿软无力，肌肉萎缩，出现功能障碍甚至功能丧失
SZ131200	步履蹒跚	teeter	步履飘忽，行走不稳，严重时需搀扶而行
SZ131300	筋惕肉瞤	muscular twitching and cramp	筋肉不由自主地跳动
SZ131400	腹露青筋	venous engorgement on abdomen	腹部皮肤青筋暴露
SZ131500	单腹胀大	tympanites	腹部膨隆胀满而躯体四肢皆消瘦
SZ131600	脐下悸动	throbbing below umbilical region	自觉脐下跳动不安
SZ131700	骨节肿胀	condyle condyle	骨关节肿胀变形，活动受限
SZ131800	角弓反张	opisthotonus	因背部肌肉抽搐而导致身体向后挺仰，状如弯弓的表现，是全身剧烈抽搐时的身体姿态
SZ131900	手颤	tremor of hand	手不由自主地震颤、动摇
SZ132000	足颤	tremor of feet	安静状态下，足不由自主地震颤、动摇
SZ132100	步履飘忽	feet on wings	走路发飘不稳
SZ132200	瘫痪	paralysis	肢体不能自主活动
SZ132300	朱砂掌	cinnabar palm	手掌大小鱼际处肤色红赤，压之褪色，似皮肤变薄状
SZ132400	痉厥	syncope with convulsion	肢体抽搐，神志不清
SZ132500	关节变形	deformed joints	关节的正常形态改变，包括关节僵硬、强直、畸形，影响功能活动
SZ132600	关节红肿	redness and swelling of joints	关节表面的皮肤发红伴有关节肿胀发热的表现
SZ132700	循衣摸床	carphology	神志昏迷的危重病人不自主地做用手循摸衣服或病床的动作
SZ132800	手足蠕动	wriggling of limbs	幅度较小、力量较弱的手足抽搐
SZ132900	身振摇	body shaking	身体摇晃不稳，甚欲摔倒在地
SZ140000	望五官	inspection of five apertures	用视觉观察病人五官的异常变化，以了解病情的诊断方法

编码	名称	英文	定义
SZ140100	颜面浮肿	facial edema	面部虚浮肿胀的表现，按之应指而起为气肿，按之凹陷为水肿
SZ140200	口眼歪斜	wry eye and mouth	亦称口眼㖞斜，即口眼向一侧歪斜，患侧眼睛闭合困难，口中或有口水流出
SZ140300	颜面抽搐	facial twitch	颜面、口角不自主地抽动
SZ140400	毛发脱落	loss of hair	人体的体毛，如头发，也包括眉毛、阴毛及腋毛异常脱落
SZ140500	须发早白	premature graying hair	青少年或中年人的头发、胡须过早变白
SZ140600	毛悴色夭	withered skin and hairs	毛发憔悴，形色枯槁
SZ140700	头发稀少	hair thin	头发脱落后稀少的表现
SZ140800	头摇	head tremor	头部不自觉或不能自制地摇摆、颤动
SZ140900	腮肿	mumps	两颊下半部肿胀
SZ141000	眼睑浮肿	eyelids swelling	胞睑部位虚浮肿起
SZ141100	眼睑下垂	ptosis	上眼睑下垂，无力抬举，影响视瞻。轻者半掩瞳孔，重者黑睛全遮，垂闭难张
SZ141200	目赤	red eyes	双眼或单眼白睛部发红
SZ141300	目窠内陷	collapsed eyes	眼球向眼眶内陷入
SZ141400	耳郭枯槁	withered auricle	耳郭干枯，失却荣润
SZ141500	鼻衄	epistaxis	鼻中出血
SZ141600	鼻扇	flapping of nasal wings	鼻翼因呼吸急促而扇动
SZ141700	口唇淡白	pale lips	嘴唇缺乏血色而发白
SZ141800	口唇红肿	reddened and swollen lips	嘴唇颜色红赤甚于常人且伴有肿胀的表现
SZ141900	口唇青紫	cyanotic lips	嘴唇失去红润光泽而呈青紫色，甚至呈黯紫色
SZ142000	口唇焦裂	dry and withered lips	口唇黏膜严重干燥、脱屑、开裂的表现
SZ142100	口唇颤动	tremor of lips	上、下唇不由自主地震颤、抖动，以下唇较常见
SZ142200	口中生疮	sore in mouth	口腔黏膜溃疡，包括口疮与口糜
SZ142300	牙龈肿胀	swelling and aching of gum	牙龈红肿疼痛

续表

编码	名称	英文	定义
SZ142400	牙龈溃烂	ulcer of gums	齿龈破溃、糜烂、疼痛
SZ142500	牙龈萎缩	gingival atrophy	龈肉日渐萎缩，伴牙根暴露，牙齿松动
SZ142600	牙龈出血	gum bleeding	即齿衄，齿龈出血
SZ142700	牙齿焦黑	blackening of teeth	牙齿干燥发黑，没有光泽。多见于温热病热极伤阴，提示预后不佳
SZ142800	啮齿	grinding of teeth	上、下牙齿相互磨切，格格有声的表现
SZ142900	咽喉红肿	fauces red and turgescence	咽喉发红肿胀的表现
SZ143000	口噤	lockjaw	牙关紧闭，张口困难，口合不开
SZ143100	瘰疬	scrofula	颈部淋巴结肿大的表现
SZ143200	项强	stiff neck	颈项部连及背部的肌肉筋脉强直、拘急，前俯后仰及左右运动不利
SZ143300	颈脉怒张	jugular vein circuity	颈部血管曲张、增粗
SZ150000	望皮肤	inspection of skin	用视觉观察病人全身皮肤的色泽、形态变化，以了解病情的诊断方法
SZ150100	肌肤发黄	yellow skin	全身或局部皮肤发黄
SZ150200	肌肤甲错	squamous and dry skin	全身或局部皮肤干燥、粗糙、脱屑，触之棘手，形似鱼鳞
SZ150300	皮肤结节	skin node	高出皮肤表面的丘形改变，质硬，抚之碍手
SZ150400	皮肤破溃	ulcer	发生于皮肤黏膜表面，因坏死脱落而形成的缺损溃烂
SZ150500	指甲青紫	nail purple	指甲缺乏血色，呈青紫色
SZ150600	紫癜	purple macula	发生于皮肤表面的点状或片状的紫色改变，平摊于皮肤上，抚之不碍手
SZ150700	丘疹	papule	高出皮肤表面的丘形粟粒样小疹，呈界限性突起，疹色可与皮肤颜色相同，亦可发红
SZ150800	风团	urticaria	即荨麻疹，指发生于皮肤表面的斑丘状疹，瘙痒，大小不一，常堆累成团块，融连成片，骤然发生，或迅速消退而不留痕迹
SZ160000	望排出物	inspection of excreta	用视觉观察病人的汗、涕、唾、痰、呕吐物等，以了解病情的诊断方法
SZ160100	咯痰	phlegm	随咳嗽而排出体外的痰液
SZ160110	白痰	white phlegm	咯痰色白

编码	名称	英文	定义
SZ160111	白色黏痰	white andcoctum phlegm	咯痰色白，质黏而稠难于咯出
SZ160112	白色稀薄痰	white and washiness phlegm	咯痰色白，质清而稀薄
SZ160113	白色泡沫痰	white and spume phlegm	咯痰色白，成泡沫样
SZ160120	黄痰	yellow phlegm	咯痰色黄
SZ160121	黄色黏痰	yellow andcoctum phlegm	咯痰色黄，质黏而稠难于咯出
SZ160122	黄色稀薄痰	yellow and washiness phlegm	咯痰色黄，质清而稀薄
SZ160130	绿痰	green phlegm	咯痰色绿
SZ160131	绿色黏痰	green andcoctum phlegm	咯痰色绿，质黏而稠难于咯出
SZ160132	绿色稀薄痰	green and washiness phlegm	咯痰色绿，质清而稀薄
SZ160140	血痰	cruentum phlegm	咯痰带血丝、血块甚至大量鲜血
SZ160141	红色黏痰	red andcoctum phlegm	咯痰色红，质黏而稠难于咯出
SZ160142	红色稀薄痰	red and washiness phlegm	咯痰色红，质清而稀薄
SZ160143	红色泡沫痰	red and spume phlegm	咯痰色红，成泡沫样
SZ160144	铁锈样痰	ferrugineous phlegm	咯痰成铁锈色
SZ160200	咯血	hemoptysis	咳嗽而出血，痰少血多，或大量咯吐鲜血
SZ160300	鼻涕	nasal mucus	鼻腔黏膜所分泌的黏稠液体
SZ160310	鼻流清涕	nasal washiness mucus	鼻涕色清，质稀薄
SZ160320	鼻流黄涕	nasal yellow mucus	鼻涕色黄，质黏稠
SZ160330	鼻流浊涕	nasal turbid mucus	鼻涕浑浊不清，质黏甚至成胶冻状
SZ160400	呕吐食物	vomit food	呕吐未消化食物
SZ160410	呕吐酸水	acid regurgitation	呕吐胃中酸水，又称吞酸、吐酸、泛酸等
SZ160420	呕吐蛔虫	vomiting ascaris	蛔虫从口中吐出
SZ160430	呕吐痰涎	vomit saliva	呕吐口中涎液
SZ160440	吐血	hematemesis	胃与食道出血，经口吐出，或可夹有食物残渣
SZ170000	望舌	inspection of tongue	观察病人舌质和舌苔的色泽荣枯及舌体形态的变化
SZ170100	舌体	tongue quality	舌头的肌肉脉络组织，望舌包括观察舌色、舌神、舌形、舌态和湿润度
SZ170110	舌色	tongue color	舌质的颜色
SZ170111	舌淡白	pale tongue	舌质颜色浅淡，缺乏血色

续表

编码	名称	英文	定义
SZ170112	舌红	red tongue	舌质颜色鲜红
SZ170113	舌绛	deep red tongue	舌质颜色深红
SZ170114	舌紫	purplish tongue	舌质呈深紫色或青紫色
SZ170115	舌生瘀斑	ecchymosis on tongue	舌上出现青色、紫色或紫黑色斑点
SZ170116	舌尖红	tongue front red	舌头前部（尖部）颜色发红
SZ170117	舌枯	withered tongue	舌无光彩，干枯死板，缺少血色
SZ170120	舌形	tongue shape	舌体的形状
SZ170121	瘦薄舌	thin tongue	舌体瘦小而薄
SZ170122	胖大舌	plump tongue	舌体虚浮胖大，常伴有齿痕，色淡而嫩
SZ170123	齿痕舌	teeth – printed tongue	舌体边缘凹凸不齐，留有被牙齿压迫的印迹的舌象
SZ170124	裂纹舌	fissured tongue	舌面上出现明显裂沟
SZ170125	芒刺舌	prickly tongue	舌面粗糙如刺，摸之棘手
SZ170126	镜面舌	mirror – like tongue	又称"舌光"，舌苔完全剥脱，舌面光洁如镜的舌象
SZ170127	肿胀舌	swollen tongue	舌体肿大，甚则充盈满口而妨碍饮食、言语及呼吸
SZ170130	舌态	tongue condition	舌体的动态
SZ170131	舌痿	flaccid tongue	舌体软弱无力，不能随意伸缩转动，甚至伸不过齿
SZ170132	舌强	stiff tongue	即舌蹇，指舌体强硬僵直，活动不灵，谈吐不利，言语不清
SZ170133	舌歪	wry tongue	张口或伸舌时舌体偏向一侧，常与口眼㖞斜、肢体偏瘫同时出现
SZ170134	舌颤	trembling tongue	伸舌时舌体颤动不定，不能控制
SZ170135	舌卷	curly tongue	舌体卷曲，回缩向后，转动不灵，言语不清
SZ170140	舌下络脉	sublingual vessel	舌体下面舌系带两侧的两条较粗的青紫色脉络
SZ170200	舌苔	fur	舌面上的一层苔状物，由胃气所生，正常舌苔为薄苔，透过舌苔能够看到舌质颜色。望舌苔主要包括苔质与苔色两个方面
SZ170210	苔质	fur character	舌苔的形质
SZ170211	厚苔	thick fur	舌苔增厚，不能见到舌质颜色

续表

编码	名称	英文	定义
SZ170212	滑苔	slippery fur	舌面水液过多，甚至伸舌涎流欲滴，扪之湿而滑利
SZ170213	糙苔	rough fur	苔质颗粒粗糙，望之干枯，摸之干燥
SZ170214	腐苔	curdy fur	苔质颗粒粗大疏松而厚，形如豆腐渣堆积舌面，刮之可去
SZ170215	腻苔	greasy fur	苔质颗粒细小致密，紧贴舌面，不易刮脱，并在舌的中根部较厚，边尖部较薄
SZ170216	剥苔	eroded fur	舌苔全部或部分剥脱，剥落处光滑无苔，暴露舌质颜色
SZ170217	无根苔	rootless fur	舌苔在舌面附着疏松，好似浮涂在舌上，一刮就脱落，又称假苔
SZ170220	苔色	fur color	舌苔的颜色
SZ170221	白苔	white fur	舌苔呈白色，又称积粉苔
SZ170222	黄苔	yellow fur	舌苔呈黄色
SZ170223	灰黑苔	gray and black fur	舌苔呈灰黑色
SZ170224	绿苔	green fur	舌苔呈浅绿或深绿色

（二）望诊信息量化分级标准

见表 4 - 2。

表 4 - 2 望诊信息量化分级标准

分类	四诊信息	条目定量（级）及其含义				证候要素的病性、病位描述
		1（正常）	2（轻度）	3（中度）	4（重度）	
望神	昏仆	无症状或体征	突然倒地，倒地后能自行坐起或产生保护性动作	突然倒地，不能自行坐起或产生保护性动作	突然倒地，不省人事	病位多在肝，病性多为风
	神昏	无症状或体征	意识模糊，对周围事物以及声、光等刺激有反应	意识大部丧失，无自主运动，对周围事物以及声、光等刺激无反应，但对强烈的疼痛刺激，仍可有痛苦表情或肢体退缩等防御反应	意识全部丧失，强烈刺激也不能引起反应，深浅反射均消失，肢体常呈弛缓状态	病位多在心、脑、肝，病性多为风、痰、瘀

分类	四诊信息	条目定量（级）及其含义				证候要素的病性、病位描述
		1（正常）	2（轻度）	3（中度）	4（重度）	
望神	精神萎靡	无症状或体征	精神欠佳，缺乏生机，尚能应付日常活动	精神不振，少气懒言，日常活动明显减少	精神萎靡，状若久病，终日少气懒言，行动缓慢无力	病位多在心、脾、肾，病性多为虚
	精神忧郁	无症状或体征	表情淡漠，情绪低落	愁眉不展，精神抑郁，呈苦思状	愁眉苦脸，精神忧郁，终日闷闷不乐，常有负罪感	病位多在心、肝、脾，病性多为气郁
	精神痴呆	无症状或体征	神态较呆，反应缓慢，不能胜任精细、快速动作	神态呆滞，反应迟钝，日常事务亦难胜任	神态痴呆，理智丧失，呈木僵状，对周围事物不起反应	病位多在脑、心、肝，病性多为痰
	表情淡漠	无症状或体征	言谈减少，无欲貌	神情冷淡，言谈甚少，无欲无求	神情呆板，表情淡漠，没有交流	病位多在心、肝，病性多为痰、气郁
	烦躁	无症状或体征	心烦不宁，短暂即过	时时心烦不安，常胸闷叹息	心中烦热，情绪激动，性情急躁，举止有躁扰不宁之势	病位多在心、肝，病性多为痰、火
望色	面色青	无症状或体征	面部微现青色	面部现明显青色	面部现青紫色	病位多在肝，病性多为寒、瘀
	面色暗黄	无症状或体征	面部微现暗黄色	面部明显暗黄色	面部暗黄且微黑	病位多在脾、肾，病性多为虚
	面色萎黄	无症状或体征	面色黄而少有光泽	面色黄而无光泽	面色黄似枯叶	病位多在脾，病性多为气虚、血虚
	身目俱黄	无症状或体征	身目色黄而少光泽	身目色黄而无光泽	身目色黄而晦暗如烟熏色	病位在肝、胆、脾，病性为湿热、寒湿
	面色㿠白	无症状或体征	面白无华，仅眼睑浮肿	面白无华，面部轻度浮肿	面白无华，全无血色，面部浮肿明显，呈满月状	病位多在脾、肾，病性为阳虚、湿
	面色淡白	无症状或体征	面色稍显淡白	面色淡白	面色淡白，难见红润之色	病位多在心、脾，病性多为血虚、气虚

分类	四诊信息	条目定量（级）及其含义				证候要素的病性、病位描述
		1（正常）	2（轻度）	3（中度）	4（重度）	
望色	面色枯槁	无症状或体征	面无光泽	面无光泽且晦暗	面无光泽如枯骨	病位可在各脏腑，病性为虚
	面色无华	无症状或体征	颜面稍欠荣润光泽	颜面呈少荣	满面无光泽	病位可在各脏腑，病性多为血虚、气虚
	面色苍白	无症状或体征	面部微带灰白色	面部呈现灰白色	面色灰白无华	病位多在心肺，病性为虚
	面色黧黑	无症状或体征	面部呈现淡黧黑色	面部呈现黧黑色	面部呈现深黧黑色	病位多在肾，病性多为虚、瘀、寒、痰、饮
	面垢	无症状或体征	面色稍灰暗，如蒙落尘	面垢少量且面色晦暗	面垢较厚如堆积之状	病位多在脾、胃，病性多为热
	颧红	无症状或体征	颧部较常人略红	颧红如朝霞色	颧赤如火	病位多在心、肝，病性多为阴虚
	面色红	无症状或体征	偶有面颊红	面颊红，时隐时现，或有升火感	面红耳赤，如醉酒貌	病位多在心、肝，病性多为热
望形态	肥胖	无症状或体征	超重，体重指数 24~28	轻、中度肥胖，体重指数 28.1~30	重度肥胖，体重指数 >30	病位多在脾、胃，病性多为湿、痰
	消瘦	无症状或体征	体重较平时减少 10%	体重较平时减少 20%	体重较平时减少 30%	病位可在各脏腑，病性多为虚
	咳逆倚息	无症状或体征	咳嗽气喘，活动后不能平卧	咳嗽气喘，夜晚不能平卧	咳嗽气喘，整日不能平卧	病位多在肺、肾，病性多为痰饮
	项背拘急	无症状或体征	项背部拘紧挛急，屈伸不利，偶然发作，短暂即过	项背部拘紧挛急，屈伸不利，时发时止	项背部拘紧挛急，不能屈伸，持续不解	病位多在筋脉，与肝相关，病性多为风、寒、湿、热
	四肢拘急	无症状或体征	手足拘紧挛急，屈伸不利，偶然发作，短暂即过	手足拘紧挛急，屈伸不利，时发时止	手足拘紧挛急，不能屈伸，持续不解	病位多在筋脉，与肝相关，病性多为风、寒、湿、热

续表

分类	四诊信息	条目定量（级）及其含义				证候要素的病性、病位描述
		1（正常）	2（轻度）	3（中度）	4（重度）	
望形态	手指挛急	无症状或体征	手指筋脉拘紧挛急，屈伸不利，偶然发作，短暂即过	手指筋脉拘紧挛急，屈伸不利，时发时止	手指筋脉拘紧挛急，不能屈伸，持续不解	病位多在筋脉，与肝相关，病性多为风、寒、湿
	四肢强直	无症状或体征	四肢僵直，偶然发作，短暂即过	四肢僵直，时发时止	四肢僵直，不能屈伸，持续不解	病位多在筋脉，与肝相关，病性多为风、寒、湿、热
	四肢抽搐	无症状或体征	四肢不随意抽动，偶然发作，短暂即过	四肢不随意抽动，时发时止	四肢不随意抽动，持续不解	病位多在肝、脾、肾，病性多为风
	半身不遂	无症状或体征	上下肢肌力Ⅳ	上下肢肌力Ⅲ	上下肢肌力Ⅱ~0	病位多在脑、心、肝，病性多为风、痰、瘀
	肌肉萎缩	无症状或体征	肌肉萎缩，不超过正常时的1/3	肌肉萎缩，超过正常时的1/3	肌肉萎缩，超过正常时的2/3	病位多在脾、胃，病性多为血虚
	肢体痿废	无症状或体征	肢体发软，活动尚可，举物登楼乏力	肢体软弱，活动费力，举物登楼困难	肢体痿弱，难以举物，肌肉多明显萎缩	病位多在脾、胃，病性多为虚
	步履蹒跚	无症状或体征	步伐不稳，行走需缓慢，活动略受影响	步伐不稳，需扶物而行，活动受影响	步伐不稳，需人搀扶，活动严重受到影响	病位多在肝、肾、脑，病性多为虚、风
	筋惕肉𣊢	无症状或体征	身体肌肉不自主地跳动，偶然发作，短暂即过	身体肌肉不自主地跳动，时发时止	身体肌肉不自主地跳动，持续不解	病位多在肝、脾、肾，病性多为虚
	腹露青筋	无症状或体征	腹壁静脉增粗，隐约可见	腹壁静脉增粗，清楚显露	腹壁静脉粗大纡曲	病位多在肝，病性多为痰、饮、瘀
	单腹胀大	无症状或体征	腹略鼓起，平卧时高出胸骨1~2手掌	腹部膨鼓，平卧时高出胸骨3~4手掌	腹部膨大如鼓，如怀孕6月以上	病位多在肝，病性多为痰、饮、瘀
	脐下悸动	无症状或体征	脐下跳动，偶然发作，短暂即过	脐下跳动，时发时止	脐下跳动，日夜不停，焦虑不安	病位多在心、肝、肾，病性多为水饮

分类	四诊信息	条目定量（级）及其含义				证候要素的病性、病位描述
		1（正常）	2（轻度）	3（中度）	4（重度）	
望形态	骨节肿胀	无症状或体征	骨节肿胀，而无关节畸形	骨节肿胀，关节轻度畸形，活动受限	骨节肿胀，关节严重畸形，活动困难	病位在筋骨，与肝有关，病性多为风、湿、寒、热、瘀
	角弓反张	无症状或体征	角弓反张，短暂发作	角弓反张，时作时止	角弓反张，持续状态	病位多在心、肝，病性多为风、痰、热
	手颤	无症状或体征	手颤不显，不易察觉	手颤动明显	手及前臂同时颤抖	病位多在心、肝，病性多为风
	足颤	无症状或体征	足颤不显，不易察觉	足不自主地颤抖较明显	足及小腿同时颤抖	病位多在心、肝，病性多为风
	步履飘忽	无症状或体征	走路发飘，如踩棉花	步伐飘忽不稳，欲跌仆	步伐飘忽不稳，需人搀扶，活动严重受到影响	病位多在肝、肾，病性多为虚
	瘫痪	无症状或体征	下肢肌力Ⅳ	下肢肌力Ⅲ	下肢肌力Ⅱ~0	病位多在心、肝、肾，病性多为虚
	朱砂掌	无症状或体征	朱砂样手掌，色较浅，范围不及鱼际1/3	朱砂样手掌，较明显，范围超过鱼际1/3	朱砂样手掌，色较深，范围遍布鱼际	病位多在肝，病性多为热、湿
	痉厥	无症状或体征	肢体抽搐，神志清楚	肢体抽搐，神志昏糊，呼之能醒	肢体抽搐，神志不清，呼之不醒	病位多在心、肝，病性多为风、痰
	关节变形	无症状或体征	关节稍微变形，不影响功能活动	关节变形，功能活动受限制	关节严重变形，不能进行任何功能活动	病位在筋骨，与肝肾相关，病性多为风、痰、湿、瘀
	关节红肿	无症状或体征	关节略红肿，不影响功能活动	关节红肿明显，功能活动受限制	关节严重红肿，不能进行任何功能活动	病位在筋骨，与肝肾相关，病性多为热、瘀
	循衣摸床	无症状或体征	循衣摸床，手可对抗阻力	循衣摸床，手可抬离床面，但不能对抗阻力	循衣摸床，手不可抬离床面	病位多在心、肝，病性多为热、痰

续表

分类	四诊信息	条目定量（级）及其含义				证候要素的病性、病位描述
		1（正常）	2（轻度）	3（中度）	4（重度）	
望形态	手足蠕动	无症状或体征	手足偶有不自主活动，不影响日常活动	手足不自主活动明显，日常活动受限制	手足不自主活动严重，不能进行日常活动	病位多在肝、脾，病性多为血虚、阴虚
	身振摇	无症状或体征	身体略有摇晃感，可自己行走	身体摇晃明显，需挂拐而行	身体摇晃有振动感，挂拐后仍欲摔倒	病位多在肝、肾，病性多为风、阴虚
望五官	颜面浮肿	无症状或体征	颜面轻度浮肿	颜面浮肿，眼裂明显缩小，影响视物	头面浮肿，双眼成线，难以开合	病位多在肺、脾、心、肾，病性多为水饮
	口眼歪斜	无症状或体征	口眼及人中稍歪，一侧鼻唇沟稍浅	口眼及人中歪斜，一侧鼻唇沟变浅	口眼及人中明显歪斜，一侧鼻唇沟消失	病位多在心、肝，病性多为风
	颜面抽搐	无症状或体征	颜面抽动，偶然发作，短暂即过	颜面抽动，时发时止	颜面、口角、眼睑抽动，持续不解	病位多在心、肝，病性多为风
	毛发脱落	无症状或体征	体毛脱落较少，不超过10%	体毛脱落明显，在10%～30%之间	体毛大片脱落，超过30%	病位多在心、肝、脾、肾，病性多为虚
	须发早白	无症状或体征	须发早白，不超过10%	须发早白，在10%～30%之间	须发早白，超过30%	病位多在肾，病性多为虚
	毛悴色夭	无症状或体征	头发枯干，不见稀疏	头发枯干，少光泽，见有稀疏	头发枯干，无光泽，见有旷区	病位多在肝、脾、肾，病性多为虚
	头发稀少	无症状或体征	头发稀疏，分布均匀	头发稀疏，分布不匀	头发稀疏，见有旷区	病位多在肝、脾、肾，病性多为虚
	头摇	无症状或体征	头不自主地摇动，偶然发作，短暂即过	头不自主地摇动，时发时止，能自我控制	头不自主地摇动，持续不解，不能自我控制	病位多在心、肝，病性多为风、虚
	腮肿	无症状或体征	腮部肿大尚不显，但有肿胀感	腮部肿大，不影响张口，但有肿胀疼痛	腮部肿大，张口困难，胀痛较甚	病位多在肺、脾，病性多为热、风
	眼睑浮肿	无症状或体征	胞睑轻微肿胀，按压微陷	胞睑肿胀，犹如卧蚕	胞睑肿胀，睑隙缩小，视物困难	病位多在肺、脾、心、肾，病性多为水饮

续表

分类	四诊信息	条目定量（级）及其含义				证候要素的病性、病位描述
		1（正常）	2（轻度）	3（中度）	4（重度）	
望五官	眼睑下垂	无症状或体征	眼睑下垂，睑隙略小，睁眼费力	眼睑下垂，遮及瞳孔，需仰视	眼睑下垂，遮没瞳孔，眼难睁开	病位多在肝、脾、肾，病性多为风、虚
	目赤	无症状或体征	球结膜见有少量红丝	球结膜布满缕缕红丝	球结膜红丝密集融合或见溢血	病位多在心、肝，病性多为热
	目窠内陷	无症状或体征	目窠稍陷，眼球饱满	目窠内陷，弹性减退	目窠深陷，眼球下陷，结膜干皱	病位多在脾、肾，病性多为虚
	耳郭枯槁	无症状或体征	耳轮局部干枯呈黄黑色，不超过1/3	耳轮干枯呈黄黑色，在1/3~2/3之间	耳轮干枯呈黄黑色，超过2/3	病位多在肾，病性多为虚
	鼻衄	无症状或体征	偶尔出血，出血量少	每3日出现1次以上，出血量较少	每日或每两日出现1次以上，出血量较多	病位多在肺、胃、肝，病性多为热、燥、虚
	鼻扇	无症状或体征	鼻翼扇动，每分钟小于20次	鼻翼扇动，每分钟在20~25次之间	鼻翼扇动，每分钟超过25次	病位多在肺、脾，病性多为热、痰
	口唇淡白	无症状或体征	口唇稍淡白，尚有血色	口唇淡白，缺乏血色	口唇苍白，全无血色	病位多在肺、脾，病性多为血虚
	口唇红肿	无症状或体征	唇色红，自觉肿胀不适	唇色鲜红肿起	唇色深红肿胀明显	病位多在心、肺、脾，病性多为实热
	口唇青紫	无症状或体征	唇微现青紫，色如深静脉，隐隐约约	唇色青紫较显，色似浅静脉	唇色紫蓝色，色如美兰	病位多在心、肺、脾、肾，病性多为瘀、寒
	口唇焦裂	无症状或体征	口唇稍干，不开裂	口唇干、脱屑，微开裂	口唇严重干燥、脱屑，开裂	病位多在心、肺、脾，病性多为热、阴虚
	口唇颤动	无症状或体征	偶有口唇颤动，短暂即过	时有口唇颤动	口唇颤动，持续不停	病位多在心、肝、脾，病性多为风
	口中生疮	无症状或体征	口腔疮面浅小，微痛	口腔疮面较深大，疼痛明显	口腔疮面深大或多发，疼痛甚	病位多在心、脾，病性多为热

续表

分类	四诊信息	条目定量（级）及其含义				证候要素的病性、病位描述
		1（正常）	2（轻度）	3（中度）	4（重度）	
望五官	牙龈肿胀	无症状或体征	牙龈略肿，或有疼痛，局部暗红，患侧面颊不隆	牙龈明显肿胀，多见疼痛，局部暗红，患侧面颊绷紧状	牙龈肿胀极显，疼痛甚剧，面颊明显隆起，口鼻偏歪	病位多在脾、胃，病性多为热、火
	牙龈溃烂	无症状或体征	齿龈部见溃疡或腐点不过1、2处，范围较小	齿龈见腐点3、4处，范围较大，或有疼痛	齿龈见腐点4处以上，范围较大，肿痛较剧	病位多在脾、胃，病性多为热、火、毒
	牙龈萎缩	无症状或体征	牙龈略萎缩，齿根微露，不超过5mm	牙龈萎缩明显，齿根露出在5mm ~ 1cm之间	牙龈萎缩极显，齿根露出甚多，超过1cm	病位多在脾、胃、肾，病性多为虚
	牙龈出血	无症状或体征	偶尔出血，出血量少	每3日出现1次以上，出血量较少	每日或每两日出现1次以上，出血量较多	病位多在脾、胃，病性多为热、火
	牙齿焦黑	无症状或体征	牙齿灰黑无泽	牙齿漆黑无泽	牙齿焦黑而枯	病位多在胃、肾，病性多为温毒、阴竭
	啮齿	无症状或体征	上下牙相互磨切，偶然发作，短暂即过	上下牙相互磨切，时发时止	上下牙相互磨切，持续不停	病位多在胃，病性多为热、虫积、食滞
	咽喉红肿	无症状或体征	咽喉微红肿，轻度充血或水肿	咽喉红肿，充血或水肿明显，咽腔缩小	咽喉红肿极显，咽腔缩小过半	病位多在肺、胃，病性多为实热
	口噤	无症状或体征	牙关微紧，启齿牵强，嚼肌略现紧张	嚼肌紧张，牙关紧闭，启齿困难，饮食难进	嚼肌痉挛，牙关咬紧，拨亦不开，滴水难进	病位多在脑、心、肝，病性多为风、痰、热
	瘰疬	无症状或体征	淋巴结肿大如豆，1~3枚，无痛无热	淋巴结肿大成串，4~6枚，微觉疼痛	淋巴结肿大，结块粘连，推之不移	病位多在肝、脾，病性多为气滞、痰饮
	项强	无症状或体征	项肌微僵硬，头颈下俯不利，下颌尚可贴近胸骨	项肌僵硬明显，头颈下俯困难，下颌不能贴近胸骨	项肌僵直，头颈不能下俯，抗力极强	病位在筋脉，与肝肺相关，病性多为风、寒
	颈脉怒张	无症状或体征	颈脉增粗，隐隐可见	颈脉增粗，清楚显露，尚无迂曲	颈脉怒张，粗大迂曲	病位多在肝，病性多为水饮、痰瘀

续表

分类	四诊信息	条目定量（级）及其含义				证候要素的病性、病位描述
		1（正常）	2（轻度）	3（中度）	4（重度）	
望皮肤	肌肤发黄	无症状或体征	局部肌肤呈淡黄色	大片肌肤呈橘黄色	全身肌肤呈金黄色	病位多在肝、脾，病性多为湿热、寒湿
	肌肤甲错	无症状或体征	肌肤局限性干燥，状如蛇皮	肌肤干燥脱屑，基底潮红，可融合成片	肌肤广泛性粗糙，形似树皮	病位多在心、肺、肝、脾，病性多为瘀
	皮肤结节	无症状或体征	结节小而少，范围局限	结节大而少，范围局限	结节多，散在分布	病位多在肺、肝、脾，病性多为痰、气滞
	皮肤破溃	无症状或体征	皮肤破溃，累计面积不及一指面	皮肤破溃，累计面积不及一掌面	皮肤破溃，累计面积超过一掌面	病位多在肺、脾，病性多为热毒、寒湿
	指甲青紫	无症状或体征	指甲微青，隐隐约约，似深静脉色调	指甲青紫较显，似浅静脉色调	指甲青而发紫，近似美兰色调	病位多在心、肺、肝、脾，病性多为瘀
	紫癜	无症状或体征	紫红色斑点，压之不褪色，累计面积不及一指面	紫红色斑点，压之不褪色，累计面积不及一掌面	紫红色斑点，压之不褪色，累计面积超过一掌面	病位多在肺、脾、肾，病性多为瘀、热、虚
	丘疹	无症状或体征	粟粒样疹点，压之褪色，累计面积不及一指面	粟粒样点，压之褪色，累计面积不及一掌面	粟粒样点，压之褪色，累计面积超过一掌面	病位多在肺、脾，病性多为热
	风团	无症状或体征	云片状红斑，散在稀疏，色淡红，一视野不过10处	云片状红斑，分布较密，部分高出皮面，一视野10~20处	云片状红斑，分布密集，颜色鲜红，一视野超过20处	病位多在肺、脾，病性多为风、热
望排出物	咯痰	无症状或体征	咯痰每日不超过25mL	咯痰每日有26~50mL	咯痰每日超过50mL	病位多在肺、脾，病性多为寒、热
	白痰	无症状或体征	痰色白，每日不超过25mL	痰色白，每日有26~50mL	痰色白，每日超过50mL	病位多在肺、脾，病性多为风、寒
	白色黏痰	无症状或体征	痰白质黏，咯出欠爽，每日不超过25mL	痰白质黏，咯出不爽，每日有26~50mL	痰白质黏，咯出艰难，每日超过50mL	病位多在肺、脾，病性多为阴虚、燥热

续表

分类	四诊信息	条目定量（级）及其含义				证候要素的病性、病位描述
		1（正常）	2（轻度）	3（中度）	4（重度）	
望排出物	白色稀薄痰	无症状或体征	痰色白质微稀，每日不超过50mL	痰色白质清稀，每日有51~100mL	痰清稀似液，色白，每日超过100mL	病位多在肺、脾，病性多为风、寒
	白色泡沫痰	无症状或体征	少量泡沫样白痰，每日不超过50mL	中等量泡沫样白痰，每日有51~100mL	大量泡沫样白痰，每日超过100mL	病位多在肺、脾，病性多为虚、寒
	黄痰	无症状或体征	痰色黄，每日不超过25mL	痰色黄，每日有26~50mL	痰色黄，每日超过50mL	病位多在肺、脾，病性多为热
	黄色黏痰	无症状或体征	痰黄质黏，咯出欠爽，每日不超过25mL	痰黄质黏，咯出不爽，每日有26~50mL	痰黄质黏，咯出艰难，每日超过50mL	病位多在肺、脾，病性多为风、热
	黄色稀薄痰	无症状或体征	痰色黄质微稀，每日不超过50mL	痰色黄质清稀，每日有51~100mL	痰清稀似液，色黄，每日超过100mL	病位多在肺、脾，病性多为热
	绿痰	无症状或体征	痰色绿，每日不超过25mL	痰色绿，每日有26~50mL	痰色绿，每日超过50mL	病位多在肺、脾，病性多为邪毒
	绿色黏痰	无症状或体征	痰绿质黏，咯出欠爽，每日不超过25mL	痰绿质黏，咯出不爽，每日有26~50mL	痰绿质黏，咯出艰难，每日超过50mL	病位多在肺、脾，病性多为热毒
	绿色稀薄痰	无症状或体征	痰色绿质微稀，每日不超过50mL	痰色绿质清稀，每日有51~100mL	痰清稀似液，色绿，每日超过100mL	病位多在肺、脾，病性多为邪毒
	血痰	无症状或体征	痰中仅带有少量血丝或粉红色的泡沫样痰	咯痰，夹杂有暗色血块	咯痰，同时夹杂大量鲜红色的血液	病位多在肺、脾，病性多为火、热、虚
	红色黏痰	无症状或体征	痰红质黏，咯出欠爽，每日不超过25mL	痰红质黏，咯出不爽，每日有26~50mL	痰红质黏，咯出艰难，每日超过50mL	病位多在肺、脾，病性多为痰热
	红色稀薄痰	无症状或体征	痰色红质微稀，每日不超过50mL	痰色红质清稀，每日有51~100mL	痰清稀似液，色红，每日超过100mL	病位多在肺、脾，病性多为热
	红色泡沫痰	无症状或体征	少量泡沫样红痰，每日不超过50mL	中等量泡沫样红痰，每日有51~100mL	大量泡沫样红痰，每日超过100mL	病位多在肺、脾，病性多为虚、热

续表

分类	四诊信息	条目定量（级）及其含义				证候要素的病性、病位描述
		1（正常）	2（轻度）	3（中度）	4（重度）	
望排出物	铁锈样痰	无症状或体征	痰中少量铁锈色血丝，每日咯出量不超过25mL	痰中有一半或以上为铁锈色，每日咯出量有26~50mL	咯全铁锈痰，每日咯出量超过50mL	病位多在肺、脾，病性多为热毒
	咯血	无症状或体征	咯唾鲜血不超过20mL	咯唾鲜血在20~100mL	咯唾鲜血超过100mL	病位多在肺、胃，病性多为火、热
	鼻涕	无症状或体征	鼻流涕，每日不超过5mL	鼻流涕，每日有6~10mL	鼻流涕，每日超过10mL	病位多在肺，病性多为风、寒、热
	鼻流清涕	无症状或体征	鼻流清涕，每日不超过10mL	鼻流稀薄清涕，每日有11~20mL	鼻流清涕或液，每日超过20mL	病位多在肺、脾，病性多为风、寒
	鼻流黄涕	无症状或体征	鼻流浅黄涕，每日不超过5mL	鼻流黄涕似橘色，每日有6~10mL	鼻流深黄色涕，质黏稠，每日超过10mL	病位多在肺、脾，病性多为风、热
	鼻流浊涕	无症状或体征	鼻流浊涕带黏性，每日不超过5mL	鼻流浊涕呈糊状，每日有6~10mL	鼻流浊涕呈冻胶状，每日超过10mL	病位多在肺、胃，病性多为热
	呕吐食物	无症状或体征	呕吐食物，量较少，吐过即舒	呕吐食物，量较多，一日数次	呕吐全部食物，吐而不止	病位多在脾、胃，病性多为食积、气逆
	呕吐酸水	无症状或体征	自觉泛酸或呕吐酸水，不超过25mL	呕吐酸水，量有26~50mL	呕吐酸水，超过50mL	病位多在肝、胆、胃，病性多为热
	呕吐蛔虫	无症状或体征	偶吐蛔虫1~2条	呕吐蛔虫3~4条	呕吐蛔虫4条以上	病位多在脾、胃，病性多为虫积
	呕吐痰涎	无症状或体征	偶尔吐痰涎，量少	有时呕吐痰涎，量较多	经常呕吐痰涎，量很多	病位多在脾、胃，病性多为饮、寒
	吐血	无症状或体征	吐血量不超过50mL	吐血量有51~200mL	吐血量超过200mL	病位多在肝、胃，病性多为热、火

续表

分类	四诊信息	条目定量（级）及其含义				证候要素的病性、病位描述
		1（正常）	2（轻度）	3（中度）	4（重度）	
望舌	舌淡白	无症状或体征	较常人舌色略淡	舌质淡红色，缺少血色	舌质白而全无血色	主虚
	舌红	无症状或体征	舌色略深于正常之淡红	舌红如血，色泽鲜明	舌质较淡红为深，呈鲜红色	主热
	舌绛	无症状或体征	舌略呈深红色	舌呈深红色	舌深红而发紫	主热，阳热亢盛
	舌紫	无症状或体征	舌微紫或见青紫斑点，隐隐约约	舌紫明显	舌紫暗，晦然不泽	主瘀、寒
	舌生瘀斑	无症状或体征	舌体散在瘀点	舌体小块瘀斑	舌体大片瘀斑	主瘀
	舌尖红	无症状或体征	舌尖偏红	舌尖鲜红	舌尖红赤溃破	病位多在心，病性多为热、火
	舌枯	无症状或体征	舌无光彩，尚有血色	舌无光彩，缺乏血色	舌无光彩血色，干枯死板	主虚，气血阴阳俱衰
	瘦薄舌	无症状或体征	舌体瘦小，体积不及正常人的2/3	舌体瘦小，体积不及正常人的1/2	舌体瘦小，体积不及正常人的1/3	主虚，阴血亏虚
	胖大舌	无症状或体征	舌体轻度虚浮，舌边齿痕不显	舌体虚浮肿大，舌边齿痕明显	舌体虚浮肿大，舌边深布较多齿痕	病位多在脾，病性多为湿、痰、饮、虚
	齿痕舌	无症状或体征	舌边齿痕微显	舌体边缘齿痕明显	舌体边缘深布较多齿痕	病位多在脾，病性多为湿、痰、饮、虚
	裂纹舌	无症状或体征	舌面出现少量线状裂纹	舌面出现较多人、爻字形裂纹，呈地图样	舌裂呈菜花样	主虚，阴血亏虚
	芒刺舌	无症状或体征	舌尖生有少量芒刺	芒刺量偏多，扪之碍手	舌生芒刺如杨梅，有高凸感	主热
	镜面舌	无症状或体征	舌面光洁如镜有润感	舌面光洁如镜无润感	舌面光洁如镜并干燥	主胃阴枯竭

续表

分类	四诊信息	条目定量（级）及其含义				证候要素的病性、病位描述
		1（正常）	2（轻度）	3（中度）	4（重度）	
望舌	肿胀舌	无症状或体征	舌体肿胀，体积增加不超过正常的20%	舌体肿胀，体积增加在正常的21%～50%	舌体肿胀，体积增加超过正常的50%	主热、痰、火、酒毒等
	舌痿	无症状或体征	舌形敛缩，伸不及承浆	舌形敛缩，伸不及唇	舌形敛缩，伸不过齿	主阴虚、气血两虚
	舌强	无症状或体征	舌欠柔软，口齿欠清	舌硬笨拙，活动不利，言语含糊	舌体僵直，不能转动	主热、津伤、风、痰
	舌歪	无症状或体征	舌体偏斜，不超过30°	舌体偏斜，不超过45°	舌体偏斜，超过45°	病位多在肝，病性多为风、痰、瘀
	舌颤	无症状或体征	舌体颤动偶发，短暂即过，能自我控制	舌体颤动时作时止，不易控制	舌体颤动不停，不能控制	病位多在肝，病性多为风
	舌卷	无症状或体征	舌头微卷曲缩，口齿欠清	舌头卷曲回缩，转动不利，言语含糊	舌头卷曲回缩，不能转动	主寒、痰、血虚、津伤
	舌下络脉	无症状或体征	稍迂曲紫暗，或伴散在瘀点	比较迂曲紫暗，呈紫色网状	明显迂曲紫暗，如紫珠状的瘀血结节	主瘀
	厚苔	无症状或体征	舌苔较厚，尚可隐约见底	舌苔厚不见底	舌苔厚不见底，如堆积之状	主里证
	滑苔	无症状或体征	舌苔白而湿滑	舌苔白而湿滑，表面似有一层水分	舌苔白而水多，伸舌欲滴	主痰饮、湿证
	糙苔	无症状或体征	苔面少津，欠润	苔面少津，干燥	苔面无津，干燥，且生芒刺	主热、津伤、瘀血
	腐苔	无症状或体征	舌苔稍见腐垢，松软而厚	舌苔腐垢明显，如豆渣堆积	舌苔腐垢，上覆白衣如霉，或生糜点如饭粒样	病位多在胃，病性多为热、痰
	腻苔	无症状或体征	苔薄腻，隐隐见到舌底	苔黏腻细密，不见舌底	苔厚腻，如堆积之状	主湿、痰、饮、湿温
	剥苔	无症状或体征	舌苔剥脱面积不超过舌面的1/5	舌苔剥脱面积在舌面的1/5～1/2之间	舌苔剥脱，面积超过舌面的1/2	主阴虚、气血两虚

续表

| 分类 | 四诊信息 | 条目定量（级）及其含义 | | | | 证候要素的病性、病位描述 |
		1（正常）	2（轻度）	3（中度）	4（重度）	
望舌	无根苔	无症状或体征	舌苔根部疏松，刮之不易脱落	舌苔中间及根部疏松，刮之易脱落	整个舌苔均疏松，轻刮即脱落	主胃气已衰
	白苔	无症状或体征	舌苔薄白，如罩薄雾	舌苔色白，如洒乳汁	舌苔厚白，如堆霜雪	主表证、寒证
	黄苔	无症状或体征	舌苔呈浅黄色或黄中带白	舌苔呈深黄色	舌苔呈焦黄色	主里证、热证
	灰黑苔	无症状或体征	舌苔呈浅灰色	舌苔呈灰黑色	舌苔呈黑色	主里热、里寒重证
	绿苔	无症状或体征	舌苔呈浅绿色	舌苔呈绿色	舌苔呈深绿色	主瘟疫、邪毒

三、闻诊信息编码及分级标准

闻诊主要包括闻声音、闻气味两个方面，共31个闻诊信息。具体的中英文名、编码、定义、分级、病性、病位证候要素描述见下表。

（一）闻诊信息编码及定义

见表4-3。

表4-3　闻诊信息编码及定义

编码	名称	英文	定义
SZ200000	闻诊	listening and smelling	通过听觉和嗅觉，了解由病体发出的各种异常声音和气味以诊察病情的方法，包括听声音和嗅气味两方面的内容
SZ210000	闻声音	listening	用听觉来辨别病人的语言、声音、呼吸、咳嗽等，以了解病情的诊断方法
SZ210100	语声重浊	deep and harsh voice	言语声调低沉，发音含糊不清
SZ210200	语言謇涩	dysphasia	因舌体强硬，运动不灵而致发音困难、言语不清
SZ210300	少气懒言	breathe hard and little saying	气短，说话无力，不愿多说，语声低微
SZ210400	声嘎	hoarseness	声音嘶哑
SZ210500	失音	aphonia	声音严重嘶哑或完全不能发声的表现

编码	名称	英文	定义
SZ210600	谵语	delirium	神志不清，胡言乱语，语无伦次，声高气粗
SZ210700	郑声	fading murmuring	神志不清，语言重复，语声低弱，时断时续
SZ210800	叹息	sighing	呼气为主的深呼吸，出声长叹，亦称叹气、太息
SZ210900	气喘	dyspnea	呼吸急促困难，严重时张口抬肩，鼻翼扇动，不能平卧
SZ211000	动则喘甚	heavily breathless because of movement	活动后出现呼吸急促困难
SZ211100	哮鸣	wheezing	呼吸急促困难，喉中发出哮鸣如哨鸣声的表现，哮必兼喘
SZ211200	喉中痰鸣	wheezing due to retention of phlegm in throat	痰涎壅盛，聚于喉间，气为痰阻，呼吸时喉中鸣响
SZ211300	气粗	breathing thick	呼吸时气息变粗，呼吸有力
SZ211400	气微	faint low voice	言语慢而声音低微，难以听清，甚至欲言而无力发声
SZ211500	咳嗽	cough	肺气上逆，直冲咽喉，发而为声称咳，咳有痰液称为嗽，有声有痰即为咳嗽
SZ211510	干咳	dry cough	咳嗽无痰，或痰极少，不易排出
SZ211520	呛咳	choke when drinking	饮水下咽则引起咳呛
SZ211600	呃逆	hiccough	气从胃中上逆，喉间频频作声，声音急而短促
SZ211700	嗳气	belching	气从胃中上逆，出咽喉而发出声响，声音长而缓，又称噫气
SZ211800	呵欠	yawning	自觉困倦时不自觉地张口深呼吸
SZ211900	喷嚏	sneeze	鼻中作痒，打喷嚏后痒解
SZ212000	鼻鼾	snoring	睡眠中发出鼻息声
SZ212100	干呕	retching	有呕吐的声音、动作，但没有呕吐物排出
SZ212200	肠鸣	borborygmus	因肠蠕动亢进而辘辘有声
SZ212300	矢气	flatus	从肛门排出气体的过程
SZ220000	闻气味	smelling	通过嗅觉了解由病体发出的各种异常气味
SZ220100	口臭	halitosis	口中出气臭秽
SZ220200	尿臭	urinary smell	尿液有较强腥臭味
SZ220300	汗臭	bromhidrosis	汗液有异常气味

（二）闻诊信息量化分级标准

见表4-4。

表4-4 闻诊信息量化分级标准

分类	四诊信息	条目定量（级）及其含义				证候要素的病性、病位描述
		1（正常）	2（轻度）	3（中度）	4（重度）	
闻声音	语音重浊	无症状或体征	语声稍低沉，发音尚清	语声低沉，发音含糊，不易听懂	语声很低沉，发音不清，不能听懂	病位多在肺，病性多为风寒、湿
	语言謇涩	无症状或体征	口齿欠清，说话尚能成句	口齿不清，不能说出完整语句	口齿含糊，基本不能言语	病位多在心、肝，病性多为风、痰
	少气懒言	无症状或体征	气力不足，多语则觉疲乏	体虚气短，懒于言语	极度虚弱，语声低微、断续，或无力言语	病位多在肺、脾、肾，病性多为虚
	声嘎	无症状或体征	声音发沙，音量不低	声音发沙，音量降低，不易听清	声音嘶哑，语声低微，或难出声	病位多在肺，病性多为风、寒、热、痰、火、虚
	失音	无症状或体征	声音微哑，发音低微	声音沙哑，音量低沉，不易听清	声音严重嘶哑或完全不能发声	病位多在肺，病性多为风、寒、热、痰、火、虚
	谵语	无症状或体征	偶有胡言乱语，声音洪亮，神志欠清	胡言乱语频发，声音洪亮，神志不清	胡言乱语，声音低微、断续，神志不清	病位多在心，病性多为痰、热
	郑声	无症状或体征	偶有郑声	郑声频发	持续郑声	病位多在心，病性多为虚
	叹息	无症状或体征	偶有叹息	胸闷时有出现，叹息可舒	胸闷不舒，叹息反复出现，叹不觉松	病位多在心、肝，病性多为气郁
	气喘	无症状或体征	气喘，每于活动后出现，平静时不显	气喘，平静时也发生喘促	气喘，倚息不得卧，需端坐呼吸	病位多在肺、肾，病性多为虚、痰、饮
	动则喘甚	无症状或体征	连续登3层楼以上则喘甚	连续登2~3层楼以上则喘甚	平地行走50米以内则喘甚	病位多在肺、肾，病性多为虚
	哮鸣	无症状或体征	喉中哮鸣如哨声，呼吸稍快，不觉胸闷	喉中哮鸣如哨声，呼吸急促，自觉胸闷	喉中哮鸣如哨声，呼吸困难，伴紫绀	病位多在肺、脾、肾，病性多为痰、饮

续表

分类	四诊信息	条目定量（级）及其含义				证候要素的病性、病位描述
		1（正常）	2（轻度）	3（中度）	4（重度）	
闻声音	喉中痰鸣	无症状或体征	喉中偶闻痰鸣或声音较小	喉中时有痰鸣，声音较响	喉中持续痰鸣辘辘	病位多在肺、脾、肾，病性多为痰、饮
	气粗	无症状或体征	气息稍粗，喉间似有鼾声	呼吸有力，声息粗大，喉有鼾声	呼吸深而有力，声息粗大，喉间鼾声响亮	病位多在肺、肾，病性多为热
	气微	无症状或体征	呼吸无力，声息较低，坐在近旁可以闻及	呼吸浅而无力，声息低弱，靠近头部可以闻及	呼吸极为浅弱，声息低微，靠近头部亦难闻及	病位多在肺、脾、肾，病性多为虚
	咳嗽	无症状或体征	咳嗽时作，不影响正常生活和工作	咳嗽频次较高，正常生活和工作稍受影响	咳嗽频繁难止，影响正常生活和工作	病位多在肺、肾，病性多为风、寒、热、虚
	干咳	无症状或体征	干咳，间断而作，不影响正常生活和工作	干咳，较频，睡眠及生活稍受影响	昼夜干咳频繁或阵咳，影响休息和睡眠	病位多在肺，病性多为风、燥、阴虚
	呛咳	无症状或体征	呛咳间断而作，不影响正常生活和工作	呛咳较频，睡眠及生活稍受影响	昼夜呛咳频繁，影响休息和睡眠	病位多在肺，病性多为风
	呃逆	无症状或体征	每日呃逆不超过5次	每日呃逆5~10次	每日呃逆超过10次	病位多在胃，病性多为气逆
	嗳气	无症状或体征	每日嗳气不超过5次	每日嗳气5~10次	每日嗳气超过10次	病位多在胃，病性多为气逆
	呵欠	无症状或体征	每日呵欠不超过5次	每日呵欠5~10次	每日呵欠超过10次	病位多在心、脾，病性多为虚
	喷嚏	无症状或体征	每日喷嚏不超过5次	每日喷嚏5~10次	每日喷嚏超过10次	病位多在肺、脾，病性多为风、寒、热
	鼻鼾	无症状或体征	鼾声较小，时作时止	鼾声较响亮，时作时止，或鼾声较小，持续而作	鼾声响亮甚如雷鸣，入睡即作	病位多在肺、脾，病性多为寒、热
	干呕	无症状或体征	每日干呕不超过1~2次	每日干呕3~4次	每日干呕超过4次	病位多在脾、胃，病性多为气逆
	肠鸣	无症状或体征	肠鸣有声，一日不超过5次	肠鸣有声，一日不超过10次	肠鸣有声，一日超过10次，或肠鸣持续	病位多在胃、肠，病性多为水停

续表

分类	四诊信息	条目定量（级）及其含义				证候要素的病性、病位描述
		1（正常）	2（轻度）	3（中度）	4（重度）	
闻声音	矢气	无症状或体征	气每日不超过5次	矢气每日5~10次	矢气每日超过10次，或频频矢气	病位多在胃、肠，病性多为气郁
闻气味	口臭	无症状或体征	自觉口中出气臭秽，旁人难闻及	咫尺内可闻及口中出气臭秽	咫尺外亦可闻及口中出气臭秽	病位多在脾、胃，病性多为热
	尿臭	无症状或体征	小便带有腥臭，但不太熏人	小便腥臭，熏及左右	小便臭秽，熏及满室	病位多在膀胱，病性多为湿热
	汗臭	无症状或体征	汗有异味，旁人能忍受	汗有轻微异味，旁人尚能忍受	汗有很重异味，旁人避之	病位多在肺、脾、胃，病性多为湿热、风湿、湿温

四、问诊信息编码及分级标准

问诊在临床收集四诊信息的过程中占有重要地位，明·张景岳认为问诊乃"诊治之要领，临证之首务"，《景岳全书》总结出"十问歌"广为中医临床所运用。我们将问诊信息分问寒热、问汗出、问疼痛、问其他不适、问饮食、问二便二阴、问睡眠、问月经、问带下九项，共221个。具体的中英文名、编码、定义、分级、病性、病位证候要素描述见下表。

（一）问诊信息编码及定义

见表4-5。

表4-5　问诊信息编码及定义

编码	名称	英文	定义
SZ300000	问诊	inquiry	通过询问病人或陪诊者，了解疾病的发生、发展、治疗经过、现在症状和其他与疾病有关的情况，以诊察疾病的方法
SZ310000	问寒热	inquiry about cold and hot	询问病人寒热的情况，主要包括问寒热的性状、部位、时间、特点及伴随症状等
SZ310100	恶风寒	aversion to wind and cold	恶风为怕冷不适，甚至战栗，避风则缓的表现；恶寒为感觉怕冷，虽加衣添被，采取保暖措施，身体发冷的感觉仍不能缓解的表现

编码	名称	英文	定义
SZ310200	畏寒	fear of cold	自觉怕冷，加衣被或近火取暖，采取保暖措施，身体发冷的感觉可以缓解
SZ310300	寒战	shivering	感觉寒冷的同时伴有全身不由自主地颤抖
SZ310400	恶热	aversion to heat	感觉怕热
SZ310500	骨蒸	bone steaming; hectic fever	自觉身体发热，其热很深，好像从骨髓蒸发出来，不易退去
SZ310600	壮热	high fever	体温39℃以上，持续不退，不恶寒只恶热
SZ310700	潮热	tidal fever	发热盛衰起伏有定时，犹如潮汛
SZ310800	烘热	vizard fever	全身如火烘烤，尤以头面为著
SZ310900	手背热	feverishness on dorsum of hand	察知两手背发热，或自觉两手背发热
SZ311000	身热夜甚	fever aggravated at night	夜间发热较白天为重
SZ311100	夜热早凉	nightfever abating at dawn	夜间低热，至翌日清晨则热退身凉
SZ311200	五心烦热	dysphoria with feverish sensation in chest, palms and soles	自觉两手心、两足心及心胸发热，可伴有心烦不宁、体温升高
SZ311300	手足心热	feverishness in palms and soles	察知手心、足心发热，或自觉手心、足心发热
SZ311400	身热不扬	hiding fever	身热稽留而热象不剧，或医生初扪病人体表不觉热甚，久则感到热盛灼手
SZ311500	恶寒发热	aversion to cold with fever	恶寒与发热同时发作
SZ311600	寒热往来	alternate attacks of chill and fever	恶寒与发热交替发作，恶寒时不发热，发热时不恶寒
SZ320000	问汗出	inquiry about sweating	询问病人出汗的情况，主要包括问汗的有无、多少、性状、出汗的部位、时间、特点及伴随症状等
SZ320100	无汗	anhidrosis	没有出汗，指当汗出而不汗出
SZ320200	有汗	sweating	有汗出，包括多种出汗表现
SZ320300	半身无汗	hemi - anhidrosis	身体的左侧，或右侧，或上半身，或下半身不出汗
SZ320400	多汗	hyperhidrosis	大量汗出

编码	名称	英文	定义
SZ320500	自汗	spontaneous sweating	醒时不因劳累活动、天热、穿衣过暖和服用发散药等因素而自然汗出
SZ320600	盗汗	night sweating	入睡后出汗，醒来即止
SZ320700	冷汗	cold sweating	身体畏寒，四肢发凉，并伴有出汗
SZ320800	战汗	sweating following shiver	寒战后全身大汗出
SZ320900	腋汗	armpit sweating	仅两腋下乃至胁下局部多汗潮湿
SZ321000	黄汗	yellowish sweating	汗液发黄，甚则染衣
SZ321100	油汗	sticky sweating	汗液黏腻如油
SZ321200	头汗	head sweating	仅头面部或头颈部多汗
SZ321300	手足汗出	sweating of hands and feet	仅手、足部位多汗
SZ321400	心胸汗出	chest sweating	仅心胸部多汗
SZ321500	半身汗出	hemihidrosis; parahidrosis	又称汗出偏沮，仅身体的左侧，或右侧，或上半身，或下半身多汗
SZ330000	问疼痛	inquiry about pain	询问病人疼痛的情况，主要包括问疼痛的性质、部位、持续时间等
SZ330100	头痛	headache	头部疼痛，包括头的前、后、偏侧部疼痛和整个头部疼痛
SZ330110	头胀痛	distending pain	头部疼痛伴有发胀感
SZ330120	头刺痛	stabbing pain	头痛如针刺的感觉
SZ330130	头隐痛	dull pain	头部疼痛轻微，多时隐时现，绵绵不休
SZ330140	头重痛	heaven pain	头痛伴有沉重感
SZ330150	头跳痛	throbbing pain	头痛有搏动感
SZ330160	偏头痛	migraine	偏于一侧的头部疼痛，往往比较顽固，可能定期发作，常伴有恶心、呕吐、眼睛牵扯痛等症
SZ330200	耳痛	earache	耳部疼痛，病变部位可在耳郭、外耳道、鼓膜等
SZ330300	目痛	pain of eyes	眼睛疼痛
SZ330400	牙痛	toothache	牙齿疼痛
SZ330500	舌痛	pain in tongue	舌体疼痛
SZ330600	咽喉肿痛	swelling and pain in throat	咽喉红肿疼痛

编码	名称	英文	定义
SZ330700	颈项痛	rigidity of nape and head-ache	颈项部的肌肉拘紧、僵硬，甚至疼痛
SZ330800	肩痛	shoulder pain	肩关节及其周围的肌肉筋骨疼痛
SZ330900	胸痛	chest pain	胸部疼痛，包括胸壁、胸膜腔、胸骨角等部位的疼痛
SZ330910	胸胀痛	distending pain	胸部疼痛伴有发胀感
SZ330920	胸刺痛	stabbing pain	胸痛如针刺的感觉
SZ330930	胸灼痛	burning pain	胸痛有灼热、烧烫的感觉
SZ330940	胸绞痛	colic	胸部疼痛剧烈、绞榨感
SZ330950	胸隐痛	dull pain	胸部疼痛轻微，多时隐时现，绵绵不休
SZ330960	胸闷痛	stuffy pain	胸部疼痛伴有憋闷感，呼吸费力
SZ330970	胸走窜痛	scurrying pain	胸部疼痛位置游走不定
SZ331000	胁痛	hypochondriac pain	一侧或两侧胁肋部位疼痛
SZ331010	胁胀痛	distending pain	胁肋部疼痛伴有发胀感
SZ331020	胁刺痛	stabbing pain	胁肋部有痛如针刺的感觉
SZ331030	胁绞痛	colic	胁肋部疼痛剧烈、绞榨感
SZ331040	胁隐痛	dull pain	胁肋部疼痛轻微，时隐时现，绵绵不休
SZ331050	胁闷痛	stuffy pain	胁肋部疼痛伴有憋闷感
SZ331060	胁走窜痛	scurrying pain	胁肋部疼痛位置游走不定
SZ331100	胃脘痛	stomach pain	胃或心下部位疼痛
SZ331200	腹痛	abdominal pain	腹部疼痛，是脐腹疼痛、小腹疼痛、少腹疼痛的统称
SZ331300	乳房疼痛	breast pain	乳房发胀疼痛
SZ331400	腰痛	lumbago	腰部一侧或两侧疼痛
SZ331500	背痛	backache	背部疼痛
SZ331600	身痛	pantalgia	周身疼痛
SZ331700	关节疼痛	arthralgia	周身一个或多个关节疼痛
SZ331800	四肢疼痛	limbs pain	上肢，或下肢，或上下肢的筋脉、肌肉、关节疼痛
SZ331900	股阴痛	thigh pain	单侧或双侧大腿内侧疼痛，常可累及外阴部
SZ332000	足痛	foot pain	踝关节以下部位疼痛，包括足心、足背痛、足跟痛、足趾痛等

续表

编码	名称	英文	定义
SZ340000	问其他不适	inquiry about other discomfortable	询问病人其他不适的情况
SZ340100	神疲乏力	spiritlessness and weakness	自觉精神困倦，肢体懈怠，软弱无力
SZ340200	健忘	forgettery	脑力衰弱，记忆减退，遇事善忘
SZ340300	头昏	vertigo	头部昏沉不适，头脑不清爽，严重则走路不稳，甚至有失平衡
SZ340400	头晕	dizziness	头脑昏沉，视物昏花旋转，严重者张目即觉天旋地转，不能站立
SZ340500	头胀	fullness in head	自觉头部膨胀不适，严重者感觉撑胀如裂
SZ340600	头皮麻木	numbness of scalp	头部皮肤知觉减退，不知痛痒
SZ340700	头重	heavy sensation of head	感觉头部沉重
SZ340800	脑鸣	buzzing in brain	自觉头脑内有声音鸣响
SZ340900	目眩	dizziness	眼前发黑，视物昏花晃动
SZ341000	目胀	eyes bloated	眼睛发胀的感觉
SZ341100	目涩	dry eyes	眼睛干燥少津，涩滞不适，易感疲劳
SZ341200	目痒	itching of eyes	眼睑边、眼眦内发痒，甚至痒连睛珠，痒极难忍，但睛珠完好，视力正常
SZ341300	视物模糊	clouded vision	目昏，视物模糊不清
SZ341400	畏光	photophobia	眼睛怕光羞明，每遇明亮场所，眼睛涩痛、流泪，畏避难睁
SZ341500	迎风流泪	lacrimation into the wind	遇风则冷泪频流
SZ341600	耳痒	itching in ear	耳郭和外耳道作痒
SZ341700	耳鸣	tinnitus	自觉耳中有鸣响声
SZ341800	耳聋	deafness	听觉障碍，不能听到外界声响，轻者听而不真，重者不闻外声
SZ341900	失嗅	loss of smell	鼻的嗅觉减退，不能分辨气味，不闻香臭
SZ342000	舌麻	numbness of tongue	舌有麻木感，并可伴有舌体活动不灵
SZ342100	牙齿浮动	luxated teeth	牙齿松动
SZ342200	鼻咽痒	nose and fauces scratchy	鼻腔、咽喉作痒
SZ342300	咽喉异物感	fauces eyewinker feeling	自觉咽部有异物
SZ342310	咽喉紧迫感	fauces pressing feeling	咽喉中有收缩紧迫的感觉
SZ342320	咽喉烧灼感	fauces cauterized feeling	咽喉中有用火烧灼的感觉

编码	名称	英文	定义
SZ342330	咽喉烟呛感	fauces fumatory feeling	咽喉中有烟熏呛的感觉
SZ342340	咽喉堵塞感	fauces air – logged feeling	咽喉中有异物堵塞的感觉
SZ342350	咽喉痰附感	fauces sputum inserted feeling	咽喉中有痰黏附的感觉
SZ342400	胸胁苦满	fullness and discomfort in chest and hypochondrium	感觉胸胁部胀闷不适
SZ342500	胁胀	hypochondriac bloating	感觉胁肋部胀满不适，甚至影响呼吸
SZ342600	心下痞	epigastric oppression	自觉心下胃脘部满闷堵塞，按之却柔软不痛
SZ342700	痞满	distention and fullness	即脘腹痞满，感觉体腔或脏腑内满闷堵塞，可发生于胸部、腹部、胃脘部等
SZ342800	腹胀	abdominal bloating	腹有胀感，痞塞不舒，甚则如物支撑的症状
SZ342900	少腹急结	spasmatic pain in lower abdomen	下腹部急迫痉挛，或伴痛伴胀
SZ343000	腰膝酸软	soreness and weakness of waist and knees	自觉腰部与膝部酸软无力
SZ343100	肢体困重	the whole body ponderosity	自觉肢体有沉重感
SZ343200	关节酸痛	condyle soreness	四肢关节酸胀疼痛，甚至变形的表现
SZ343300	肌肤瘙痒	skin pruritic	自觉肌肤有痒感，需抓挠
SZ343400	身痒	pruritus	全身皮肤瘙痒不适
SZ343500	身重	heavy body	自觉身体沉重，活动不利，甚至难以转侧
SZ343600	腰冷重	coldness and heaviness in waist	自觉腰部寒冷，严重时有如束冰带，或如坐水中的感觉
SZ343700	背冷	coldness in back	感觉背部发凉
SZ343800	背热	hotness in back	感觉背部发热
SZ343900	形寒怕冷	physique cold – blooded	手足四肢或者全身怕冷
SZ344000	善悲欲哭	be down in spirits and want to cry	自觉心中悲伤，时欲哭泣
SZ344100	急躁易怒	distracted and choleric	性情急躁，动辄发怒
SZ344200	忧思郁闷	worried and depressed	思虑多，心情不舒，闷闷不乐
SZ344300	麻木	numbness	肢体肌肤局限性知觉障碍，"麻"指自觉肌肉内有如虫行，按之不止；"木"指皮肤无痛痒感觉，按之不知

续表

编码	名称	英文	定义
SZ344310	半身麻木	hemianesthesia	半边身体麻木乏力，失去知觉
SZ344320	肌肤麻木	numbness	全身或局部皮肤麻木，失去知觉
SZ344330	四肢麻木	acro – anesthesia	四肢发麻，失去知觉，甚至影响活动
SZ350000	问饮食	inquiry about bite and sup	询问病人饮食的情况，以了解病情的诊断方法，包括问饮食的量、时间、偏嗜等
SZ350100	渴不欲饮	thirst without desire to drink	自觉口中干燥但不想饮水
SZ350200	饮水则呛	choke when drinking	饮水下咽则引起咳呛的表现
SZ350300	口淡	tastelessness	口中味觉减退，自觉口内发淡而品尝不出饮食滋味
SZ350400	口甜	sweet taste in mouth	自觉口中有甜味
SZ350500	口咸	salty taste in mouth	自觉口中有咸味
SZ350600	口苦	bitter taste in mouth	自觉口中有苦味
SZ350700	口酸	sour taste in mouth	自觉口中有酸味或酸腐气味
SZ350800	口黏腻	sticky and greasy in mouth	自觉口舌黏腻，涩滞不爽，甚至食不知味
SZ350900	流涎	salivation	口中不自觉地频频流出唾液
SZ351000	多唾	profuse spittle	自觉口中唾液很多，或频频不自主吐唾
SZ351100	纳谷不香	poor appetite	缺乏食欲，饮食无味的表现
SZ351200	恶心	nausea	感觉胃中有物上拱，急迫欲吐，常是呕吐的先兆
SZ351300	呕吐	vomiting	胃内容物，甚至胆汁、肠液通过食道反流到口腔并吐出的反射性动作
SZ351400	反胃	regurgitation	饮食入胃，在胃中停而不化，终至吐出，包括食已则吐、暮食朝吐、朝食暮吐等
SZ351500	泛酸	acid regurgitation	酸水自胃中上逆，包括吞酸与吐酸
SZ351600	梗噎	blockade in deglutition	吞咽食物时梗噎不顺，甚或隔阻不通
SZ351700	嗳腐	belching	自胃中嗳出酸腐之气
SZ351800	厌食	anorexia	对饮食有厌恶感，不愿进食
SZ351900	厌食油腻	detest fatness	厌恶油腻之品，不欲进食
SZ352000	胃中嘈杂	gastric upset	自觉胃中空虚难耐，嘈杂不适
SZ352100	饥不欲食	hunger without desire to eat	有饥饿感而又不想进食
SZ352200	消谷善饥	rapid digestion of food and polyorexia	食欲亢进，进食量多，易感饥饿

编码	名称	英文	定义
SZ352300	喜食异物	addiction to eating foreign bodies	嗜食生米、泥土、纸张、煤炭、墙皮等各种非食品之异物
SZ360000	问二便二阴	inquiry about relieve the bowels and private parts	询问病人大小便和二阴的情况，以了解病情的诊断方法，包括问大小便的性状、时间、特点及伴随症状等
SZ360100	大便秘结	constipation	粪便干燥坚硬，排出困难，排便次数减少的表现
SZ360200	便溏	loose stool	粪便稀薄而不成形
SZ360300	腹泻	diarrhea	粪便稀薄，排便次数增加，是多种症状的统称
SZ360400	大便失禁	proctoptoma during defecation	在神识清醒的情况下，大便不能自控，不由自主地排出，甚至便出而不能自知
SZ360500	大便不爽	difficulty in defecation	自觉有便意，但大便排出困难或排出后仍感不爽
SZ360600	里急后重	tenesmus	自觉腹内拘急，疼痛不舒，便意急迫，但肛门重坠，又便出不爽
SZ360700	便血	hemafecia	消化道出血，经肛门排出，包括单纯便血，先便后血，先血后便，便血杂下，或便中挟血
SZ360710	便血暗红	hemafecia wine	便血，出血部位离肛门较远，亦称远血，先便后血，血色紫黯，或黑色稀便，或大便的颜色发黑
SZ360720	便血鲜红	hemafecia cardinal red	便血，出血部位离肛门较近，亦称近血，先血后便，血色较红
SZ360730	便脓血	passing stool with pus and blood	粪便中夹杂脓血，往往伴有腹痛、腹泻、里急后重等症
SZ360800	完谷不化	diarrhea with undigested food	指粪便中夹有大量未消化食物的腹泻
SZ360900	小便量多	polyuria	每日小便量偏多
SZ361000	小便量少	oliguria	每日小便量偏少
SZ361100	小便频数	frequent micturition	即尿频，指小便次数明显增多，甚则一日达数十次

续表

编码	名称	英文	定义
SZ361200	小便不畅	dysuria	每次排出的尿量少，排尿不畅
SZ361300	小便涩痛	difficulty and pain in micturition	小便排出不畅，排尿时感觉尿道疼痛
SZ361400	小便失禁	incontinence ofurin	在神识清醒或昏迷的情况下，小便不能随意控制而自行溺出
SZ361500	小便黄赤	deep – colored urine	尿液的颜色呈深黄、黄红或黄褐色，甚至尿如浓茶
SZ361600	小便清长	clear urine in large amounts	尿液的颜色澄清而量多
SZ361700	小便浑浊	turbid urine	尿液浑浊不清
SZ361800	尿中砂石	sandy urine	尿中夹有细小砂石排出
SZ361900	尿后余沥	dribble of urine	排尿后仍有尿液点滴不尽
SZ362000	夜尿多	frequent urination at night	夜间小便次数增加，在 3 次以上；或夜间尿量增加，超过全日尿量 1/4
SZ362100	遗尿	enuresis	成人或 3 岁以上小儿睡眠中不自主地发生排尿
SZ362200	尿血	hematuria	血随小便排出，尿色因之而呈淡红、鲜红、红赤，甚或夹杂血块
SZ362300	小便夹精	semen in urine	尿液中混杂精液，或排尿后有精液自尿道口滴出
SZ362400	血精	hematospermia	精液夹血而呈粉红色、棕红色，或夹有血丝或鲜血
SZ362500	早泄	prospermia	性交时间短暂，过早射精
SZ362600	遗精	spermatorrhea	不性交而精液自行遗泄
SZ362700	滑精	night emission	无梦而遗，甚则在清醒状态下滑泄不禁
SZ362800	阳痿	impotence	成年男子阴茎不能勃起，或勃起不坚，或坚而短暂，致使不能进行性交
SZ362900	阴冷	coldness of external genitals	自觉阴部寒冷，男子自觉阴茎、阴囊寒冷；女子自觉外阴及阴中寒冷，甚则冷及小腹尻股
SZ363000	阴痒	pruritus vulvae	外阴部或阴道内瘙痒不适
SZ363100	梦遗	nocturnal emission	有性梦而遗精
SZ363200	精液清稀	semen rarefaction	精液清冷稀薄，甚至引起不育

编码	名称	英文	定义
SZ363300	房事淡漠	asexuality	性欲低下，甚至对性生活毫无兴趣
SZ370000	问睡眠	inquiry about sleeping	询问睡眠的情况，以了解病情的诊断方法
SZ370100	失眠	insomnia	经常性的睡眠减少，不易入睡、睡眠短浅而易醒，甚或彻夜不眠，亦称不寐
SZ370200	多梦	dreaminess	睡眠不实，睡眠中梦扰纷乱，醒后感觉头昏神疲
SZ370300	多寐	analeptic	不分昼夜，时时欲睡，呼之能醒，醒后复睡
SZ380000	问月经	inquiry about menstrual blood	询问妇女月经期间经血的情况，包括周期、血量、血色、血质及血块的有无等
SZ380100	问经期	inquiry about menses	问月经的周期
SZ380110	月经先期	menses ahead	连续 2 个月经周期提前七天以上
SZ380120	月经后期	menses delay	连续 2 个月经周期错后七天以上
SZ380130	经期延长	menostaxis	连续 2 个月经周期延长七天以上
SZ380140	经期不定	menses foul - up	连续 2 个月经周期或前或后不定期
SZ380150	经来骤止	menses suddenly halt	正值经期，出现月经停止
SZ380160	闭经	amenorrhea	在行经年龄，若停经超过三个月而又未怀孕，或不在哺乳期月经不来潮
SZ380170	绝经	menopause	妇女一生中最后一次月经，一般在 50 岁左右
SZ380200	问经量	inquiry about menstrual quantity	问月经的血量
SZ380210	月经量多	menorrhagia	月经量较以往明显增多，周期基本正常
SZ380220	月经量少	hypomenorrhea	月经量较以往明显减少，甚至点滴即净，周期基本正常
SZ380230	崩漏	metrorrhagia	不在行经期间，阴道内大量出血，或持续下血，淋漓不止
SZ380300	问经色	inquiry about menstrual color	问月经的颜色
SZ380310	月经浅淡	rosiness menses	月经颜色较正常浅淡
SZ380320	月经鲜红	cardinal red menses	月经颜色鲜红，量较多
SZ380330	月经紫暗	purple menses	月经颜色较正常更深
SZ380400	问经质	inquiry about menstrual texture	问月经的血质

续表

编码	名称	英文	定义
SZ380410	月经清稀	menses thin	经质较正常清而稀薄
SZ380420	月经黏稠	menses ropy	经质较正常黏而稠厚
SZ380430	经血夹块	menses lard gore	经血中夹杂血块
SZ380500	痛经	dysmenorrhea	妇女正值经期或行经前后，出现周期性小腹疼痛，或痛引腰骶，甚则剧痛昏厥
SZ390000	问带下	inquiry about leucorrhea	询问妇女白带的情况，包括色、量、质、味等
SZ390100	白带	white vaginal discharge	妇女从阴道中流出的少量白色黏性分泌物，无臭气，为正常表现；如黏液增多，连绵不断，或带有腥臭味，为病理表现
SZ390200	黄带	yellow vaginal discharge	妇女阴道中排出的黄色黏液，黏稠而淋漓不断，或有腥臭味，甚至如脓样
SZ390300	赤白带	red and white vaginal discharge	妇女阴道中排出赤白相间的黏液，连绵不断，或时而排出赤色黏液，时而排出白色黏液
SZ390400	带下量多	leucorrhea excessive	妇女带下的量较正常者多
SZ390500	带下稀薄	leucorrhea washiness	妇女带下质地稀薄
SZ390600	带下臭秽	leucorrhea olid	妇女带下气味臭秽
SZ390700	恶露	lochia	妇女产后，由阴道排出的瘀血、黏液

（二）问诊信息量化分级标准

见表 4 - 6。

表 4 - 6　问诊信息量化分级标准

分类	四诊信息	条目定量（级）及其含义				证候要素的病性、病位描述
		1（正常）	2（轻度）	3（中度）	4（重度）	
问寒热	恶风寒	无症状或体征	轻微畏风怕冷，加衣可缓解	畏风怕冷，覆被可缓解	畏风怕冷较重，避风近火可缓解	病位多在肺，病性多为风、寒
	畏寒	无症状或体征	病人自觉怕冷，加衣可缓解	病人自觉怕冷，覆被可缓解	病人自觉怕冷，近火可缓解	病位多在肺，病性多为寒
	寒战	无症状或体征	稍感寒冷，不颤抖	感觉寒冷，手足颤抖	感觉寒冷，全身颤抖	病位多在肺，病性多为寒、阳虚

分类	四诊信息	条目定量（级）及其含义				证候要素的病性、病位描述
		1（正常）	2（轻度）	3（中度）	4（重度）	
问寒热	恶热	无症状或体征	感觉怕热，可忍受	感觉怕热，需脱衣饮水	感觉怕热，脱衣饮水仍不缓解	病位多在肺，病性多为热
	骨蒸	无症状或体征	午后或入夜有热自骨髓向外透发，持续时间不超过1小时	午后或入夜有热自骨髓向外透发，持续时间1~2小时	午后或入夜有热自骨髓向外透发，持续时间超过2小时	病位多在肝、肾，病性多为阴虚
	壮热	无症状或体征	身热，体温在39~40℃之间	身热，体温高于40℃，但无谵语、神昏等神志症状	身热，体温高于40℃，有谵语，甚则神昏等神志症状	病位多在阳明、气分，病性多为热
	潮热	无症状或体征	有时发热，状如潮水有定时	每天午后发热，状如潮水有定时	发热时间延续较长，状如潮水有定时，入夜及午后发热	病位多在阳明，病性多为湿温、阴虚
	烘热	无症状或体征	烘热每随情绪波动而发，发过则如常人	烘热时发，或伴面赤	烘热持续时间较长，全身如火烘烤	病位多在肝、肾，病性多为阴虚
	手背热	无症状或体征	察知或自觉两手背稍热	察知或自觉两手背热感明显，扪之灼热	察知或自觉两手背热感极显，扪之滚烫	病位多在肝、肾，病性多为热
	身热夜甚	无症状或体征	夜间发热，偶尔发生	夜间发热，经常发生，影响睡眠	夜间持续发热，彻夜不眠	病位多在心、肝，病性多为阴虚
	夜热早凉	无症状或体征	夜热早凉偶尔发生	夜热早凉经常发生，尚能耐受	夜热早凉每天发生，程度较重，影响生活，难以控制	病位多在心、肝、肾，病性多为阴虚
	五心烦热	无症状或体征	手足心发热，偶有心烦	手足心发热，欲露衣被外，时有心烦	手足心发烫，欲持冷物，终日心烦不宁	病位多在心、肝、肾，病性多为虚、热
	手足心热	无症状或体征	手足心发热，时有时无	手足心发热，手足需暴露	手足心发烫，需接触冷物	病位多在心、肝、肾，病性多为虚、热
	身热不扬	无症状或体征	体表初扪不很热，稍久则觉灼热，体温不超过39℃	体表初扪不很热，稍久则觉灼热，体温在39~39.5℃	体表初扪不很热，稍久则觉灼热，体温超过39.5℃	病位多在中焦，病性多为湿温

续表

分类	四诊信息	条目定量（级）及其含义				证候要素的病性、病位描述
		1（正常）	2（轻度）	3（中度）	4（重度）	
问寒热	恶寒发热	无症状或体征	恶寒发热程度轻，不影响工作	恶寒发热较重，工作受影响	恶寒发热严重，不能进行任何工作	病位多在肺，病性多为风、寒、热
	寒热往来	无症状或体征	恶寒与发热交替发作，发热时体温不超过39.5℃	恶寒与发热交替发作，发热时体温在39.5~40℃之间	恶寒与发热交替发作，发热时体温超过40℃	病位多在肝、胆，病性多为热
问汗出	无汗	无症状或体征	天热或同样环境下别人出汗而本人无汗，天气炎热有汗	天气炎热仍不易出汗	任何时候都无汗出	病位多在肺、脾，病性多为寒、虚
	有汗	无症状或体征	较冷的环境或同样环境别人不出汗而本人微出汗	活动后或稍觉热的环境下，汗出湿衣	安静的状态也出汗或活动后、天热的环境下，汗出如雨淋	病位多在肺、脾，病性多为热
	半身无汗	无症状或体征	半身汗出量少，肌肤尚有润感	半身汗出量微，自觉肌肤干燥	半身无汗且肌肤干燥	病位多在心、肝，病性多为风、痰、瘀、湿
	多汗	无症状或体征	汗出肌肤湿润	汗出沾湿内衣	大汗淋漓	病位多在肺、脾，病性多为热
	自汗	无症状或体征	稍动自然汗出，汗量不多	稍动或无故汗出，汗量较多，反复发作	无故汗出，汗量甚多，常湿透内衣	病位多在肺、脾，病性多为气虚、阳虚
	盗汗	无症状或体征	偶有盗汗	盗汗频发	盗汗每天发生	病位多在心、脾、肾，病性多为阴虚
	冷汗	无症状或体征	汗出较冷，量少，短暂即过，或偶发，不沾内衣	汗出冷，量较多，时常出现，沾湿内衣	汗出极冷，量多，持续时间长，遍身湿漉	病位多在肺、脾，病性多为寒
	战汗	无症状或体征	寒战后出汗较少	寒战后出汗量大	寒战后周身出汗，如水浇透	病位多在肺，病性多为实
	腋汗	无症状或体征	偶有腋汗，局部潮湿	时常出腋汗，局部潮湿	腋汗时而下，量多湿衣	病位多在肝、胆，病性多为热
	黄汗	无症状或体征	出汗量少，微沾内衣，色淡黄	出汗较多，沾湿内衣，色深黄	出汗量多，遍身湿漉，且色如黄柏汁	病位多在肝、胆，病性多为湿热

续表

分类	四诊信息	条目定量（级）及其含义				证候要素的病性、病位描述
		1（正常）	2（轻度）	3（中度）	4（重度）	
问汗出	油汗	无症状或体征	出汗较少，微沾内衣，微油	出汗较多，沾湿内衣，油多	出汗量多，如水浇透，油多黏腻	病位多在心、肝、肺、脾、肾，病性多为虚
	头汗	无症状或体征	头部微有汗出，不沾湿头发	头部汗出较多，沾湿头发	头部汗出，量多，头发湿透	病位多在心、胃、膀胱经等，病性多为热
	手足汗出	无症状或体征	手足汗出量少，局部湿润	手足汗出较多，局部潮湿	手足汗出量多，如出水中	病位多在肺、脾，病性多为湿、热
	心胸汗出	无症状或体征	心胸汗出量少，局部湿润	心胸汗出较多，局部潮湿	心胸汗出量多，如水浇透	病位多在心、脾、肾，病性多为虚
	半身汗出	无症状或体征	半身汗出量少，局部湿润	半身汗出较多，局部潮湿	半身汗出量多，如水浇透	病位多在心、肝，病性多为风、痰、瘀、湿
问疼痛	头痛	无症状或体征	头痛较轻，偶有发作，可以忍受	头痛较重，时发时止，影响工作	头痛剧烈，欲炸欲裂，持续不解，面容痛苦	病位多在肝、胆，病性多为风、寒、热、瘀、湿、虚
	头胀痛	无症状或体征	头胀痛较轻，偶有发作，不影响工作和生活	头胀痛较重，时发时止，影响工作	头胀痛欲裂，持续不解，面容痛苦	病位多在肝、胆，病性多为气滞
	头刺痛	无症状或体征	头痛如针刺，为时短暂，不影响日常工作和生活	头痛如针刺，时发时止，发时症状较重，但能忍受	头痛如锥刺，痛时剧烈，持续不解，难以忍受	病位多在肝、胆，病性多为瘀
	头隐痛	无症状或体征	头部隐隐作痛，为时短暂，不影响工作和生活	头部隐隐作痛，时发时止，影响工作	头部隐隐作痛，持续不解，使人坐卧不安	病位多在肝、胆，病性多为虚
	头重痛	无症状或体征	头重痛偶发，不影响工作和生活	头重痛时发时止，影响工作	头重痛持续不解，使人坐卧不安	病位多在肝、胆，病性多为湿
	头跳痛	无症状或体征	头痛呈搏动样，程度较轻，不影响日常工作和生活	头痛呈搏动样，时发时止，影响工作	头痛呈搏动样，持续不解，头部喜重裹、按压	病位多在肝、胆，病性多为火

分类	四诊信息	条目定量（级）及其含义				证候要素的病性、病位描述
		1（正常）	2（轻度）	3（中度）	4（重度）	
问疼痛	偏头痛	无症状或体征	偏头痛偶尔发作，不影响工作	偏头痛经常发作，无恶心呕吐等症，工作受影响	偏头痛持续，伴恶心呕吐等症，不能进行任何工作	病位多在肝、胆，病性多为气滞、风、火
	耳痛	无症状或体征	耳痛较轻，时发时止，可以耐受	耳痛较重，时发时止，或持续不解，影响听力和工作	耳痛剧烈，持续不解，无法正常生活	病位多在肝、肾，病性分虚实
	目痛	无症状或体征	目睛略痛，时发时止，可以耐受	目睛较痛，时发时止，或持续不解，影响视力	目睛痛甚，持续不解，严重影响视力	病位多在心、肝，病性多为热
	牙痛	无症状或体征	牙齿疼痛较轻，不影响饮食及工作	牙齿疼痛较重，影响饮食及工作	牙齿疼痛严重，不能进食及工作	病位多在脾、胃，病性多为火
	舌痛	无症状或体征	舌体局部轻微疼痛，可以忍受	舌体局部疼痛，持续时间较长，自觉难受	全舌疼痛，持续不已，难以忍受	病位多在心，病性多为火
	咽喉肿痛	无症状或体征	咽喉略痛，对吞咽、讲话无影响，可以耐受	咽喉较痛，对吞咽、讲话有一定影响	咽喉痛甚，严重妨碍吞咽、讲话	病位多在肺、胃，病性多为热
	颈项痛	无症状或体征	疼痛轻，颈部活动正常	疼痛稍重，颈部活动受限，影响工作	疼痛重，颈部活动严重受限，无法正常生活	病位在筋骨，病性多为风、寒、热、湿、虚
	肩痛	无症状或体征	肩痛轻微，肩关节活动正常	肩痛较重，肩关节活动受限，影响工作	肩痛剧烈，肩关节活动严重受限，无法正常生活	病位在筋骨，病性多为风、寒、热、湿、虚
	胸痛	无症状或体征	胸部疼痛，不影响工作和生活	胸部疼痛时发时止，发作时症状较重，但能忍受	胸部疼痛剧烈，持续不解，难以忍受	病位在心、肺，病性多为瘀、寒、热
	胸胀痛	无症状或体征	胸部胀痛，程度较轻，不影响工作和生活	胸部胀痛，时发时止，捶打后方舒	胸部胀痛，持续不解，屈身不能，捶打后仍不解	病位在心、肺，病性多为气滞

分类	四诊信息	条目定量（级）及其含义				证候要素的病性、病位描述
		1（正常）	2（轻度）	3（中度）	4（重度）	
问疼痛	胸刺痛	无症状或体征	胸痛如针刺，为时短暂，不影响日常工作和生活	胸痛如针刺，时发时止，发时症状较重，但能忍受	胸痛如锥刺，痛时剧烈，持续不解，难以忍受	病位在心、肺，病性多为瘀
	胸灼痛	无症状或体征	胸部偶有烧灼样疼痛，不影响工作和生活	胸部烧灼样疼痛，时发时止，影响工作	胸部如烧灼，喜冷恶热，坐卧不宁	病位在心、肺，病性多为火
	胸绞痛	无症状或体征	胸部偶有绞痛，为时较短，不影响工作和生活	胸部绞痛，时发时止，影响工作	胸部刀割样疼痛，持续不解，大汗淋漓	病位在心、肺，病性多为寒、瘀
	胸隐痛	无症状或体征	胸部隐隐作痛，程度较轻，不影响工作和生活	胸部隐痛，时发时止，影响工作	胸部隐痛，持续不解，使人心烦不安	病位在心、肺，病性多为虚
	胸闷痛	无症状或体征	胸部憋闷疼痛，程度较轻，为时短暂，不影响工作和生活	胸部憋闷疼痛，休息或叹息可缓解，影响工作	胸部憋闷疼痛呈压榨样，休息或叹息不得缓解，不能工作	病位在心、肺，病性多为湿
	胸走窜痛	无症状或体征	胸部疼痛走窜不定，范围小，程度轻，不影响工作和生活	胸部疼痛，走窜全胸，程度较重，影响工作	胸部疼痛，走窜全胸，并放射至肩臂，程度严重，不能工作	病位在心、肺，病性多为气滞
	胁痛	无症状或体征	胁痛偶发，可自行缓解	胁痛频发，不易缓解	胁痛持续不缓解	病位多在肝、胆，病性分虚实
	胁胀痛	无症状或体征	胁部胀痛，程度较轻，不影响工作和生活	胁部胀痛，捶打后可缓解，影响工作	胁部胀痛，不可俯身，持续不解	病位多在肝、胆，病性多为气滞
	胁刺痛	无症状或体征	胁痛如针刺，为时短暂，不影响日常工作和生活	胁痛如针刺，时发时止，发时症状较重，但能忍受	胁痛如锥刺，痛时剧烈，持续不解，难以忍受	病位多在肝、胆，病性多为瘀
	胁绞痛	无症状或体征	胁部偶有绞痛，为时较短，不影响工作和生活	胁部绞痛，时发时止，影响工作	胁部刀割样疼痛，持续不解，大汗淋漓	病位多在肝、胆，病性多为瘀、寒、虫积

分类	四诊信息	条目定量（级）及其含义				证候要素的病性、病位描述
		1（正常）	2（轻度）	3（中度）	4（重度）	
问疼痛	胁隐痛	无症状或体征	胁部隐痛，程度较轻，不影响工作和生活	胁部隐痛，时发时止，喜揉按，影响工作	胁部隐痛，持续不解，使人心烦不安	病位多在肝、胆，病性多为虚
	胁闷痛	无症状或体征	胁部闷痛，程度较轻，不影响工作和生活	胁部闷痛，揉按或叹息后可缓解，影响工作	胁部闷痛，持续不得缓解	病位多在肝、胆，病性多为湿
	胁走窜痛	无症状或体征	胁部走窜痛，程度较轻，不影响工作和生活	胁部走窜痛，时发时止，影响工作和生活	胁部走窜痛，程度较重，坐卧难安	病位多在肝、胆，病性多为气滞
	胃脘痛	无症状或体征	胃痛偶发，可自行缓解	胃痛频发，不易缓解	胃痛频发不缓解	病位多在脾、胃，病性分虚实
	腹痛	无症状或体征	偶见腹痛，可自行缓解	腹痛较重，频发，生活和工作受干扰	腹痛剧烈，持续不解，多伴呻吟，无法正常生活	病位多在脾、胃，病性分虚实
	乳房疼痛	无症状或体征	乳房微痛，无明显肿块，可以忍受	乳房疼痛较重，可触及肿块，但无红赤发热，影响情绪和生活	乳房疼痛剧烈，局部红肿，伴发热	病位多在肝、脾、胃，病性多为热
	腰痛	无症状或体征	腰痛轻微，不影响腰部活动，可以忍受	腰痛较重，腰部活动受限，影响生活和工作	腰痛剧烈，腰部活动严重受限，痛苦呻吟，无法正常工作生活	病位多在肝、肾，病性多为寒、热、瘀、湿、虚
	背痛	无症状或体征	背痛轻微，不影响背部活动，可以忍受	背痛较重，背部活动受限，影响生活和工作	背痛剧烈，背部活动严重受限，痛苦呻吟，无法正常工作生活	病位多在肝、胆、肾，病性多为寒、热、瘀、虚
	身痛	无症状或体征	身痛轻微，肢体活动正常，可以忍受	周身疼痛较重，肢体活动受限，影响正常生活和工作	周身痛甚，肢体活动严重受限，痛苦呻吟，无法正常生活工作	病位多在肝、肾，病性多为风、寒、湿、热、瘀、虚

续表

分类	四诊信息	条目定量（级）及其含义				证候要素的病性、病位描述
		1（正常）	2（轻度）	3（中度）	4（重度）	
问疼痛	关节疼痛	无症状或体征	关节疼痛轻微，不影响活动	关节疼痛较重，活动受限	关节疼痛剧烈，活动严重受限	病位多在肝、肾，病性多为风、寒、湿、热、瘀、虚
	四肢疼痛	无症状或体征	四肢关节疼痛轻微，不影响活动	四肢关节疼痛较重，活动受限	四肢关节疼痛剧烈，活动严重受限	病位多在肝、脾、肾，病性多为风、寒、湿、热、瘀、虚
	股阴痛	无症状或体征	大腿内侧疼痛轻微，短暂即过，可以忍受	大腿内侧疼痛较重，时发时止，难以忍受	大腿内侧疼痛剧烈持续，无法忍受	病位多在肝、肾，病性多为湿、虚、寒
	足痛	无症状或体征	足痛轻微，不影响行走	足痛较重，影响行走	足痛剧烈，无法行走	病位多在肝、肾，病性多为虚
问其他不适	神疲乏力	无症状或体征	偶感精神困倦，肢体乏力，程度轻微，不影响日常活动	一般活动即感困倦乏力，间歇出现，能坚持日常活动	休息亦感困倦乏力，持续出现，不能坚持日常活动	病位可在各脏腑，病性多为虚
	健忘	无症状或体征	记忆力减退，能回忆往事	记忆力明显减退，回忆往事缓慢，对近期事物易忘记	记忆力衰退，言语不知首尾，事过转瞬即忘	病位多在心、脑、肾，病性多为虚
	头昏	无症状或体征	头昏轻微，偶尔发生，重体力劳动时出现，不影响一般活动及工作	头昏较重，活动时出现，休息可安	头昏重，行走欲仆，终日不缓解，影响活动及工作	病位多在脑、肝、脾、肾，病性多为风、火、痰、瘀、虚
	头晕	无症状或体征	头昏视物不清，时感旋转，能忍受	视物昏花旋转，如坐舟船之状，休息可安	张目则天旋地转，不能站立，上泛呕恶，甚或仆倒	病位多在脑、肝、脾、肾，病性多为风、火、痰、瘀、虚
	头胀	无症状或体征	头部自觉发胀，偶尔发生，能自行缓解	头胀发重，症状间断出现，时轻时重	头胀如裂，反复发作，持续时间长	病位多在肝、肾、脑，病性多为风、火
	头皮麻木	无症状或体征	头部皮肤不知痛痒，短暂即逝	时感头皮麻木，持续时间不超过10分钟	头皮麻木不仁，持续时间超过10分钟	病位多在肝、肾，病性多为虚
	头重	无症状或体征	偶尔发生，症状轻，略感头部沉重	症状间断出现，时轻时重	反复发作，持续时间长，症状较重	病位多在肝、脾、肾，病性多为湿

续表

分类	四诊信息	条目定量（级）及其含义				证候要素的病性、病位描述
		1（正常）	2（轻度）	3（中度）	4（重度）	
问其他不适	脑鸣	无症状或体征	脑鸣轻微，偶尔出现，数秒即逝，不影响工作和睡眠	脑鸣较重，经常出现，持续数秒，影响工作和睡眠	脑鸣如蝉，如火车声，持续不已，严重影响工作和睡眠	病位多在肝、脑、肾，病性多为虚、火
	目眩	无症状或体征	偶有视物昏花晃动，但不影响日常生活及工作	时有视物昏花晃动，劳累后加重，影响日常生活	动则视物昏花晃动，甚则摔倒，严重影响日常生活	病位多在肝、肾，病性多为风、火、痰、虚
	目胀	无症状或体征	偶有轻微目胀，1小时内减轻或消失	目胀经常发生，较甚，持续时间1~3小时	目胀反复发作，持续3小时以上	病位多在肝，病性多为热
	目涩	无症状或体征	眼球欠润，稍感不适	眼球干涩，不适感明显	眼球干涩，难以忍受	病位多在肝，病性多为风、虚
	目痒	无症状或体征	眼睛微痒，时有时无，揉眼现象不多	眼睛发痒，有难受感，常需揉眼方快	眼睛剧痒，极难忍受，重揉方快	病位多在肝，病性多为风、火、血虚
	视物模糊	无症状或体征	视物欠清晰	视物模糊，辨物费劲	视物模糊不清，难辨物体	病位多在肝、肾，病性多为虚
	畏光	无症状或体征	每遇光热刺激，眼睛涩痒不爽	每遇光热刺激，眼睛涩痛流泪	每遇光热刺激，双目畏避难睁	病位多在肝、肾，病性多为风、热
	迎风流泪	无症状或体征	偶见迎风流泪，泪常不多	常见迎风流泪，泪出较多	迎风流泪随时发作，下睑湿润	病位多在肝、肾，病性多为风、虚
	耳痒	无症状或体征	耳朵微痒，时有时无，搔耳现象不多	耳朵发痒，有难受感，常需搔耳方快	耳朵剧痒，极难忍受，重搔方快	病位多在肝、肾，病性多为风、热
	耳鸣	无症状或体征	轻微，偶出现或仅在安静环境中出现，不影响听力	较重，时时显现，在嘈杂环境中仍有耳鸣，或伴轻度听力障碍	严重，昼夜不停，影响工作休息，或伴有中度以上听力障碍	病位多在肝、脑、肾，病性多为虚、火
	耳聋	无症状或体征	听力稍减，交际及答话小有影响，或需近听或重复问话	听力显减，交际及答话颇有影响，常需近听或重复问话	听力消失，难以交际及答话，或依赖助听器	病位多在肝、肾，病性多为风、火、虚

续表

分类	四诊信息	条目定量（级）及其含义				证候要素的病性、病位描述
		1（正常）	2（轻度）	3（中度）	4（重度）	
问其他不适	失嗅	无症状或体征	嗅觉稍钝，或香或臭，近闻方得	嗅觉不灵，对部分气味不能识别	嗅觉消失，不知香臭	病位多在肺窍，病性分虚实
	舌麻	无症状或体征	偶感舌麻，短暂即过	舌体发麻，时作时止	舌体麻木，持续不解	病位多在肝、肾，病性多为风、虚
	牙齿浮动	无症状或体征	少数牙齿浮动	一半以上牙齿浮动，不能咬硬物	全牙浮动，牙齿过早脱落4颗以上，吃普食感到有困难	病位多在肝、肾，病性多为虚
	鼻咽痒	无症状或体征	鼻咽微痒，揉鼻、咳嗽现象少见	鼻咽痒，时要揉鼻、咳嗽	鼻咽痒难忍，揉鼻、咳嗽频作，情绪不安	病位多在肺，病性多为风
	咽喉异物感	无症状或体征	偶有咽部异物感，可自行缓解	咽部异物感，做"咔"的动作觉舒	咽部异物感持续存在不缓解，影响吞咽	病位多在肺、肝，病性多为风、痰
	咽喉紧迫感	无症状或体征	偶有咽喉紧迫感，短暂即过或不超过1天	咽喉紧迫感，时作时止，1～3天	咽喉紧迫感，持续不解，超过3天	病位多在肺，病性多为风
	咽喉烧灼感	无症状或体征	偶有咽喉烧灼感，短暂即过或不超过1天	咽喉烧灼感，时作时止，1～3天	咽喉烧灼感，持续不解，超过3天	病位多在肺，病性多为热
	咽喉烟呛感	无症状或体征	偶有咽喉烟呛感，短暂即过或不超过1天	咽喉烟呛感，时作时止，1～3天	咽喉烟呛感，持续不解，超过3天	病位多在肺，病性多为风
	咽喉堵塞感	无症状或体征	偶有咽喉堵塞感，短暂即过或不超过1天	咽喉堵塞感，时作时止，1～3天	咽喉堵塞感，持续不解，超过3天	病位多在肺，病性多为气滞、痰
	咽喉痰附感	无症状或体征	偶有咽喉痰附着感，短暂即过或不超过1天	咽喉痰附着感，时作时止，1～3天	咽喉痰附着感，持续不解，超过3天	病位多在肺，病性多为痰
	胸胁苦满	无症状或体征	胸胁稍感满闷，不影响呼吸	胸胁满闷较显，影响呼吸	胸胁满闷难忍，呼吸困难	病位多在肝、胆，病性多属气滞、湿、热
	胁胀	无症状或体征	胁肋胀满不适，呼吸正常	胁肋胀满难受，呼吸欠畅，时作太息	胁肋胀满疼痛，呼吸受限，频作太息，情绪不安	病位多在肝、胆，病性多属气滞

续表

分类	四诊信息	条目定量（级）及其含义				证候要素的病性、病位描述
		1（正常）	2（轻度）	3（中度）	4（重度）	
问其他不适	心下痞	无症状或体征	胃脘满闷偶发，可以忍受，不影响饮食	胃脘满闷频发，食欲减退	胃脘满闷，终日不解，难以忍受，影响餐饮次数	病位多在脾、胃，病性多为痰、虚
	痞满	无症状或体征	脘腹满闷堵塞偶发，不影响食欲	脘腹满闷堵塞频发，影响食欲	脘腹满闷堵塞，终日不解，难以忍受，影响餐饮次数	病位多在脾、胃，病性多为痰、虚
	腹胀	无症状或体征	轻微腹胀，偶尔发作，不影响工作及生活	腹胀不适，时有发作，影响工作及生活	腹胀，持续不止，常需服药缓解	病位多在脾、胃，病性分虚实
	少腹急结	无症状或体征	偶感下腹时有痉挛，程度轻微	少腹急迫痉挛，或伴痛伴胀，时作时止，不超1小时	少腹急迫痉挛，伴痛伴胀，时间超过1小时	病位多在膀胱经，病性多为热、瘀
	腰膝酸软	无症状或体征	腰膝酸软偶见，劳累后出现，工作活动仍正常	腰膝酸软隐隐，休息缓解，可进行一般工作	腰膝酸软明显，不能久站多行，休息时亦有，影响行动	病位多在肝、肾，病性多为虚
	肢体困重	无症状或体征	肢体有沉重感，尚未碍及活动	肢体沉重，活动费力	肢体困重，活动困难	病位多在脾，病性多为湿
	关节酸痛	无症状或体征	关节酸痛偶发，活动正常	关节酸痛频发，活动受限	关节酸痛缠绵不愈，伴关节畸形	病位多在肝、肾，病性多为风、寒、湿、热、虚
	肌肤瘙痒	无症状或体征	肌肤略有瘙痒，短暂即过，或为偶发	肌肤痒感明显，抓挠方舒	肌肤极痒，欲反复抓挠	病位多在肺、脾，病性多为风、血虚
	身痒	无症状或体征	身微痒，时有时无，抓搔现象不多	全身发痒，有难受感，常需抓搔方快	全身剧痒，极难忍受，重搔方快	病位多在肺、脾，病性多为风、血虚
	身重	无症状或体征	感觉身体沉重，不影响日常活动	感觉身体沉重，活动受限	感觉身体沉重如裹，活动困难	病位多在脾、肾，病性多为湿
	腰冷重	无症状或体征	腰冷重，如坐水中，多兼腰痛	腰部寒凉重坠，如风吹入，缠绵不休	腰冷如冰，腰脚浮肿，活动不利	病位多在肝、肾，病性多为寒、湿

分类	四诊信息	条目定量（级）及其含义				证候要素的病性、病位描述
		1（正常）	2（轻度）	3（中度）	4（重度）	
问其他不适	背冷	无症状或体征	自觉背部冷，天寒时明显	背部经常发冷，需多加衣	背冷如敷冰，需热敷	病位多在肝、肾，病性多为阳虚、寒、湿
	背热	无症状或体征	自觉背部有热感，天热时更加明显	背部经常有热感，需脱衣	背热如火烤，需冰敷	病位多在肝、肾，病性多为热
	形寒怕冷	无症状或体征	手足有时怕冷，不影响衣着，遇风出现	经常四肢怕冷，比一般人明显，夜晚出现	全身明显怕冷，着衣较厚，较常人差一季节	病位多在心、肝、脾、肾，病性多为阳虚、寒
	善悲欲哭	无症状或体征	郁郁寡欢，情绪低落，不影响日常工作和生活	心中悲伤，时欲哭泣，但能自我控制症状	终日沉浸在莫名的悲伤之中，甚则坐卧不安，无法自控	病位多在心、肝，病性多为气郁、痰
	急躁易怒	无症状或体征	性情偏急，事欲速成，遇事不成易动感情	性情急躁，遇事欠冷静，容易发怒	性情暴躁，动辄发怒，易有过激行为	病位多在心、肝，病性多为热、痰、火
	忧思郁闷	无症状或体征	思虑偏多，情怀不舒	遇事反复思考，忧虑重重，精神抑郁	终日思虑无度，心中忧郁，闷闷不乐	病位多在肝、脾，病性多为痰、气滞、虚
	麻木	无症状或体征	稍觉肌肤麻木，短暂即过	肌肤麻木，持续时间不超过半小时	肌肤麻木较甚，持续时间超过半小时	病位多在肝、肾，病性多为虚
	半身麻木	无症状或体征	半身麻木轻微，短暂即过	半身麻木，持续时间不超过半小时，可见肌肤不仁、肢体乏力等症	半身麻木甚剧，持续时间超过半小时，多见肌肤不仁、肢体乏力等症	病位多在肝、肾，病性多为风、血虚
	肌肤麻木	无症状或体征	稍觉肌肤麻木，短暂即过	肌肤麻木，持续时间不超过半小时	肌肤麻木较甚，持续时间超过半小时	病位多在肝、脾、肾，病性多为风、血虚
	四肢麻木	无症状或体征	四肢麻木轻微，短暂即过	四肢麻木较重，持续时间不超过半小时	四肢麻木不仁，持续时间超过半小时	病位多在肝、脾、肾，病性多为风、血虚

续表

分类	四诊信息	条目定量（级）及其含义				证候要素的病性、病位描述
		1（正常）	2（轻度）	3（中度）	4（重度）	
问饮食	渴不欲饮	无症状或体征	渴不欲饮，不超过3天	渴不欲饮3~7天	渴不欲饮超过7天	病位多在胃，病性多为痰湿、瘀
	饮水则呛	一次喝完，无噎呛	分两次以上喝完，无噎呛；或能一次喝完，但有噎呛	分两次以上喝完，且有噎呛	常噎呛，难以喝完	病位多在脾、胃，病性多为虚、瘀
	口淡	无症状或体征	口稍淡	口淡饮食乏味	口淡饮食无味	病位多在脾、胃，病性多为气虚
	口甜	无症状或体征	口中似有甜味	口中有甜味	口中甚甜	病位多在脾、胃，病性多为湿热
	口咸	无症状或体征	口有咸味	口咸明显	口咸甚极，如食咸盐	病位多在脾、肾，病性多为虚、寒
	口苦	无症状或体征	晨起口苦，或口中微苦，注意方得	口苦食不知味，不注意亦得	口中甚苦，如含苦药	病位多在肝、胆，病性多为热
	口酸	无症状或体征	口中似有酸味	口中带有酸味，如醋回味	口味甚酸，如含酸果	病位多在肝、胆，病性多为食积
	口黏腻	无症状或体征	口中微腻，唾液偏稠	口中黏腻，唾液发黏	口中黏腻难受，唾液黏稠	病位多在脾、胃，病性多为痰湿、热
	流涎	无症状或体征	偶见流涎，涎量不多，吞咽动作略多	时见流涎，涎量较多，吞咽动作明显增加，幼儿可见衣领潮湿	时刻流涎，涎量甚多，频频吞咽或须吐出，幼儿湿透衣领，一日数更	病位多在脾，病性多为风、虚
	多唾	无症状或体征	自觉口中唾液较多，无须唾出	口中唾液量多，唾出方快	口中唾液甚多，频频唾出	病位多在脾，病性多为虚、湿
	纳谷不香	无症状或体征	食欲欠佳，口味不香，食量较平时减少约1/4	食欲不振，食不知味，食量较平时减少约1/2	食欲甚差，无饥饿感，食量较平时减少约3/4以上	病位多在脾、胃，病性多为虚
	恶心	无症状或体征	偶有恶心感	经常有恶心感	整日有恶心感	病位多在脾、胃，病性多为气逆

续表

分类	四诊信息	条目定量（级）及其含义				证候要素的病性、病位描述
		1（正常）	2（轻度）	3（中度）	4（重度）	
问饮食	呕吐	无症状或体征	呕吐3次以内	呕吐超过3次	呕吐频频，难以忍受	病位多在脾、胃，病性多为气逆、食积
	反胃	无症状或体征	饮食入胃不消化，欲吐未吐	饮食入胃不消化，暮食朝吐、朝食暮吐	饮食入胃不消化，食已则吐	病位多在脾、胃，病性多为痰、热、瘀、虚
	泛酸	无症状或体征	每日泛酸1~2次，未吐出酸水	每日泛酸3~5次，偶有酸水吐出	每日泛酸5次以上，吐出酸水	病位多在脾、胃，病性多为气逆、食积
	梗噎	无症状或体征	吞咽食物时梗噎不顺，固体食物仍可咽下	吞咽食物时梗噎不顺，仅能咽下半流质	吞咽食物时膈阻不通，饮食不下或只能下流质	病位多在肝、脾、肾，病性多为痰、瘀、虚
	嗳腐	无症状或体征	每日嗳腐1~2次	每日嗳腐3~4次	每日嗳腐4次以上	病位多在脾、胃，病性多为气逆、热
	厌食	无症状或体征	食欲减退，饮食减少	缺乏食欲，饮食无味	厌恶饮食，不愿进食	病位多在脾、胃，病性多为食积
	厌食油腻	无症状或体征	见油腻食物无食欲，食之不舒	见油腻食物有厌恶感，拒不食用	闻油腻味即恶心欲吐	病位多在肝、脾，病性多为湿热
	胃中嘈杂	无症状或体征	胃中嘈杂，偶然发作，短暂即过	胃中嘈杂，持续时间不超过1小时	胃中嘈杂，持续时间超过1小时	病位多在脾、胃，病性多为湿热
	饥不欲食	无症状或体征	自觉饥饿，饮食量减少	自觉饥饿，饮食量微	自觉饥饿，不欲饮食	病位多在脾、胃，病性多为阴虚
	消谷善饥	无症状或体征	食欲增加，时有饥饿感	食欲比较亢进，进食后仍有饥饿感	食欲亢进，进大量食物后仍有饥饿感	病位多在脾、胃，病性多为阴虚
	喜食异物	无症状或体征	偶吃异物，食量不多，稍劝即止	经常吃异物，食量较多，不易劝阻	随时喜吃异物，获时如嚼美食，不易劝阻，不获则辗转不安	病位多在脾、胃，病性可为虫积

续表

分类	四诊信息	条目定量（级）及其含义				证候要素的病性、病位描述
		1（正常）	2（轻度）	3（中度）	4（重度）	
问二便二阴	大便秘结	无症状或体征	粪便干结，用力尚可排出，未排便时间2~3天	粪便干结，用力也难排出，未排便时间4~6天	粪便干结，极难排出，经常需用通便药物，未排便时间超过6天	病位多在肠，病性分虚实
	便溏	无症状或体征	软便，成堆不成形，每日2~3次	烂便，溏便，每日4~5次	烂便，溏便，每日超过5次	病位多在脾、胃，病性多为湿
	腹泻	无症状或体征	泻下稀水便，每日不超过3次	泻下稀水便，每日3~5次	泻下稀水便，每日超过5次	病位多在脾、胃，病性分虚实
	大便失禁	无症状或体征	大便偶尔不能自控，但不超过便次的1/3	大便经常不能自控，超过便次的1/3	大便完全失控，便出而无知觉	病位多在肠，病性多为虚、热毒
	大便不爽	无症状或体征	大便干涩，排出不爽，排出时间不超过10分钟	大便干涩，较难排出，排便时间超过10分钟	大便干涩，甚难排出，断断续续，努挣而下，排便时间超过20分钟	病位多在肠，病性分虚实
	里急后重	无症状或体征	便前腹痛，急欲临厕，便出不畅，每日5次以内	便前腹痛，急欲临厕，便出不畅，每日5~10次	便前腹痛，急欲临厕，便出不畅，每日10次以上	病位多在胃、肠，病性多为湿热
	便血	无症状或体征	便中带血，失血量不超过30mL	便中带血，失血量在30~200mL之间	便中带血，失血量超过200mL	病位多在胃、肠，病性分虚实
	便血暗红	无症状或体征	大便下血或带血，色暗红，量不超过30mL	便血暗红，总量在30~200mL之间	下血甚多或全为血便，色暗红，总量超过200mL	病位多在脾、胃，病性多为虚、瘀
	便血鲜红	无症状或体征	大便下血或带血，色鲜红，量不超过30mL	大便下血或带血，色鲜红，总量在30~200mL之间	下血甚多或全为血便，色鲜红，总量超过200mL	病位多在胃、肠，病性多为热、虚
	便脓血	无症状或体征	脓血粪便，量不超过30mL	脓血粪便，量在30~200mL之间	脓血粪便，量超过200mL	病位多在胃、肠，病性多为湿热

分类	四诊信息	条目定量（级）及其含义				证候要素的病性、病位描述
		1（正常）	2（轻度）	3（中度）	4（重度）	
问二便二阴	完谷不化	无症状或体征	粪便中夹有少量未消化食物	粪便中夹有较多未消化食物	粪便中夹有大量未消化食物	病位多在脾、肾，病性多为虚、寒
	小便量多	无症状或体征	小便量多，成人日尿量在2000～3000mL间	小便量多，成人日尿量在3000～4000mL间	小便量多，成人日尿量在4000mL以上	病位多在脾、肾、膀胱，病性多为虚、寒
	小便量少	无症状或体征	小便量少，成人日尿量在500～800mL之间	小便量少，成人日尿量在200～500mL之间	小便量少，成人日尿量在200mL以下	病位多在肺、脾、肾、膀胱，病性分虚实
	小便频数	无症状或体征	小便次数增加，每日不超过10次	小便次数增加，每日10～20次	小便次数增加，每日20次以上	病位多在肺、脾、肾，病性多为热、虚
	小便不畅	无症状或体征	排尿时有不畅感觉，然不影响尿液排出	排尿不畅，小便滴沥而出	排尿不通，小腹胀痛	病位多在肾、膀胱，病性分虚实
	小便涩痛	无症状或体征	小便涩痛轻微，排尿时有，尿后消失	小便涩痛，排尿时明显，尿后减轻	小便涩痛较甚，持续不解	病位多在膀胱，病性多为湿热
	小便失禁	无症状或体征	小便偶有失控，自行溺出，所占比例不超过小便次数的1/3	小便经常失控，自行溺出，所占比例超过小便次数的1/3	小便完全失控，溺出而无知觉	病位多在肾、膀胱，病性分虚实
	小便黄赤	无症状或体征	小便色黄	小便深黄	小便黄赤，如浓茶色	病位多在膀胱，病性多为热、湿
	小便清长	无症状或体征	小便清澈，成人日尿量在2000～3000mL之间	小便清澈，成人日尿量在3000～4000mL之间	小便清澈，成人日尿量在4000mL以上	病位多在脾、肾、膀胱，病性多为虚寒
	小便浑浊	无症状或体征	小便微浑，透明度尚可	小便较浑，透明度较差	小便浑浊，缺乏透明度	病位多在肾、膀胱，病性多为湿热
	尿中砂石	无症状或体征	尿中夹砂石，数量少或粒小，无尿痛	尿中夹砂石，数量较多或粒稍大，或伴尿痛	尿中夹砂石，数量多或粒大，或伴剧烈尿痛	病位多在膀胱，病性多为湿热

分类	四诊信息	条目定量（级）及其含义				证候要素的病性、病位描述
		1（正常）	2（轻度）	3（中度）	4（重度）	
问二便二阴	尿后余沥	无症状或体征	排尿后仍有点滴而出，能通畅排出	排尿后仍有点滴而出，排出欠畅	排尿后仍有尿意，但难排出	病位多在肾、膀胱，病性多为气虚
	夜尿多	无症状或体征	夜尿增多，需起夜2~3次	夜尿增多，需起夜4~5次	夜尿增多，需起夜6次以上	病位多在脾、肾，病性多为虚
	遗尿	无症状或体征	遗尿，每月不超过3次	遗尿，每月4~10次	遗尿，每月10次以上，甚至每夜必遗	病位多在肾、膀胱，病性多为虚
	尿血	无症状或体征	尿中带血，颜色淡红	尿中带血，颜色鲜红	尿中带血，颜色暗红，呈酱油色	病位多在膀胱，病性多为热
	小便夹精	无症状或体征	尿液中混夹精液或排尿后精液流出，每月不超过4次	尿液中混夹精液或排尿后精液流出，每月5~10次	尿液中混夹精液或排尿后精液流出，每月10次以上	病位多在肾、膀胱，病性多为湿热、阴虚
	血精	无症状或体征	精液中夹有少量血丝	精液中夹有血液，呈淡红色	精液中夹有血液，呈鲜红色	病位多在肾，病性多为虚、热
	早泄	无症状或体征	性交不足1分钟而泄精	性交不足30秒而泄精	性交不足10秒而泄精	病位多在肾，病性多为虚
	遗精	无症状或体征	不性交而精自遗泄，每月3~5次	不性交而精自遗泄，每月6~10次	不性交而精自遗泄，每月10次以上	病位多在心、肝、肾，病性多为虚
	滑精	无症状或体征	白天精自滑出，每月不超过3次	白天精自滑出，每月4~6次	白天精自滑出，每月6次以上	病位多在肾，病性多为虚
	阳痿	无症状或体征	阳事虽举，坚而不久，性交勉强	阳事虽举，举而不坚，性交困难	阳事不举，完全不能性交	病位多在心、肝、肾，病性多为虚
	阴冷	无症状或体征	阴部冷感时有时无	阴部发冷，如坐水中	阴冷如冰，需要热敷	病位多在肝、肾，病性多为阳虚
	阴痒	无症状或体征	阴痒轻微，时发时止	阴痒昼轻夜重，或昼重夜轻	阴痒甚剧，不分昼夜，难以忍受	病位多在下焦，病性多为湿热

分类	四诊信息	条目定量（级）及其含义				证候要素的病性、病位描述
		1（正常）	2（轻度）	3（中度）	4（重度）	
问二便二阴	梦遗	无症状或体征	有性梦而遗精，每月不超过3次	有性梦而遗精，每月4~6次	有性梦而遗精，每月6次以上	病位多在心、肝、肾，病性多为虚
	精液清稀	无症状或体征	精液稀薄清冷，量超过2mL	精液稀薄清冷，量在1~2mL之间	精液稀薄清冷，量少不足1mL	病位多在肾，病性多为阳虚
	房事淡漠	无症状或体征	性欲减少至同龄人的1/2	性欲减少至同龄人的1/3	性欲减少，不及同龄人的1/3	病位多在心、肝、肾，病性多为气虚
问睡眠	失眠	无症状或体征	睡眠易醒，或睡而不实，不影响工作	睡眠时间明显减少，且易醒或睡而不实，晨醒过早，影响工作	彻夜不眠，难以坚持工作	病位多在心、肝、肾，病性分虚实
	多梦	无症状或体征	经常做梦，梦境清晰，醒后无明显不适	经常做梦，梦境时清时乱，醒后头脑欠清，但不影响工作	睡眠必梦，或噩梦纷纭，醒后头昏脑涨，影响工作	病位多在心、肝、肾，病性分虚实
	多寐	无症状或体征	不分昼夜，时时欲睡，睡眠少于10小时，呼之能醒，醒后复睡	每日睡眠10~15小时，呼之能醒，醒后复睡	每日睡眠约15小时以上，呼之能醒，醒后复睡	病位多在心、肝、肾，病性多为痰、湿、虚
问月经	月经先期	无症状或体征	月经先期7~9天	月经先期10~12天	月经先期13天以上	病位在冲任、胞宫，病性分虚实
	月经后期	无症状或体征	月经后期不足10天	月经后期10~20天	月经后期20天以上	病位在冲任、胞宫，病性多为虚、寒、气滞
	经期延长	无症状或体征	经期延长7~9天	经期延长10~11天	经期延长11天以上	病位在冲任、胞宫，病性多为气虚、热、瘀
	经期不定	无症状或体征	月经先后不定期，经期相差不超过20天	月经先后不定期，经期相差在21~44天之间	月经先后不定期，经期相差超过45天	病位在冲任、胞宫，病性多为气郁、瘀、虚

续表

分类	四诊信息	条目定量（级）及其含义				证候要素的病性、病位描述
		1（正常）	2（轻度）	3（中度）	4（重度）	
问月经	经来骤止	无症状或体征	经行期间，月经突然停止，偶尔出现	经行期间，月经突然停止，每年2～3次	经行期间，月经突然停止，每年超过3次	病位在冲任、胞宫，病性多为气郁、瘀、寒、热
	闭经	无症状或体征	月经停止，3个月以上未至者	月经停止，6个月以上未至者	月经停止，1年以上未至者	病位在冲任、胞宫，病性多为气滞、寒、痰、瘀、虚
	绝经	无症状或体征	月经停止，年龄在50岁以上	月经停止，年龄在45～50岁之间	月经停止，年龄在45岁以下	病位在肝、肾，病性多为虚
	月经量多	无症状或体征	经血量较平时略多，经期需用11～15片卫生巾	经血量较平时明显增多，经期需用16～20片卫生巾	经血量较平时多，来势较涌，经期需用20片以上卫生巾	病位在冲任、胞宫，病性多为热、瘀、虚
	月经量少	无症状或体征	经血量略少，经血量在40～60mL之间	经血量明显减少，经血量在20～40mL之间	经血量极少，经血量少于20mL	病位在冲任、胞宫，病性多为寒、瘀、虚
	崩漏	无症状或体征	不规则阴道出血，历时6～7天	不规则阴道出血，历时7～10天	不规则阴道出血，历时10天以上	病位在冲任、胞宫，病性多为热、瘀、虚
	月经浅淡	无症状或体征	经血稍淡，红而不赤，逊于常人	经血呈浅红色	经血极淡，白胜于红，若枯黄色	病位在冲任、胞宫，病性多为虚
	月经鲜红	无症状或体征	经血鲜红，每次不超过30mL	经血鲜红，每次30～100mL	经血鲜红，每次超过100mL	病位在冲任、胞宫，病性多为血热
	月经紫暗	无症状或体征	经血呈深红色	经血呈紫红色	经血呈紫黑色	病位在冲任、胞宫，病性多为瘀
	月经清稀	无症状或体征	月经略稀，不太黏聚	月经清稀，不黏聚	月经清稀成液	病位在冲任、胞宫，病性多为虚
	月经黏稠	无症状或体征	月经质地较厚，带有黏性	月经呈糨糊状，黏性较强	月经质厚，浓厚如膏	病位在冲任、胞宫，病性多为热

续表

分类	四诊信息	条目定量（级）及其含义				证候要素的病性、病位描述
		1（正常）	2（轻度）	3（中度）	4（重度）	
问月经	经血夹块	无症状或体征	经血夹块，不超过经血量的1/10	经血夹块，占经血量1/10～1/3	经血夹块，超过经血量的1/3	病位在冲任、胞宫，病性多为瘀
	痛经	无症状或体征	经期或行经前后小腹疼痛，时痛时止，尚能坚持工作	经期或行经前后小腹疼痛明显，持续时间长，影响工作	经期或行经前后小腹疼痛剧烈，痛连腰骶，坐卧不安，严重影响工作	病位在冲任、胞宫，病性分虚实
问带下	白带	无症状或体征	白带量少，偶用少量卫生纸	白带较多，每日更换卫生纸1～2次	带量甚多，每日更换卫生纸2次以上	病位在任、带脉，病性多为阳虚、寒湿
	黄带	无症状或体征	黄带量少，偶用少量卫生纸	黄带较多，每日更换卫生纸1～2次	带量甚多，每日更换卫生纸2次以上	病位在任、带脉，病性多为湿热
	赤白带	无症状或体征	带下赤白相杂量少，偶用少量卫生纸	带下赤白相杂较多，每日更换卫生纸1～2次	带下赤白相杂甚多，每日更换卫生纸2次以上	病位在任、带脉、肝，病性多为湿热
	带下量多	无症状或体征	带下量稍多，每日更换卫生纸1～2次	带下量较多，每日更换卫生纸3～5次	带下量甚多，绵绵不断，每日更换卫生纸5次以上	病位在任、带脉，病性多为寒湿
	带下稀薄	无症状或体征	带下略稀，不太黏聚	带下清稀，不黏聚	带下清稀成水样	病位在任、带脉及脾、肾，病性多为阳虚
	带下臭秽	无症状或体征	带下气味轻，旁人能忍受	带下气味较重，旁人不能忍受	带下有浓重的臭味，旁人远远避之	病位在任、带脉，病性多为湿
	恶露	无症状或体征	恶露较少，无腥臭味	恶露较多，有腥臭味	恶露很多，有很重腥臭味	病位在任、带脉，病性多为湿、热、毒、瘀

五、切诊信息编码及分级标准

切诊包括脉诊、按诊两方面，共31个切诊信息，因脉诊的分级描述及理解难度较大，为方便临床应用，我们只将脉诊信息分为有、无。具体的中英文名、编码、定义、分级、病性、病位证候要素描述见下表。

（一）切诊信息编码及定义

见表 4 - 7。

表 4 - 7　切诊信息编码及定义

编码	名称	英文	定义
SZ400000	切诊	palpation and pulse taking	医者用手指或手掌的触觉，对病人的脉和全身进行触、摸、按、压，以了解病情、诊察疾病的方法
SZ410000	脉诊	pulse taking	通过切摸寸口脉象以了解病情的诊断方法
SZ410100	浮脉	floating pulse	脉位表浅，轻取应指明显，重按则脉力稍减但不空虚的脉象
SZ410200	沉脉	deep pulse	脉位深，轻取不能应指，重按才显现于指下的脉象
SZ410300	迟脉	slow pulse	脉来迟缓，一息不足四至（相当于每分钟60次以下）的脉象
SZ410400	数脉	rapid pulse	脉来急速，一息五至以上（相当于每分钟90次以上）的脉象
SZ410500	洪脉	surging pulse	脉来洪大，如波涛汹涌，来盛去衰的脉象
SZ410600	细脉	thready pulse	脉细如线，应指明显
SZ410700	虚脉	feeble pulse	寸关尺三部脉象中取均无力，重按有空虚感的脉象
SZ410800	实脉	excess pulse	寸关尺三部脉象浮、中、沉取均搏动有力的脉象
SZ410900	滑脉	slippery pulse	往来流利，应指圆滑，如珠走盘的脉象
SZ411000	涩脉	hesitant pulse	脉来不流利，往来艰涩，如轻刀刮竹的脉象
SZ411100	长脉	long pulse	脉体超过正常的寸关尺三部位置，首尾端直的脉象。若脉来和缓均匀，为平脉；若脉来长而弦硬为病脉
SZ411200	短脉	short pulse	脉体不足正常的寸关尺三部位置，唯关部应指明显的脉象
SZ411300	弦脉	stringy pulse	端直而长，指下挺然，如按琴弦的脉象
SZ411400	芤脉	hollow pulse	浮大，按之中空，如按葱管的脉象
SZ411500	紧脉	tight pulse	脉来绷紧，状如牵绳转索的脉象

续表

编码	名称	英文	定义
SZ411600	缓脉	moderate pulse	一息四至，来去怠缓的脉象，为病脉；若脉来和缓均匀，为平脉
SZ411700	弱脉	weak pulse	沉细无力的脉象
SZ411800	濡脉	soft pulse	浮而细软，轻取可以触知，重按反不明显的脉象
SZ411900	促脉	irregular – rapid pulse	脉来急促而有不规律间歇的脉象
SZ412000	结脉	irregularly intermittent pulse	脉来迟缓而有不规律间歇的脉象
SZ412100	代脉	regularlyintermittent pulse	脉来缓弱而出现有规律间歇的脉象
SZ412200	疾脉	swift pulse	脉来急疾，一息七八至（相当于每分钟140次以上）的脉象
SZ412300	伏脉	deep – sited pulse	脉位极深，好似在筋骨之间，需重按寻找才应指，甚则伏而不见的脉象
SZ412400	散脉	scattered pulse	浮散无根，至数不齐
SZ420000	按诊	body palpation	医生用手对病人体表进行触、摸、按、压，以诊察了解病情的诊断方法
SZ420100	腹诊	abdominal examination	以按、触诊为主要手段来诊察患者胸腹部位，以了解病情的诊断方法
SZ420200	腹部硬满	hard and full in abdomen	自觉腹部胀满，触之全腹或局部结硬，或板硬，或拘急紧张的表现
SZ420300	浮肿	edema	全身或局部水肿，按之凹陷
SZ420400	腹痛拒按	abdominal pain refusing to pressure	腹部疼痛，按压疼痛的部位时疼痛加重，以致病人拒绝按压痛处

（二）切诊信息量化分级标准

见表 4 - 8。

表 4 - 8　切诊信息量化分级标准

分类	四诊信息	条目定量（级）及其含义		证候要素的病性、病位描述
		0（无）	1（有）	
脉诊	浮脉	无症状或体征	脉位浮浅，轻取即得	主表证、虚证
	沉脉	无症状或体征	轻取不应，重按可得	主里证，分里虚证和里实证

续表

| 分类 | 四诊信息 | 条目定量（级）及其含义 | | 证候要素的病性、病位描述 |
		0（无）	1（有）	
脉诊	迟脉	无症状或体征	脉率60次/分钟以下	主寒证，有力为寒积，无力为虚寒
	数脉	无症状或体征	脉率90次/分钟以上	主热证
	洪脉	无症状或体征	脉来洪大，如波涛汹涌，来盛去衰的脉象	主气分热盛，亦主虚劳失血后邪盛正衰证
	细脉	无症状或体征	脉细如线，应指明显	主气血两虚，诸虚劳损
	虚脉	无症状或体征	三部脉举按皆无力	主虚证
	实脉	无症状或体征	三部脉象举按皆有力	主实证
	滑脉	无症状或体征	应指圆滑，有流利之感	主痰饮、食滞、实热
	涩脉	无症状或体征	脉来涩滞，如轻刀刮竹	主伤精、血亏、气滞血瘀
	长脉	无症状或体征	脉形长，首尾端直，超过本位	主阳证、实证、热证
	短脉	无症状或体征	脉形首尾俱短，不及三部	主不及，有力为气郁，无力为气虚
	弦脉	无症状或体征	脉端直而长，如按琴弦	主肝胆病、痛证、痰饮等
	芤脉	无症状或体征	脉浮大，按之中空，如按葱管	主血脱阴伤、孤阳外越证
	紧脉	无症状或体征	脉来绷紧，状如牵绳转索的脉象	主寒证、痛证
	缓脉	无症状或体征	一息四至，来去怠缓	主湿证、脾胃虚弱证
	弱脉	无症状或体征	沉细无力	主气血两亏证、阳虚证
	濡脉	无症状或体征	浮细而软	主虚证、湿证
	促脉	无症状或体征	脉来数而时一止，止无定数	主阳盛实热证、痰饮证等
	结脉	无症状或体征	脉来缓而时一止，止无定数	主阴盛气结、寒痰血瘀证
	代脉	无症状或体征	脉来中止，止有定数，良久方来	主脏气衰微，脾气脱绝

分类	四诊信息	条目定量（级）及其含义		证候要素的病性、病位描述
		0（无）	1（有）	
脉诊	疾脉	无症状或体征	脉来急疾，脉率140次/分钟以上	主阳热亢盛证，亦主亡阴证、亡阳证
	伏脉	无症状或体征	脉在筋骨之间，需重按，甚则伏而不见	主里证、厥证、邪闭、痛极
	散脉	无症状或体征	浮散无根，稍按则无	主气虚血耗、元气离散

分类	四诊信息	条目定量（级）及其含义				证候要素的病性、病位描述
		1（正常）	2（轻度）	3（中度）	4（重度）	
按诊	腹部硬满	无症状或体征	腹部轻微胀满，偶有局部小结硬	腹部胀满不适，按之偏硬，可触及结硬	腹部胀满难忍，全腹板硬，拘急紧张	病位多在肝、脾，病性分虚实
	浮肿	无症状或体征	肌肤略浮，微有光亮，按之微陷	肌肤水肿，皮肤有光，按之可陷半指	肌肤明显水肿，皮肤薄而有光，按之没指	病位多在肺、脾、肾，病性多为湿
	腹痛拒按	无症状或体征	腹软，轻压痛	腹软，压痛明显	腹壁紧张，压痛明显，反跳痛阳性	病位多在脾、胃、肝，病性多为实

第五章　徐迪华老中医医案集锦

徐迪华师承孟河医派费氏传人全国名中医屠揆先，为江苏省名中医、首批全国老中医药专家学术经验继承工作指导老师，擅长中医内科尤其是肺系疾病的诊治。他一生潜心钻研岐黄医术，涉猎深博，对常见儿科病、妇科病的证治也颇有造诣，其丰富的临床诊疗经验是后辈杏林学者的宝贵财富。

徐老长期致力于中医辨证方法学的研究，临床诊治重衷中参西，他认为随着科技的发展、时代的进步，中医应当与现代医学相结合，取其长为我用。现将其孙女徐丽敏以及学生申春悌跟诊期间收集的医案整理于下，以飨同道。

第一节　咳嗽医案及其数据挖掘处理与分析

徐老经过多年的临床实践及对前人经验的不断总结发展，逐渐形成了其独特的治咳特色：辨证细腻精准，治法灵活多变，处方轻巧，用药精妙。为了更深层次、多方位地总结徐老诊治咳嗽的特色，我们用中医传承辅助平台软件对徐老诊咳医案进行了数据挖掘处理，医案来源于徐丽敏医师2002年到2012年间跟随祖父诊疗时收集的咳嗽病案167例，病例的基本信息完整，记录真实、详尽可溯源。

我们从病因病机、治则治法等角度探析徐老的辨证思路；通过统计方剂中药物频次、核心药对分析徐老的用药规律等，最终整体把握徐老对于咳嗽的临床诊疗过程。

一、巧用量化辨证精细

我们整理医案时发现，徐老运用量化分级的思想对症状加以描述，将原本的定性描述深化和精确为定量描述，以咳嗽程度为例——"咳声轻微，二三声即止，或为偶发。胸不震痛，作息无影响"为微咳（Ⅰ级）；"咳声较重，约四至六七声方止，时见发作，可见胸络震痛、出汗、面涨红，作息颇受影响"为颇剧（Ⅱ级）；"咳嗽剧烈，发即十余声或频繁发作，多见胸络震痛、汗出、面涨红、呕吐甚至咯血，作息深受影响"为剧咳（Ⅲ级）。又如咳嗽频次——"咳嗽偶作，日二三次或更少"为偶咳（Ⅰ级）；"咳嗽时作，日四至八九次"为时咳（Ⅱ级）；"咳嗽频繁，日十次以上，甚至每小时几次"为频咳（Ⅲ级）。徐老通过简单的量化处理判断症状的主次轻重缓急，从而有助于提高临床辨证的精准性，抓住主要矛盾确定治则治法，咳重者宣肺止咳为主，痰多者清肺化痰为先。

二、紧扣病机治风化痰

通过数据挖掘分析发现，徐老治咳多从"风"和"痰"两方面着手。肺脏清虚而娇嫩，为百脉之所朝会，外感六淫邪气从皮毛或口鼻而入，最易犯肺，而风，既是自然界六气之一，也是致病最为广泛的六淫之首，常夹寒、热、燥等共犯于肺，气机宣降失常而致咳。现代医学上也认为急性和亚急性咳嗽多因普通感冒或急性气管－支气管炎而致，从另一面验证了徐老"风邪致咳"的理念。

"痰"是咳嗽的另一主要病理因素，肺主行水，为水之上源，其功能失常导致脾不能正常输布水液，聚而成痰，阻塞气道，发为咳嗽。一般辨证认为肺阴虚者临床表现多为干咳无痰或少痰，与因"痰"而致咳嗽者的临床表现有很大差别，而徐老则认为，痰湿水饮皆为人体阴血津液功能或循行失调，异常聚集而成。久病肺阴不足者，正气已虚，无以化痰湿水饮等实邪，故正虚与邪实并存，阴不足者不意味着不能并见痰饮内邪，同样，痰饮停内者也不意味着阴液充盛未虚。

徐老治咳重辨外感内伤、标本缓急，他认为咳嗽的关键病机是风邪犯肺、肺失肃降、痰热蕴肺，故而总体上以疏风理肺、清热化痰、润肺降气为基本治法。对于外感急性咳嗽，徐老重疏风和化痰，宣畅肺气，化痰除湿；对于内伤慢性咳嗽，徐老标本兼顾，或养阴润肺，或益气健脾，祛邪不伤正，扶正不留邪。对于虚实夹杂之咳嗽，徐老强调不可一味宣肺散邪，需重调护正气，注意顾护脏腑尤其是后天之本脾胃的生理功能，培土生金。

三、用药醇正清润为主

徐老临床用药轻灵精巧，以清凉和润为主，常用药有：麻黄、蝉蜕、前胡、枇杷叶疏风宣肺止咳；杏仁、桑白皮、大贝母、款冬花清肺化痰止咳；地龙祛风解痉止咳；黄芩、金银花、鱼腥草清热化痰；南（北）沙参、玄参、麦冬、炙紫菀养阴润肺、止咳化痰；法半夏、茯苓、陈皮健脾助运、化痰除湿。

徐老尤喜用炙紫菀、前胡、枇杷叶、杏仁、甘草等。紫菀功能润肺止咳化痰，主治新久咳嗽，痰多咳喘，长于开肺郁、化痰浊。前胡宣风清热、降气化痰，善治风热咳嗽，痰多喘满。《本草纲目》言其能"化痰热，散风邪"。对于咳嗽，尤其是风邪夹热的外感咳嗽效果明显。现代药理研究提示前胡能显著增加呼吸道的黏液分泌，具有长效祛痰作用，同时可在一定程度上抑制流感病毒的增殖。枇杷叶清肺止咳平喘，主治肺热咳喘；杏仁降气止咳平喘，主治咳嗽痰多气喘；甘草功能益气和中、止咳祛痰，现代药理研究表明其有明显的镇咳平喘祛痰作用，还有一定的抗炎、抗菌功效。

四、经方化裁提炼药对

徐老临床遣方短小精悍，长于经方化裁，寓神奇于平淡。如紫菀、桔梗、前胡三药配伍，意取《医学心悟》中止嗽散（程钟龄拟）"清润和平，不寒不热"的配伍思想，与徐老"和法缓治"的治咳理念不谋而合。再如桔梗和甘草取方自《伤寒论》中的桔梗汤，功能宣肺利咽、清热解毒，主治肺热咳嗽，肺痈吐脓。桔梗浮而治上，徐老取桔梗宣肺之功，疏风解表以止咳，配甘平之甘草润肺祛痰，无猛峻之剂，无急切之功，和缓为治。徐老还喜将黄芩、杏仁、栀子与桑皮、贝母相配，意取《医学统旨》中所载清金化痰汤，黄芩、桑皮、栀子清热泻肺，杏仁、贝母降气化痰，共治痰浊不化，蕴而化热者。法半夏、苏子、莱菔子相配，化方自《太平惠民和剂局方》中的二陈汤以及《韩式医通》中的三子养亲汤，二方合用，共奏燥湿豁痰、理气和中之功。

徐老在借鉴前人经典的基础上又加以创新改进，妙用药对标本兼顾，而非一味宣肺散邪，注意其他脏腑的生理功能，始终将中医的整体观念贯穿诊治全程。

玄参、地龙相配，是徐老临床经验药对之一。对于呛咳阵作，延久不愈的秋季燥咳，徐老认为此乃风邪缠恋或深入留伏，胶痰黏着，气道痉挛不适而致。此类病症一般止咳化痰药难以根治，徐老选虫类药地龙疏散风邪、祛痰止痉，现代药理学研究也表明地龙有着良好的抗菌消炎、解痉止咳平喘作用，对慢性支气管炎等有奇效。玄参味咸性寒，功能养阴清热、泻火解毒，与地龙相配伍，既能增强地龙解痉祛痰之功，又可防地龙疏风太过耗伤阴液，共剔皮里膜外之痰。除地龙外，徐老还喜用僵蚕和全蝎，僵蚕既能疏散风邪，又能止痉祛痰，全蝎与其相配，可加强解痉化痰之功，剔除皮里膜外之痰，用药时，徐老本"醇正轻灵"理念，僵蚕和全蝎用量较轻，同时配以养阴润肺之南北沙参，去性存用，获效颇著。

我们现将中医传承辅助平台软件挖掘出的徐老临床常用治咳药物组合简列于下（表 5 - 1）。

表 5 - 1　临床常用治咳药物组合

药物组合	频次	药物组合	频次
枇杷叶，炙紫菀	106	桔梗，杏仁（炒）	76
桔梗，炙紫菀	105	枇杷叶，桔梗，炙紫菀	76
黄芩，炙紫菀	101	枇杷叶，黄芩	75
前胡，炙紫菀	97	枇杷叶，黄芩，炙紫菀	74
杏仁（炒），炙紫菀	93	金银花，黄芩，炙紫菀	74
甘草，炙紫菀	86	枇杷叶，前胡	73
苏子，炙紫菀	85	桔梗，黄芩，炙紫菀	72
金银花，黄芩	80	黄芩，杏仁（炒）	71
桔梗，黄芩	79	枇杷叶，前胡，炙紫菀	71
金银花，炙紫菀	78	前胡，杏仁（炒）	70
枇杷叶，桔梗	77	前胡，桔梗，炙紫菀	70
前胡，桔梗	77	北沙参，南沙参	69

总之，徐老临床治咳辨证精准、审证求因，以疏风理肺、清热化痰、润肺降气为基本治法，重宣畅肺气、化痰除湿；用药纯正精巧，以清凉和润为主，同时注意顾护脏腑的生理功能，整体为观。

五、咳嗽经典医案举隅

案一　顾某，男，56 岁。2006 年 11 月 22 日初诊。

主诉：咳嗽 1 个月，加剧 5 天。

病史：患者受凉后咳嗽反复发作 1 个月，5 天前症状加剧，咳嗽剧烈，现咳嗽阵作，喉痒，痰出不爽，动则气短。舌质淡，苔薄黄，脉细弦。

中医诊断：咳嗽。

西医诊断：急性支气管炎。

辨证立法：外感风寒久不解，郁而化热，痰热内蕴，肺失宣肃。治从疏风清热、化痰止咳。

方药：射干麻黄汤加减。

西麻黄 5g	桔梗 8g	桑白皮 15g	瓜蒌皮 15g	射干 6g
黄芩 10g	炙紫菀 15g	光杏仁 10g	金银花 15g	前胡 20g
大贝母 15g	枇杷叶 10g	生甘草 4g	（5 剂）	

二诊：服前方，喉痒气逆之症有所好转，痰量增多，质较前黏稠，不易咯。舌红，苔薄黄微腻，脉细弦。

方药：前方去射干，加鱼腥草 30g。

西麻黄 5g	桔梗 8g	桑白皮 15g	瓜蒌皮 15g	鱼腥草 30g
黄芩 10g	炙紫菀 15g	光杏仁 10g	金银花 15g	前胡 20g
大贝母 15g	枇杷叶 10g	生甘草 4g	（5 剂）	

三诊：咳嗽基本已平，但喉间仍有不适感，咽干，予养阴润肺之剂。

方药：

玄参 10g	蝉蜕 10g	炒僵蚕 10g	南沙参 20g	北沙参 20g
黄芩 15g	大贝母 15g	桔梗 6g	赤芍 10g	枇杷叶 10g
干茅根 30g	（5 剂）			

按语： 本案患者因感受外邪后出现咳嗽，反复发作 1 个月，风邪缠恋于肺，表证久未解，风寒郁里化热，伴喉痒，咯痰不爽。结合舌脉徐老认为此属外感风寒入里化热，肺气宣降失常而发。风寒郁久，入里化热，痰热内蕴，气机阻滞，故咯痰不爽，动则气短。徐老选射干麻黄汤加减，意在疏风清热、化痰止咳。

射干麻黄汤始载于《金匮要略·肺痿肺痛咳嗽上气病脉证治》，"欲降肺气，莫如治痰"。据《素问·脏气法时论》"肺苦气上逆，急食苦以泻之"的法则，须治以苦辛去壅、泄满降逆之品。徐老选方中辛温之麻黄，其轻扬上达，善开宣肺郁、疏腠理、透毛窍，有"治感第一要药"之称；射干苦寒泄降，能清肺泄热、化痰平喘；紫菀苦温润肺，专能开泄肺郁，定咳降逆，宣通窒滞。同时添金银花疏散风热、黄芩清泻肺火；桑白皮、瓜蒌皮清肺止咳；前胡、贝母、枇杷叶润肺化痰；桔梗为"舟楫之药"，载诸药上行，宣肺利咽、止咳化痰；甘草调和诸药。全方共奏清肺化痰止咳之功。喉痒是咳嗽常见伴随症状，徐老认为喉痒分为两种：若是风寒之邪引起，可用射干麻黄汤加减；若是风燥犯肺，则用桑杏汤效果颇佳。

服药5剂后，患者症情改善，仍痰多质黏稠，咯吐欠畅，此属痰热未清，壅阻肺气。因患者喉痒表现减轻，徐老去射干。同时徐老采取病证结合的诊疗模式，根据基础疾病的特点及西医常见治疗手段，指导临床用药，如西医对于急性支气管炎的治疗主要通过抗生素的使用来抗感染，即中医所说的清热解毒，故徐老加鱼腥草30g增强整方清热化痰解毒之力，而现代药理研究也表明鱼腥草具有抗菌、抗病毒、增强免疫力的作用。咳嗽月余，损伤肺之气阴，津液不能濡润上承咽喉，故至三诊，患者觉口咽干燥。风热之邪已除，当以润养肺阴为主。增玄参、南北沙参、茅根滋养肺阴、润燥生津；结合当时节气及患者咽喉不适等临床表现，徐老认为现阶段的轻咳类似秋季燥咳，适当配伍虫类药可以搜剔皮里膜外之痰，防胶痰黏着，故选蝉蜕疏风散热、清利咽喉，僵蚕祛风化痰散结，与养阴润肺之南北沙参等相配，去性存用。赤芍与黄芩相配，清中上焦湿热，此外，赤芍苦寒泻降，能清热利尿，使肺热得从下泄，气机得畅。全方用药轻灵和缓，补中有清。

案二　王某，女，79岁。2006年4月2日初诊。

主诉：咳嗽气喘1周。

病史：患者1个月前发热头痛3天，经输液治疗后热退，但仍时有轻咳，近1周来咳喘再起，见咳嗽阵作，咯白色黏痰，量多，咳甚气喘，食饮欠佳，形瘦怕冷。舌红，苔浊腻，脉浮紧。肺听诊：左肺下可闻及少许干啰音。

中医诊断：咳嗽。

西医诊断：急性支气管炎。

辨证立法：风寒袭肺，肺失宣肃，气逆作咳。治从疏风散寒、化痰平喘。

方药：小青龙汤加减。

炙麻黄7g	光杏仁10g	川桂枝8g	炒白芍15g	炙苏子20g
前胡20g	桔梗8g	制半夏10g	干地龙12g	茯苓15g
广陈皮8g	姜竹茹10g	炙紫菀20g	枇杷叶15g	（7剂）

二诊：服前方，咳喘较轻，痰出较畅，恶寒怕冷明显好转，恶心好转，食饮未开，舌红，苔微腻，脉浮，肺听诊有啰音。仍予化痰止咳平喘。

方药：

| 炙麻黄7g | 光杏仁10g | 前胡20g | 桔梗8g | 炒枳壳15g |
| 炙苏子20g | 制半夏10g | 干地龙12g | 金荞麦40g | 茯苓15g |

广陈皮 10g　　炙紫菀 20g　　生甘草 6g　　　干姜 3g　　　　（7 剂）

三诊：咳喘初平，痰已明显减少，精神较振，食饮较开，肺听诊（－），再予益气健脾、化痰止咳。

方药：

太子参 15g　　生黄芪 15g　　防风 10g　　　炒白术 10g　　前胡 20g

桔梗 10g　　　炙苏子 15g　　炒枳壳 15g　　炙内金 10g　　炒山楂 15g

炒神曲 15g　　茯苓 15g　　　陈皮 10g　　　炙紫菀 20g　　生甘草 6g

（7 剂）

另：紫河车胶囊，口服，每次 2 粒，每日 3 次。

按语： 徐老认为临床上咳剧而喘者常见以下三种类型：①外感风寒，内蕴痰湿，胸闷而喘者，治宜通宣理肺；②肾不纳气，动则气短者，多寒湿痰，治当温肾导痰；③外感风寒，内蕴痰热者，治当定喘涤痰。

本案患者咳嗽始于外感，伴见发热、头痛，且迁延未愈，近来咳喘 1 周，体格检查提示左下肺少许干啰音，徐老辨病为"急性支气管炎"。结合四诊信息，"咯痰色白量多，形瘦怕冷，脉浮紧"等，徐老辨此为风寒袭肺，肺失宣降，气逆作咳，故选仲景方小青龙汤化裁，以解表散寒、温肺化饮、止咳平喘。方中麻黄、桂枝辛温解表，且麻黄又能宣发肺气而平喘咳，桂枝化气行水以利里饮之化，徐老考虑到患者年事已高，故麻黄的用量较小防止引起心悸。小青龙汤原方中用干姜、细辛为臣以温肺化饮，然本案患者"舌红，苔浊腻"，徐老恐有里饮化热之象，弃而不用，选炙紫菀润肺下气化痰，前胡、枇杷叶、苏子清肺降气止咳，桔梗与杏仁相配，二者一宣一降、润燥相合，意在畅通肺气，干地龙解痉止咳平喘。"肺为贮痰之器，脾为生痰之源"，患者食纳欠佳，本着顾护脾胃的原则，徐老酌加健脾药物陈皮、茯苓等以培土生金，半夏、姜竹茹燥湿化痰、和胃降逆，脾气健旺，肺无痰贮，咳喘自平。

至二诊时，诸症皆有所缓解，咳喘轻，痰咳畅，表证控制，"舌红，苔微腻，肺听诊有啰音"，舌脉以及辅助检查提示痰热内蕴。徐老认为此为痰热内郁，对应西医学考虑炎症可能，仍予化痰止咳平喘，在前方的基础上增加少味清热解毒药，如金荞麦，功能清热解毒、散风化痰、健脾利湿，现代药理研究亦证明其具有良好的抗菌作用；方中小剂量干姜辛温化痰，亦能温中止呕，还可防止整方过于寒凉，寒温相合，以期郁痰能消。三诊咳喘初平，肺部听诊未见明显异常，标实已控制，此时徐老选择补益本虚，用玉屏风散加减：太子参益气生津润肺;生黄芪益气固表;白术健脾益气;防风走表而御风邪,黄芪得防风,补中有散,以免病愈初期过于温补。炒山楂、炒神曲、炙内金、陈皮等健脾和胃。整方肺脾同治,同时辅以中成药紫河车胶囊温肾补精、益气养血,增强体内正气。

案三 郑某,男,6岁。2009年11月3日初诊。

主诉:咳嗽3天。

病史:患儿3天前外感后开始鼻塞、流涕、多喷嚏,后见咳嗽声重,咯痰不爽,痰色黄黏,口渴欲饮,伴咽痛,食饮欠佳。舌苔薄黄,脉浮略数。

中医诊断:咳嗽。

西医诊断:急性上呼吸道感染。

辨证立法:风热犯肺,肺失清肃,灼伤肺津。治从疏风清热、宣肺止咳。

方药:桑菊饮加减。

前胡15g	金银花10g	大贝母10g	光杏仁6g	黄芩10g
炙紫菀10g	桑白皮10g	瓜蒌皮10g	鱼腥草15g	川贝末^{冲服}3g
桔梗6g	炙苏子15g	枇杷叶10g	干茅根20g	
生甘草4g	(3剂)			

二诊:服前方,咳嗽渐轻,咯痰较爽,痰量减少,咽痛亦减,予前方叠进,加养阴润肺之剂。

方药:前方加南北沙参各15g,玉竹10g。

前胡15g	金银花10g	大贝母10g	光杏仁6g	黄芩10g
炙紫菀10g	桑白皮10g	瓜蒌皮10g	鱼腥草15g	川贝末^{冲服}3g
桔梗6g	炙苏子15g	枇杷叶10g	干茅根20g	南沙参15g
北沙参15g	玉竹10g	生甘草4g	(3剂)	

按语:风为百病之长,其他外邪多随风邪侵袭人体,所以外感咳嗽常以风为先导。本案患儿外受风邪,上先受之,侵袭头面,故出现鼻塞、流涕、喷嚏频多等表证。肺为娇脏,易被邪侵,且本案患者为6岁小儿,小儿形气不足,卫外不固,外邪更易乘虚而入,风邪犯肺,肺失清肃,故见咳嗽声重、咯痰不爽等表现。痰色黄黏,口渴引饮,伴咽痛,此为风热上攻,耗伤阴液。舌苔薄黄,脉浮略数,亦提示卫表有热。四诊合参,徐老辨其为风热犯肺证,治当疏风清热、宣肺止咳。

临床上对咳嗽寒热性质的辨别徐老多从"痰"下手,结合痰的颜色(白还是黄）、质地（清稀还是黏稠）、咯痰难易程度（易咯还是咯吐不畅）以及口干与否等进行鉴别诊断。本案属邪实，尤忌敛涩留邪，应当因势利导，及时疏风散热、宣肺止咳，又不害其稚阳。吴鞠通言："治上焦如羽，非轻不举。"故用药宜清宣，徐老方选桑菊饮加减。因患儿咳嗽较重，且已外感3天，徐老选泻肺止咳之桑白皮替代疏风解表之桑叶，加强清宣之力；杏仁、桔梗二药一宣一降，复肺脏宣降功能而止咳，一以轻清宣散之品，疏散风热以清头目，一以苦辛宣降之品，理气肃肺以止咳嗽；川贝末、浙贝母、枇杷叶宣肺清热止咳。徐老结合小儿素体阳盛，感邪容易化热这一病理特点，增加了几味清热药，黄芩、鱼腥草、瓜蒌皮、茅根等清泄肺热，甘草调和诸药，全方共奏疏风清热、宣肺止咳之功。至二诊，诸症悉减，考虑到风、热均为阳邪，侵袭人体易耗伤阴液，肺又为娇脏，故徐老在前方基础上加南北沙参、玉竹清热养阴润肺。小儿脏腑娇嫩，注意"毋伐太过"，否则"治上犯中，治表犯里"，容易误伤正气。

案四　周某，男，20岁。2006年4月20日初诊。

主诉：喉痒气逆作咳两个月。

病史：患者外感后头身疼痛、发热、咽痛，自服"蒲地兰""巴米尔"后热退，头身疼痛已愈，但见咳嗽、咽干、咽痒、气逆作咳、咳时头面潮红、痰无或少量黏痰，伴口干。

中医诊断：咳嗽。

西医诊断：感染后咳嗽。

辨证立法：外感风热，风热犯肺，肺失清肃，热盛伤津。治从疏风润燥止咳。

方药：桑杏汤加减。

炙麻黄7g	光杏仁10g	前胡20g	桔梗8g	蝉蜕10g
射干8g	黄芩15g	金银花15g	炙紫菀15g	炙冬花15g
枇杷叶15g	桑叶15g	桑树皮5g	川石斛15g	生甘草6g

（7剂）

二诊：服前方，喉痒作咳十去其五，痰咯较畅，仍觉咽干。予养阴润燥、化痰止咳。

方药：

| 玄参12g | 麦冬15g | 南沙参20g | 北沙参20g | 前胡20g |

桔梗 8g	炙苏子 20g	射干 8g	黑栀 10g	黄芩 15g
桑白皮 15g	赤芍 15g	炙紫菀 15g	炙冬花 15g	
枇杷叶 15g	(7 剂)			

三诊：喉痒咳嗽基本好转，但咽喉仍有不适，再予益气养阴利咽。

方药：

太子参 15g	玉竹 12g	防风 10g	南沙参 20g	北沙参 20g
玄参 12g	赤芍 15g	炒僵蚕 10g	射干 8g	黑栀 10g
金银花 15g	炙紫菀 20g	炙冬花 15g	枇杷叶 10g	
生甘草 6g	(7 剂)			

按语：《不居集》卷十五云："肺燥咳嗽，金性喜清润，润则生水，以滋脏腑。若本体一燥，则水源渐竭，火无所制，金受火燥，则气自乱而咳嗽，嗽则喉干声哑，烦渴引饮。"本案患者因外感后出现发热、咽痛，当属感受风热，服用"蒲地蓝""巴米尔（阿司匹林）"等清热解毒抗炎药后外感愈，但表证虽缓解又见咽干、喉痒、气逆作咳、痰无或少量黏痰、口干等症状，此为燥邪犯肺，热盛伤津。

本案徐老辨病为感染后咳嗽。感染后咳嗽是指，有近期呼吸道感染病史；当呼吸道感染的急性期症状消失后，咳嗽仍迁延不愈，病程 3~8 周，甚至更长；咳嗽多表现为刺激性干咳或咯少量白色黏液痰；体征及辅助检查：两肺无干湿啰音，胸片检查无异常。现代医学认为，感染后咳嗽的发生与气道炎症及气道高反应性有关，即气道因炎症处于过度反应状态，表现出敏感而过强的支气管平滑肌收缩反应，引起气道狭窄、阻力增加，常出现在上呼吸道感染后期，可有咳嗽等临床表现，持续数周甚至数月。

根据其临床特征，徐老分析缘由，此为外感风邪，久恋于肺，导致气道挛急，气机失调出现咳嗽；同时风邪久恋，进一步耗伤肺阴，肺失濡养则无痰或少痰。"痒必兼风""风盛则痒"故感染后咳嗽表现出明显的咽痒症状。徐老选用凉润之桑杏汤加减，以疏风润肺、化痰止咳。方中麻黄宣肺止咳，杏仁降肺止咳平喘，二药相配实为三拗汤化裁，旨在宣肺解表止咳；桑叶清宣燥热，透邪外出，桑皮泻肺平喘；黄芩、金银花清泄肺热；前胡、炙紫菀、炙冬花、枇杷叶等润肺止咳；桔梗、蝉蜕、射干宣肺利咽止痒；石斛滋阴润肺。诸药润中有清，润而不腻。徐老还分享了他自己的临床诊疗体验：春令时节，燥邪伤肺而致的干咳少痰、口干欲饮等症，用桑杏汤加减；若出现干呕痰涎，用旋覆花、代赭石，疗效极佳。

服用 7 剂后，喉痒咳嗽减轻，咽干仍作，故继予养阴润燥、化痰止咳之法，去宣散之麻黄、杏仁，加玄参、麦冬、南北沙参等增强滋阴之力。值得注意的是，赤芍、黑栀二药皆能清热凉血，徐老选此以防止燥邪损伤肺络而致出血。至三诊，诸症皆好转，唯觉咽喉仍不适，加用太子参、玉竹等药物养阴生津润肺，虫药僵蚕通络散风止痒、利咽止痛。

案五　黄某，男，38 岁。2006 年 6 月 17 日初诊。

主诉：咳嗽阵作月余。

病史：患者咳嗽阵作，持续月余，咯少量白黏痰，咯吐不爽，伴见胸闷不舒，闻油烟味后有窒息感，咽干。舌红，苔黄，脉浮弦。查体：肺听诊有轻微哮鸣音。

中医诊断：咳嗽。

西医诊断：咳嗽变异性哮喘。

辨证立法：风邪恋肺，肺失宣肃，气逆而咳。治从疏风清肺、化痰止咳。

方药：射干麻黄汤。

炙麻黄 7g	防风 10g	蝉蜕 10g	南沙参 20g	北沙参 20g
黄芩 15g	干地龙 15g	厚朴 15g	炙苏子 20g	射干 8g
桔梗 8g	炙紫菀 15g	炙百部 12g	生甘草 6g	（7 剂）

二诊：药后咳嗽渐轻，但咽喉疼痛作胀，口干。舌红，苔薄黄，脉浮弦。

方药：前方去厚朴，加金银花 15g，大贝母 15g。

炙麻黄 7g	防风 10g	蝉蜕 10g	南沙参 20g	北沙参 20g
黄芩 15g	干地龙 15g	炙苏子 20g	射干 8g	桔梗 8g
炙紫菀 15g	炙百部 12g	金银花 15g	生甘草 6g	大贝母 15g

（7 剂）

按语：本案患者症见咳嗽阵作，持续月余，咯痰量少，色白质黏，咯吐欠畅，若单从以上几个症状进行中医辨证，不免有点管中窥豹。徐老临床诊病一向提倡病证结合，共同为治，通过询问患者咳嗽诱因以及发作特点，发现患者"闻油烟味后有窒息感"，同时肺部听诊提示"轻微哮鸣音"，根据这些特征信息，徐老诊其为"咳嗽变异性哮喘"。咳嗽变异性哮喘指以慢性咳嗽为主要或唯一临床表现的一种特殊类型哮喘，是持续气道炎症反应与气道高反应性所致，常常因吸入刺激性气味、冷空气、接触变应原、运动或上呼吸道感染诱发。而咳嗽变异性哮喘又与中医所说的"风咳"表现类似，主要病理因素为"风邪"。结合症状分析病因病机，徐老认为此因风邪恋肺，肺失宣肃，气逆而咳，同时风为阳邪，易耗伤阴液，故患者"咽干、舌红，苔黄，脉浮弦"，治当疏风清肺、化痰止咳。

饮非温不化，痰非气降不消，故选用下气止咳之射干麻黄汤加减。本方出自《金匮要略》，现代药理研究也表明射干麻黄汤能对抗组胺、乙酰胆碱所致的气管平滑肌收缩作用，表现出明显的镇咳、祛痰、平喘、抗过敏等功效。方中麻黄辛温，乃肺经专药，亦为宣肺平喘之要药，性轻扬上达，善开宣肺郁、散风寒、疏腠理、透毛窍；射干苦寒泄降，能清肺泄热、降痰平喘，为清利咽喉要药；防风为"治风之通用药"，祛风之力较强；蝉蜕、地龙等虫类药灵动走窜，可以疏散风邪、息风解痉、利咽止痒，现代药理研究也表明二者能够降低气道平滑肌的紧张性，降低气道的高反应性，从而达到镇咳止痉作用；紫菀、百部润肺止咳平喘；苏子、厚朴降气燥湿化痰；黄芩清泄肺热；桔梗上开肺气，宣肺祛痰利咽；南北沙参养阴润肺，防疏散太过耗损阴液。处方清润相合，醇正和缓。徐老指出射干麻黄汤和小青龙汤同属解表化饮剂，但前者下气平喘之功强，后者则侧重治表，临床上要结合患者症状灵活选择。至二诊时，患者咳嗽减，但仍咽喉疼痛、口干欲饮，考虑到厚朴性味辛苦温燥，易耗气伤津，故去厚朴，加金银花清热利咽，黄芩、大贝母清泄肺热、化痰止咳。

案六　尤某，男，46岁。2003年8月10日初诊。

主诉：咳嗽1个月，加剧1周。

病史：患者1个月前外感风热，开始鼻塞流涕、头痛、咽痛、后鼻塞等症渐轻，但咳嗽加剧，咳甚气逆，痰中带血，胸胁撑痛，性急易怒，口干口苦，面有热色，舌红，苔薄少津，脉弦数。

中医诊断：咳嗽。

西医诊断：感染后咳嗽。

辨证立法：风热犯肺，肝郁化火，肺失清肃，气逆而咳。治从清肝泻火、养阴润肺。

方药：泻白散加减。

黄芩15g	黑栀10g	光杏仁10g	地骨皮15g	玄参10g
桑白皮15g	桔梗8g	南沙参20g	北沙参20g	仙鹤草20g
生甘草6g	（7剂）			

二诊：患者药后咳嗽渐轻，痰血亦止，但平素性情急躁易动肝火，肝志不遂，心烦易怒以致喉痒、喉痛，舌赤，苔黄而燥，脉弦数有力。宜清火养阴以滋肺肾。

方药：

龙胆草 3g	黄芩 15g	黑栀 10g	丹皮 10g	板蓝根 20g
紫菀 15g	款冬花 15g	大贝母 15g	大蓟 20g	小蓟 20g
南沙参 20g	北沙参 20g	仙鹤草 20g	天冬 20g	麦冬 20g
生甘草 6g	（7 剂）			

按语：本案开始为风热犯肺，肺卫不和而咳嗽；后表证虽解，但咳嗽加剧，结合"胸胁撑痛，性急易怒，口干口苦，面有热色"以及舌脉等症，徐老辨其为情志不遂，肝郁化热犯肺，肺失清肃，故气逆咳不已；木火刑金，灼伤肺络，故痰中带血。徐老指出胁为肝之络，肝火肆虐，故胁痛、口干口苦、面有热色，此均为肝火旺盛之象，治从清肝泻火、养阴润肺。方用泻白散加减，方中桑白皮甘寒性降，专入肺经，清泻肺热、止咳平喘；地骨皮甘寒，清降肺中伏火；甘草养胃和中；黄芩清热泻火的同时还能止血；黑栀清肝泻火除烦；杏仁与桔梗，升降相合，畅达肺气，理肺止咳；玄参、南北沙参清热养阴、润肺止咳；仙鹤草收敛止血。整方偏凉润。

二诊时患者症情有所改善，咳嗽渐轻，痰血已止，详问其病史，平素性情急躁，喉间痹痛常作，舌赤，苔黄而燥，脉弦数有力。徐老曰：肝火旺则伤肺肾之阴，肾阴伤则生喉痹，肺阴伤则患燥咳，宜清火养阴以滋肺肾。在前方的基础上徐老加用龙胆草、丹皮清热泻肝，因龙胆草苦寒伤胃，故小剂量用之。板蓝根清热利咽；紫菀、款冬花、大贝母等润肺止咳；患者现虽痰血已止，但治疗上仍不可忽视，应当进一步巩固疗效，故用大小蓟、仙鹤草凉血止血；南北沙参、天麦冬等养阴润燥、清肺生津。

案七　盛某，女，53 岁。2010 年 1 月 27 日初诊。

主诉：干咳喉燥年余。

病史：患者干咳喉燥年余，起于绝经半载之后，现绝经一载余，伴烘热出汗，夜难入寐，口干，舌红，苔薄黄干，脉细滑数。

中医诊断：咳嗽。

西医诊断：气管炎；更年期综合征。

辨证立法：天癸衰少，阴虚火旺，肺阴受灼，燥热而咳。治从养阴清肺止咳、兼调阴阳、宁心神。

方药：

淫羊藿20g	南沙参20g	北沙参20g	黄柏8g	肉苁蓉12g
生地黄12g	炙紫菀15g	玄参12g	知母12g	款冬花15g
柏子仁10g	酸枣仁20g	大贝母12g	莲子心3g	枇杷叶12g
射干8g	桑白皮10g	瓜蒌皮10g	（7剂）	

二诊：投调和阴阳、滋阴清肺之剂，咽燥喉痛等症减轻，烘热阵作未消，寐前未热，舌体红胖，脉细滑数。阴虚火旺，心火偏亢，肺金受灼，证未除，仍以前法加减，以滋阴清火、润肺止咳。

方药：

淫羊藿20g	生地黄12g	黄柏8g	肉苁蓉15g	石斛15g
炙紫菀15g	玄参15g	麦冬20g	款冬花15g	南沙参20g
北沙参20g	知母15g	射干8g	大贝母15g	莲子心6g
桑白皮15g	瓜蒌皮15g	枇杷叶20g	（7剂）	

按语：患者病始于绝经半载之后，现干咳喉燥已缠绵年余，伴烘热出汗、夜难入寐等症，徐老曰此乃绝经后天癸衰少，阴虚火旺，水不上承，肺阴受灼所致，当调理阴阳、清燥止咳，治在心、肺、肾三脏。初诊时重养阴清肺止咳、兼调阴阳、宁心神。方中南北沙参、玄参、生地黄滋阴润肺，专治燥咳；炙紫菀、款冬花、大贝母、桑白皮、瓜蒌皮、枇杷叶等宣肺止咳；射干清热利咽消痰；淫羊藿、肉苁蓉温肾阳、补肾精；黄柏、知母泻肾火、滋肾阴。壮阳药与滋阴泻火药同用，以适应阴阳俱虚于下，而又有虚火上炎的复杂证候。此组药物配伍取二仙汤补肾填精、调理冲任之意。莲子心、酸枣仁、柏子仁清心安神、交通心肾。

二诊时咽燥干咳有减，烘热阵作未消，冰冻三尺，非一日之寒，此为阴虚火旺，心火偏亢，肺金受灼，证既未除，仍以前法加减。滋阴清火，润肺止咳。在前方的基础上徐老加大清肺润燥力度，如枇杷叶加至20g，桑白皮、瓜蒌皮加至15g；同时石斛益胃生津、滋阴清热，麦冬生津解渴、润肺止咳。本案患者的根本病机为肝肾不足，阴阳失调，阴虚火旺，继而引起肺阴受灼而咳，故治疗上徐老没有一味地滋阴润肺止咳，而是标本同治，心、肺、肾三脏共调，以期阴阳和合。徐老指出临床上独病的情况很少，大多是数病相伴，每个病亦有各自的临床表现，医师辨证时要抓住主要矛盾，于个性中寻找共性，活用中医整体观。

案八　解某，女，8 岁。2009 年 11 月 27 日初诊。

主诉：咳嗽 1 个月。

病史：患儿反复咳嗽 1 个月，声低，咳时喉间有痰声，但咯吐不利，未见发热，饮食欠佳，面色不华，舌质淡，苔薄白，脉虚弱。

中医诊断：咳嗽。

西医诊断：支气管炎。

辨证立法：平素体弱，久咳伤肺，脾气亦损，肺脾两虚。治从益气健脾、化痰止咳。

方药：六君子汤合止嗽散加减。

炒党参 12g	炙苏子(包)15g	炒枳壳 10g	炒白术 8g	炙紫菀 10g
炙内金 10g	制半夏 6g	炙百部 8g	炒山楂 10g	炒神曲 10g
茯苓 10g	广皮 6g	生甘草 5g	（7 剂）	

按语：患儿久咳伤肺，加上平素体弱，食欲不振，脾气受损，运化不健，故气血亦虚，肺气日渐虚耗，故咳嗽声低、咯痰不利、舌淡苔薄白、脉细弱均为气虚之症，虚者补之，徐老方选六君子汤合止嗽散加减。

止嗽散，《医学心悟》曰其"治诸般咳嗽"，紫菀辛温润肺，苦温下气，补虚调中、消痰止渴；百部甘苦微温，能润肺止咳；陈皮导滞消痰；苏子降气化痰。整方温润和平，祛邪不伤正。六君子汤出自《医学正传》，具有益气健脾、燥湿化痰的功效。人参甘温大补元气，患者方 8 岁，徐老虑人参温补太过，故易人参为党参以补脾肺之气，生津养血，扶正祛邪；白术苦温，健脾燥湿，加强益气助运之力；茯苓甘淡渗湿；甘草甘平，和中益土；半夏、陈皮理气化痰降逆，开肺胃之气；炒枳壳理气宽中、行滞消胀，可治食积不化；炙内金、炒山楂、炒神曲健脾开胃。

治疗小儿咳嗽时，要结合小儿的生理病理特点：①脏腑娇嫩，形气未充，故而用药时药味宜少，药量宜轻；②稚阴稚阳，小儿机体柔弱，形体和功能未臻完善，肺脾常有不足，故在治肺的同时亦要注意顾护脾胃。

第二节　跟师临证医案整理

徐老为首批全国老中医药专家学术经验继承工作指导老师，弟子申春悌自

1979年跟师学习以来，不断得师点拨释疑，受益匪浅。徐老不仅擅长诊治肺系病证，对心系病证、脾胃系病证、脑系病证等均有很深的研究，并提出运用温通逐瘀法综合治疗心血管病及痛证，他自制的癫痫丸更是深受患者欢迎，绝大多数患者服用半个月后症状得到了明显控制。该药成为当时常州中医医院的院内制剂。

现将跟师期间收集整理的门诊、病房典型医案共享于同仁，以期将徐老毕生的宝贵临床经验加以传承与发扬。医案选择疗效较好、记载较全，有较高参考价值的病例。书中记载的医案均经老师点评，并依据原始表述，未做任何修改，保持原汁原味。整理形式以西医病名为主，虽然病案不能反映徐老学术思想的全貌，但可反映徐老在临床上治疗的经验和用药特点。

一、支气管哮喘

案一　何某，女，6岁。2008年7月12日初诊。

主诉：哮喘5天。

病史：患儿因气候突变而感冒，上午仅现恶寒、发热、无汗、鼻塞、流清涕，下午出现哮咳、气喘、喉间鸣响、痰咯吐不利、不能平卧。有哮喘史，每次发作均严重，予万托林、普米克都保雾化吸入，口服美普清及抗过敏药。诊见面色苍白，舌淡，苔白滑，脉浮紧。

中医诊断：哮证（冷哮）。

西医诊断：支气管哮喘。

辨证立法：外感风寒，风寒束表，营卫不和，肺失宣肃。治从疏风宣肺、化痰平喘。

方药：小青龙汤加减。

| 西麻黄4g | 制半夏8g | 干地龙8g | 川桂枝5g | 炙苏子^包15g |
| 厚朴10g | 细辛3g | 葶苈子^包10g | 炙紫菀10g | 枇杷叶10g |

（3剂）

二诊：服前方，加美普清、酮替芬及雾化吸入，哮喘有所减轻，痰出较爽，夜间能寐。

方药：前方加茯苓10g，广皮6g，炙冬花10g。

| 西麻黄4g | 制半夏8g | 干地龙8g | 川桂枝5g | 炙苏子^包15g |
| 厚朴10g | 细辛3g | 葶苈子^包10g | 炙紫菀10g | 枇杷叶10g |

茯苓 10g　　　广皮 6g　　　炙冬花 10g　　　（3 剂）

按语： 患儿有哮喘史，较之常人，肺气亏虚，内有伏痰，本次因风寒外袭触发，风寒束表，卫阳被郁，营卫失和，故见恶寒、发热、无汗、鼻塞、流清涕等风寒表实证的症状。风邪引动伏痰，肺气失宣，痰气交阻，痰壅气道，故见哮咳、气喘、喉间痰鸣等症。结合患者症状及舌脉表现，徐老辨其为冷哮证，故选用小青龙汤加减，解表散寒、温肺化饮、止咳平喘。考虑到患儿仅 6岁，小儿脏腑娇嫩，"毋伐太过"，否则易误伤正气，故在用药上徐老剂量减半。小青龙汤出自张仲景《伤寒论》"伤寒表不解，心下有水气，干呕发热而咳，或渴，或利，或噎，或小便不利、少腹满，或喘者，小青龙汤主之"。小青龙汤由麻黄、桂枝、干姜、细辛、五味子、半夏、芍药、甘草组成。徐老仅取麻黄、桂枝、细辛、半夏四味药，麻黄发汗解表、宣肺平喘，兼以利水；配桂枝可增强宣散寒邪、通畅阳气的作用；细辛辛温而散，温散水寒之邪；半夏燥湿化痰。徐老不用干姜，一是因为本案患者寒饮之邪主要停于上焦，未扰中焦，无呕吐等胃气上逆表现，无须干姜温中散寒；二是干姜味辛性热，辛散太过，恐耗阴动阳，损伤正气。徐老认为此病乃风邪深入留伏，胶痰黏着，一般止咳化痰药难以根治，故还选用虫类药地龙以祛风解痉、镇咳平喘，既疏散风邪，又祛痰平喘，临床获效颇著。现代药理实验研究也表明麻黄、地龙药对具有很好的平喘疗效。炙苏子、葶苈子降气化痰、止咳平喘；炙紫菀、枇杷叶润肺降逆化痰；厚朴燥湿消痰。因小青龙汤也不宜久服，故而初诊予 3 剂。

至复诊，诸症悉减，徐老在前方基础上加用冬花润肺止咳，冬花、紫菀其性虽温，但温而不燥，既可化痰，又能润肺，二者合用共制麻黄、细辛之辛散；同时选茯苓、陈皮顾护脾胃，理气化痰，一则脾为后天之本，二则因为脾为生痰之源。健运脾胃，则水湿得化，痰浊无以内生，且脾胃得固，元气充沛，机体正气足以抵抗外邪，则可减少哮喘发作频次，体现了徐老治标不忘固本的临床诊疗特点。

案二　曹某，男，53 岁。2009 年 11 月 25 日初诊。

主诉： 哮咳 1 周。

病史： 患者素有过敏性哮喘史十余年，寒热交替之季及饮食不节后易发，此次起于感寒后出现鼻痒鼻塞，多喷嚏，继而出现哮咳，咳声重浊，喉间鸣响，咽痛，痰出不爽，色黄质黏，胸闷气喘。患者有高血压病史六年，常服北京零号，1 粒，每日 1 次。面有热色，舌质红，苔薄黄而干，脉弦滑速。查体：肺听诊哮鸣音（＋＋）。

中医诊断：哮证（热哮）。

西医诊断：支气管哮喘。

辨证立法：风寒入里郁而化热，痰火壅肺。治从清肺化痰、止咳平喘。

方药：泻肺丸加减。

炙兜铃 6g	炙苏子^包20g	干地龙 15g	光杏仁 10g	葶苈子 10g
炒苍耳子 12g	白前胡^包30g	黄芩 15g	桑白皮 15g	瓜蒌皮 15g
桔梗 10g	苦参 10g	炙紫菀 20g	炙冬花 15g	枇杷叶 15g

（7 剂）

二诊：服前方，胸闷咳喘明显减轻，痰咯吐较易，肺部听诊哮鸣音（±），继予前方，加强化痰平喘之剂。

方药：前方加海浮石 20g，降香 10g，炒枳壳 15g。

炙兜铃 6g	炙苏子^包20g	干地龙 15g	光杏仁 10g	葶苈子 10g
炒苍耳子 12g	白前胡^包30g	黄芩 15g	桑白皮 15g	瓜蒌皮 15g
桔梗 10g	苦参 10g	炙紫菀 20g	炙冬花 15g	枇杷叶 15g
海浮石 20g	降香 10g	炒枳壳 15g	（7 剂）	

按语：《景岳全书·喘促》有言："喘有宿根，遇寒即发，或遇劳即发者，亦名哮喘。"本案患者有过敏性哮喘病史十余年，本次发作起于不慎外感寒凉，起先出现鼻痒、鼻塞、喷嚏等外感表证表现；继而邪蕴于肺，壅阻肺气，气不布津，聚液生痰，出现哮咳、咳声重浊、喉间鸣响等症；痰浊闭阻，肺气失宣，出现胸闷气喘；痰浊郁久生热，痰热胶结，痰火壅盛，故咽喉疼痛、咯痰色黄质黏、咯吐欠畅，同时望诊"面有热色"，结合舌脉"舌红苔薄黄而干，脉弦滑数"，均提示一派热象。本案徐老辨为哮证之热哮，且处于哮证发作期，立法处方应以攻邪治标、祛痰利气为主，故选方泻肺丸加减，此方源于《医宗金鉴》，功能清化痰热、止咳平喘，主治痰壅气逆，痰黄积热，方中瓜蒌皮清热化痰、宽胸理气，葶苈子、杏仁降泻泄肺气、止咳平喘，黄芩清泻上焦肺火。同时徐老选马兜铃清肺降气、止咳平喘，《药性论》称其"主肺气上急，坐息不得，咳逆连连不止"。此外，现代药理研究表明马兜铃还能清热平肝降压，对于本案患者可谓一箭双雕。桑皮、黄芩、炙紫菀、款冬花、桔梗、白前胡等止咳化痰药相配，清润相合，体现了徐老"清润和平，不寒不热"的方药配伍思想以及"和法缓治"的诊疗特点。其中黄芩、桑皮、杏仁、蒌

皮四药相合又源于清金化痰汤方，黄芩性寒味苦，主清热燥湿、泻火解毒，现代药理研究也表明其具有抑菌抗炎、解热镇痛之功效，可很好地抑制肺炎双球菌等细菌，尤适用于本案因外感而起的肺部疾病患者。苏子、莱菔子相合取方于三子养亲汤，苏子降气化痰、止咳平喘；莱菔子下气祛痰。徐老治疗哮病喜用虫类药物也是其一大特色。本案地龙，味咸，性寒，散、行、窜、动，可清热息风、清肺平喘，如李时珍言"有钻土之功、化血之能"，尤适本案病久入络者。从一诊的处方我们可以发现，徐老选方精巧、用药精准，小小十几味药中大有玄机，不仅仅是一泻肺丸可涵盖的；同时徐老师古而不泥，将现代药理研究与传统中医理论相结合，更好地指导临床用药。至二诊，患者胸闷咳喘减轻明显，咯痰较易，诸症悉减，继予前方，巩固疗效，加用海浮石清肺化痰，治老痰结块。久病入络，痼病必瘀，任何一种疾病，日久必显瘀象，本案患者病哮喘十余年，有"伏痰"之宿根，而痰瘀同源，二者常相互为患，故徐老加用降香理气化瘀、炒枳壳行气降逆、理气宽中，痰瘀同治。

案三　谈某，女，38 岁。2009 年 12 月 2 日初诊。

主诉：哮咳气喘 3 天。

病史：患者年幼时即有哮喘史，每年冬季及外感后易发，此次初起即见发热，头痛，但有汗，喉中鸣响，张口抬肩，痰色黄质黏，呛咳，渴饮冷饮。舌红，苔黄，脉弦速略滑。

中医诊断：哮证（热哮）。

西医诊断：支气管哮喘。

辨证立法：感受风热之邪，内蕴痰热，痰热互结，肺失清肃，痰火壅塞。治从宣肺平喘、清热化痰。

方药：越婢加半夏汤加干地龙。

炙麻黄 6g	黄芩 15g	白前 20g	光杏仁 10g	金银花 15g
川贝末^{冲服}5g	制半夏 10g	鱼腥草 30g	炙紫菀 20g	生石膏 30g
全瓜蒌 10g	枇杷叶 15g	干地龙 10g	（5 剂）	

二诊：服前方，发热头痛已平，痰量减少易咯，胸闷，咳喘渐轻，前方基础上加清热涤痰之剂。

方药：前方加苏子 20g，竹沥 10g。

| 炙麻黄 6g | 黄芩 15g | 白前 20g | 光杏仁 10g | 金银花 15g |
| 川贝末^{冲服}5g | 制半夏 10g | 鱼腥草 30g | 炙紫菀 20g | 全瓜蒌 10g |

枇杷叶 15g　　苏子 20g　　　竹沥 10g　　　干地龙 10g　　　（5 剂）

按语：本案患者自幼有"哮喘"病史，本次发作喉中鸣响，张口抬肩，当辨为哮证。叶天士认为哮证"邪伏于里，留于肺俞，故频发频止，淹缠岁月"，因而患者每于冬季及外感后发作。本病总属邪实正虚，正值发作期，当以邪实为主。哮分寒热，患者发热汗出，咯痰色黄质黏，口渴喜冷饮，参其舌脉，均为热象，辨为热哮。痰热蕴肺，肺失清肃，治疗应清其痰热、宣肺定喘。徐老选方选越婢加半夏汤，方中麻黄宣肺开表，使里热得以外达，取"火郁发之"之意，兼散表邪；石膏清泻肺胃，兼透热生津，二者相合，辛凉宣泄。配以金银花散肺经热邪，透热达表；黄芩、鱼腥草清肺化痰泄热，紫菀、白前、全瓜蒌、枇杷叶等止咳化痰。值得一提的是徐老加用地龙 10g，他分析病史后认为患者自幼即有哮喘，病程已久，胶痰黏着于肺，一般的止咳化痰药恐效力不达，故加以搜风剔络、通达气机之地龙，现代药理研究也已证实其具有抗菌消炎、止咳平喘、通络作用。全方共奏清肺平喘化痰之功。复诊，诸症悉减，热邪将清，当去石膏，以防久用寒凉败胃，加苏子、竹沥清热涤痰。《本草衍义》曰："竹沥行痰，通达上下百骸毛窍诸处……为痰家之圣剂也。"与黄芩、半夏相配，取方于竹沥达痰丸，共治痰热上壅，咳喘痰多，顽痰胶结。

案四　吴某，女，54 岁。2006 年 6 月 10 日初诊。

主诉：哮咳 2 月余。

病史：患者平素易鼻痒鼻塞，刻下哮咳发作 2 月余，胸闷气短，喉间有哮鸣音，痰出不爽，伴有烘热、汗出。绝经三个月。舌质红，少苔，脉弦细数。

查体：肺听诊哮鸣音（＋）。

中医诊断：哮证（风哮）。

西医诊断：支气管哮喘。

辨证立法：风邪犯肺，引发伏痰，气逆而咳；经绝后阴虚火旺，故烘热汗出。治从疏风清肺平喘、调和阴阳。

方药：定喘汤加减。

炙麻黄 6g　　光杏仁 10g　　前胡 20g　　　桔梗 10g　　　黄芩 15g
干地龙 12g　　炙紫菀 20g　　厚朴 15g　　　炙苏子 20g　　知母 12g
黄柏 6g　　　五味子 12g　　生甘草 6g　　（7 剂）

二诊：病人哮喘因是首次发作，中西药物治疗后，哮咳初平，烘热汗出等症亦减轻。建议沙丁胺醇、酮替芬续服。前方加玉屏风散调整。

方药：

太子参 20g	生黄芪 20g	炒白术 10g	防风 10g	知母 12g
黄柏 8g	前胡 20g	桔梗 8g	干地龙 12g	炙苏子 20g
炙紫菀 15g	五味子 12g	生甘草 6g	（7剂）	

另服紫河车、蛤蚧胶囊。

按语：患者以"哮咳2月余"为主诉前来就诊，根据其临床表现"哮咳、喉间哮鸣音"再结合查体"肺部听诊哮鸣音（＋）"，徐老诊断其为哮病发作期。我们都知道哮病的发生为"痰伏于肺"，然观此案患者仅有"喉间哮鸣，痰出不爽"的表现，单单据此难辨寒热，再观其舌苔脉象"舌质红，少苔，脉弦细数"，为阴虚内热之象，但此是由于患者绝经阴虚火旺、阴阳失调所致，对本案哮病的辨证并无多大意义。再仔细研究病史，徐老发现患者平素易鼻痒鼻塞，这符合风邪袭肺，清道失肃的特征，"风邪为患可致瘙痒"，加之患者无明显寒热痰象，徐老辨其为"风哮"。风痰内伏，外风袭肺，肺失肃降，风痰交结，气道挛急，发为哮病。如《证治汇补》所言"内有壅塞之气，外有非时之感，膈有胶固之痰，闭阻气道，搏击有声"。徐老治从疏风清肺平喘，方选定喘汤加减。方中麻黄辛温发散，轻清上浮，专疏肺郁，宣泄气机，寓"肺欲辛"之意，既善于宣通肺气，又长于降逆平喘，顺应风邪喜"动"的特性，为宣肺平喘要药；苏子、杏仁、紫菀、厚朴、前胡、桔梗等宣肺降气平喘、止咳祛痰，旨在通过诸药的升降相合，恢复肺的生理功能。地龙咸寒，性走窜，具有清肺平喘、息风通络之功，能缓解气道痉挛，从而减轻哮咳发作程度。同时为防因痰咳不畅而致郁久化热，徐老加一味黄芩来清泄肺热。且患者绝经三个月，有烘热汗出等阴虚火旺的更年期综合征现象，故酌加知柏二药滋阴降火，五味子固涩汗液，兼收敛肺气。

至诸症得缓，徐老肺、脾、肾同调，以求固本。患者平素易鼻痒鼻塞，除与风邪外袭有关，也难逃肺卫不固之责，故徐老在祛邪的基础上加用玉屏风散，本方出自《世医得效方》，由防风、黄芪、炒白术三味中药组成，黄芪重用益气固表，白术培土生金，防风走表而御风邪，诸药合用，补气虚、固表虚，增强人体抵御外邪的能力。清代伤寒学家柯韵伯有云："夫以防风之善驱风，得黄芪以固表，则外有所卫，得白术以固里，则内有所据。风邪去而不复来，此欲散风邪者，当倚如屏，珍如玉也。故名玉屏风。"并参以血肉有情之品如紫河车、蛤蚧制成胶囊助生精血，以图缓效。

二、慢性支气管炎

案一 王某，男，66岁。2006年10月17日初诊。

主诉：咳喘史11年，加剧1个月。

病史：患者有咳喘史11年，每年秋冬加剧，刻下咳嗽气急，动后气促，大汗，痰出较多，泡沫样痰，咯畅，曾服阿斯美。舌体胖，苔薄白腻，脉弦数。查体：肺音低粗。

中医诊断：喘证（痰饮内阻）。

西医诊断：慢性喘息性支气管炎。

辨证立法：寒饮内阻，肺气升降失司，痰壅气阻。治从温肺化饮、止咳平喘。

方药：小青龙汤加减。

炙麻黄6g	前胡20g	光杏仁10g	炙苏子20g	细辛6g
姜半夏10g	干姜4g	干地龙12g	葶苈子10g	茯苓15g
厚朴15g	广皮10g	生甘草6g	（7剂）	

二诊：咳喘渐轻，痰量较少，活动后气短有所减轻，予益肾纳气之剂。

方药：前方加五味子12g。

炙麻黄6g	前胡20g	光杏仁10g	炙苏子20g	细辛6g
姜半夏10g	干姜4g	干地龙12g	葶苈子10g	茯苓15g
厚朴15g	广皮10g	生甘草6g	五味子12g	（7剂）

紫河车2具，蛤蚧5对。烘脆研末，装胶囊。

按语：患者有咳喘史多年，且发作与季节变化有关，发作时咳嗽气急气促，同时查体提示患者肺音低粗，综合病史及临床表现，徐老拟诊其为慢性喘息性支气管炎，属中医喘证范畴。患者咳喘年久，肺气亏虚，累及肾脏，肺虚主气无力，肾虚摄气无门，气机升降出纳失常，则发病后出现气急气促、汗出量大等肺肾气虚、摄纳失司之像。且本案发病时节为深秋，易感寒邪，水寒相搏，表寒引动内饮，肺失宣降，故咯痰量多、痰呈泡沫样。此病本虚与标实并存，急则治其标，故徐老一诊方选小青龙汤散寒温肺、化饮平喘。方中麻黄宣发肺气而平喘咳，干姜、细辛温肺化饮，对于泡沫痰，徐老喜用细辛，泡沫痰性质为寒，细辛辛温走窜，达表入里，散寒力胜，为温化痰饮要药。值得注意的是小青龙原方中为防干姜、细辛辛温发散，耗伤肺气，佐以五味子敛肺止咳，此案徐老认为标急未去，故先不加收敛之五味子，防止闭门留寇，同时徐老将干姜的量减至4g，旨在微微辛温不伤正气，体现了徐老辨证精准、用药灵活的诊疗特点。半夏、陈皮、茯苓取法二陈汤，具健脾燥湿化痰之功，苏子、葶苈子取自三子养亲汤，降气消痰平喘，前胡、杏仁、地龙止咳平喘解痉，厚朴燥湿消痰。服用七剂后，患者咳喘渐轻，咯痰量减少，气短亦得缓，此为标急已控制，故此阶段应重在治本，徐老以前方为基础加用五味子敛肺气、纳肾气，全方贯穿《素问·玉机真脏论》"补其不足，泻其有余"的思想。同时徐老还选择紫河车及蛤蚧等血肉有情之品补肺益肾、纳气平喘，意在缓效扶正。

案二　范某，女，78岁。2006年4月3日初诊。

主诉：咳喘3年，加剧1周。

病史：患者有咳喘史3年，外感后咳喘发作，胸闷气短，咯黄黏脓痰，痰咯不畅，气急，有原发性高血压病史。BP：180/80mmHg。舌红，中剥，脉弦细。查体：肺听诊哮鸣音（＋＋），湿啰音（＋＋）。

中医诊断：喘证（痰热阻肺）。

西医诊断：慢性支气管炎；高血压。

辨证立法：外感风邪，风邪袭肺，郁而化热，灼津成痰，痰热阻肺，肺气壅塞，气机升降失司，发为咳喘。治从清热化痰、降气平喘。

方药：定喘汤加减。

白前30g	前胡30g	桔梗10g	炙苏子20g	光杏仁10g
金银花15g	黄芩15g	鱼腥草30g	全瓜蒌10g	干地龙15g
黛蛤散^包15g	黑栀10g	炙紫菀20g	炙冬花15g	
枇杷叶10g	（7剂）			

二诊：患者固有高血压病史，故麻黄忌用，服前方，咳喘渐轻，痰色转淡，胸闷气机亦减，仍予前法。

方药：

白前30g	前胡30g	桔梗10g	炙苏子15g	光杏仁20g
金银花15g	黄芩15g	鱼腥草30g	干地龙15g	全瓜蒌10g
黛蛤散^包15g	炙紫菀^包15g	川贝末^{冲服}5g	大贝母15g	炙百部12g

生甘草 6g　　　（7 剂）

三诊： 服前方，咳喘已平，胸闷气短，自觉明显好转，但舌质红，少苔，痰热伤阴，予益气养阴、兼清痰热。

方药：

玄参 12g	麦冬 15g	南沙参 20g	北沙参 20g	玉竹 12g
前胡 20g	桔梗 10g	川贝末^{冲服}5g	大贝母 15g	黄芩 15g
降香 10g	炙紫菀 20g	炙冬花 15g	枇杷叶 10g	香橼皮 15g

（7 剂）

按语：《景岳全书·咳嗽》指出："咳嗽之要，止唯二证，何为二证？一曰外感，一曰内伤而尽之矣。"本案患者有咳喘史三年，迁延不愈，肺脏亏虚，复感外邪，肺气宣降失常，上逆而发为咳喘。正如《医学三字经》所言："肺为脏腑之华盖，呼之则虚，吸之则满，只受得本脏之正气，受不得外来之客气，客气干之则呛而咳矣。"外邪未能及时祛除，则易郁结体内而化热化火，炼液灼津为痰，故可见咯痰黄黏；痰热阻肺，肺气壅塞，则见胸闷气短。徐老方选定喘汤加减，药用金银花、黄芩、炒栀子清泄肺热，桔梗、杏仁、瓜蒌清热化痰止咳，痰黄如脓，徐师喜用鱼腥草加强清热化痰解毒的功效，现代药理学认为鱼腥草具有抗菌、抗病毒、抗炎、调节免疫等作用，在防治呼吸系统疾病方面有较强的优势。郁不开则热不解，热不解则痰也不得祛除。需要注意的是麻黄虽为定喘汤中主药，但因其主要成分麻黄碱可收缩血管、兴奋心脏、升高血压，故本案患者忌之。

至二诊，痰热渐轻，诸症悉减，加用川贝、浙贝、炙百部清热润肺、化痰止咳，川贝贵重，当研末服，生甘草清热益气、祛痰止咳。外邪将净，阴分已伤，故见舌红少苔之象，三诊在选用前胡、黄芩、枇杷叶清化痰热的基础之上加用玄参、麦冬、南北沙参、玉竹等润肺养阴生津，降香、香橼皮理气化痰，即所谓的"气顺则痰消"。

三、慢性阻塞性肺病

案一 苏某，男，72 岁。2009 年 3 月 17 日初诊。

主诉： 咳喘 30 余年，刻发半月。

病史： 患者有咳喘史 30 余年，近两年常年发作，加重半月，咳嗽气喘，痰出白黏夹泡沫，胸闷气短，动则汗出，伴见下肢浮肿（可凹度 2 度），尿检蛋白（±）。面色灰暗，舌偏红，少苔，脉弦 2 度，滑 1 度。查体：桶状胸，肺听诊呼吸音低，两肺底可闻及中等湿啰音。

中医诊断：咳喘（痰饮阻肺）；肺胀（痰瘀互阻，肾不纳气）；水肿（肾阳不足，水气内停）。

西医诊断：慢性阻塞性肺病。

辨证立法：患者咳嗽日久，痰饮内伏，阻闭肺络，使得肺气宣降失司，咳嗽气喘，久咳则痰瘀互结，肺络瘀阻，清气不升，浊气难以下降，兼见肺肾亏虚，肺卫不固，肾不纳气则气短，动则汗出，肾气虚衰，命门之火不得温煦，故下肢浮肿，水湿内停。治从益肾纳气、化痰平喘、温阳化水。

方药：定喘汤合济生肾气丸。

炙麻黄6g	川桂枝8g	生黄芪30g	炙苏子20g	炒白术10g
炒白芍15g	前胡20g	葶苈子^包10g	干地龙15g	厚朴15g
茯苓30g	泽泻30g	地骨皮20g	炙紫菀20g	炙冬花15g
生甘草6g	炒车前子^包15g	（7 剂）		

二诊：服前中西药物，咳喘渐轻，下肢浮肿稍退，但动后仍感气急，汗出未见减少，肺卫不固，水气内停，先予化痰平喘、温阳化水。

方药：

炙麻黄6g	川桂枝8g	生黄芪30g	炙苏子20g	葶苈子10g
干地龙15g	茯苓泻各30g	五加皮15g	冬瓜皮30g	丹参20g
炙紫菀20g	炙冬花20g	枇杷叶15g	（7 剂）	

三诊：服前方，咳喘明显好转，痰出减少，下肢浮肿初退，精神较振，气短稍减，肺听诊啰音（±），予益肾纳气平喘、化瘀通络。

方药：

白前30g	前胡30g	炙苏子^包20g	川桂枝8g	炒白芍15g
五味子15g	煅牡蛎^{先煎}30g	太子参20g	生黄芪30g	丹参20g
桃仁9g	厚朴15g	降香10g	茯苓30g	泽泻30g
（7 剂）				

四诊：咳喘已趋平稳，动则气喘，汗出明显好转，肺音低，啰音（－），予益气化瘀、纳气平喘。

方药：

| 太子参30g | 生黄芪30g | 防风10g | 丹参20g | 桃仁9g |

赤芍 15g   肉桂 5g   制附片^{先煎}7g   降香 10g   厚朴 15g

五味子 15g   炙紫菀 20g   枇杷叶 15g   （7 剂）

另：紫河车 2 具、蛤蚧 5 对，烘脆，研末，装胶囊，每次 3 粒，每天 3 次。

按语： 对于慢性阻塞性肺病，传统的中医观点多认为属病久及肾，肾不纳气，出现胸闷气急喘促，动则尤甚。但徐老则认为这种病应属于"肺胀"范畴，肺胀主要的两大临床表现：虚——体质虚弱；满——胸形如肿，严重的有面色黧黑、心下坚筑、心悸怔忡。此为痰饮久阻肺道，肺气受阻，肺络损伤，肺损及肾，肾不纳气而致，饮邪不得宣泄；肺胀的病理进一步恶化，肺肾俱损，饮邪支乘于心膈之间，阻遏心阳，则发为支饮而喘肿。传统在用药时多用补肾纳气之品，徐老则提倡用活血化瘀的方法，常常使用川芎和丹参，以改善肺部的瘀血程度。

本案病程相当完整清晰，仔细分析本案能发现徐老诊治慢性咳喘的治疗原则及用药特点。本案患者有咳喘病史数十年，咳嗽日久，痰饮内伏，阻闭肺络，肺气宣降失司；久之痰瘀互结，肺络瘀阻。病久多虚，肺虚不能化津，脾虚不能传输，肾虚不能蒸化，痰浊潴留，气机郁滞，血脉失畅，郁而成瘀，"血不利则为水"，终致痰浊、血瘀、水饮错杂为患。肾不纳气则气短，卫表不固则动而汗出，肾气虚衰，命门之火不得温煦，故下肢浮肿更甚。"咳、喘、痰、肿"均现，故徐老诊断其为咳喘痰饮阻肺证、肺胀痰瘀互结证、水肿肾阳不足证。结合临床表现——慢性咳嗽、咯痰、胸闷气短，及查体体征——桶状胸，肺听诊呼吸音低，两肺底可闻及中湿啰音，西医诊断上徐老认为该患者为慢性阻塞性肺疾病。病证结合，共同指导临床治疗。本病乍看起来症状繁多而复杂，但实际上它们的本质是统一的，徐老认为本病始发病因为机体肺气虚或脾肾阳虚，外邪侵袭，咳喘反复发作，久则痰瘀阻肺而致，病属本虚标实证。徐老方选化痰平喘之定喘汤合温肾纳气之济生肾气丸加减，意在标本兼顾。方中炙麻黄宣肺平喘、利水消肿；川桂枝通阳化气行水；生黄芪固表利水；苏子、厚朴、炙紫菀、款冬花降气平喘、止咳祛痰；地龙活血通络平喘；泽泻、茯苓、车前子利水渗湿；葶苈子平喘消肿，地骨皮清肺降火，白术益气健脾，白芍敛阴止汗。在这里要单提一下地骨皮这味药，分析患者主要症状，我们发现患者并无肺热表现，相反，若从痰色、质上进行寒热辨证此应属寒痰，既如此，何来降火一说？徐老认为本案久病痰瘀互结、肺气郁闭，而瘀久化热，气郁化火，同时查患者舌脉"舌偏红，少苔，脉弦2度，滑1度"，发现患者已有热灼肺阴的临床表现，但此热是虚热，且肺阴亏损程度也较小，故徐老单用一味地骨皮以泻肺中伏火，由此我们不难看出徐老临床辨证除了抓主要症状外，他对舌脉地位的把握也十分到位，辨证精准细腻，用药精巧灵活。本案症情顽固，错综复杂，故酌加平喘西药口服。至二诊，咳喘渐轻，下肢浮肿稍退，唯动后仍感气急，汗出亦未见减少，本案之肺肾亏耗，如三尺之冰，非一日之寒而成，故其治疗也不可能一蹴而就。故再予中药化痰平喘、温阳化水。前方加丹参活血祛瘀、养心通经，现代药理研究表明其具有抗菌、抗炎、抗血栓、改善微循环的作用；五加皮、冬瓜皮利水消肿；枇杷叶祛痰平喘，整体上加大了理瘀利水的力度。至三诊，诸症悉减，治疗以培本为主，加五味子敛肺补肾，煅牡蛎止汗安神，桃仁活血祛瘀、止咳平喘，降香调畅气机，使气行则血行，太子参益气健脾、生津润肺。四诊，患者症情渐趋平稳，加用辛热之肉桂、附子补火助阳，鼓舞气血生长，白芍改赤芍，加强活血散瘀之力，防风祛风固表，共奏益气化瘀、纳气平喘之功。

案二 秦某，男，51岁。2009年12月10日初诊。

主诉：哮咳史30年，加剧十余天。

病史：患者有哮咳史30年，今冬复剧，病已十余天，咳嗽，喉间鸣响，痰量多，稀白夹黏，伴胸闷、气短乏力、食饮欠佳。亚急性病容，舌淡胖，苔薄白腻，脉弦滑。查体：心音低，肺音低粗，哮鸣音（＋＋）。

中医诊断：哮喘（痰饮阻肺）；肺胀（脾肾两虚）。

西医诊断：慢性阻塞性肺病；支气管哮喘。

辨证立法：久咳肺肾两亏，脾虚痰湿内生，肾虚，肾不纳气，故见气短乏力，外感风寒，内伏痰饮，外风引动伏痰，哮咳加剧。治从健脾益肾、化痰镇咳。

方药：四君子汤合小青龙汤加减。

炒党参20g	炒白术10g	白前20g	前胡20g	桔梗8g
炙苏子20g	干地龙15g	细辛6g	制半夏10g	葶苈子^包10g
厚朴15g	茯苓15g	广皮10g	炙紫菀20g	生甘草6g

（7剂）

二诊：服前方，哮咳减轻，痰出减少，胸闷亦平，予前法巩固，仍拟健脾化饮、止咳平喘。

方药：

炒党参20g	炒白术10g	白前20g	前胡20g	桔梗8g
炙麻黄6g	光杏仁10g	炙苏子20g	葶苈子^包10g	干地龙12g
苦参10g	细辛6g	制半夏10g	五味子12g	茯苓15g
广皮10g	生甘草6g	（7剂）		

三诊：服前方，哮咳大势已平，痰量明显减少，胸闷气短等症亦有明显好转，苔浊腻十去其八，刻下予益气健脾、益肾纳气。

方药：

炒党参15g	生黄芪20g	炒白术10g	防风10g	丹参20g
干地龙15g	前胡30g	桔梗10g	厚朴15g	降香10g
五味子15g	肉桂5g	炙紫菀20g	茯苓15g	广皮10g
生甘草6g	南沙参20g	北沙参20g	（7剂）	

按语： 患者属中年男性，有哮咳病史30年，刻见咳嗽、喉间痰鸣、胸闷气短，查体提示：心音低，肺音低粗，临床症状均较典型，诊断也较容易，徐老诊其为哮喘（因哮必兼喘，故一般将其统称为"哮喘"）和肺胀，相应的西医诊断拟诊为支气管哮喘和慢性阻塞性肺病。哮病的病机为痰伏于肺，病位主要在肺，关系到脾肾，本案患者哮病日久，致肺肾两亏，肺气不宣，肾气不纳，故见咳嗽、喉间痰鸣、胸闷气短；同时脾虚健运无力，痰湿内生，故见痰多、乏力、食饮欠佳等。又因外感风寒，引动伏痰，痰随气升，壅塞气道，气因痰阻，气机不利，致哮咳加剧。综合四诊信息，徐老辨证为哮喘痰饮阻肺证、肺胀脾肾两虚证，方用四君子汤合小青龙汤加减，旨在温肺化饮、健脾益气，标本同调。方中党参甘温益气，健脾养胃，配以苦温之白术，加强健脾助运化痰之功；茯苓健脾利水；细辛温肺化饮；白前、前胡、紫菀润肺止咳化痰，桔梗上浮保肺，培土生金；干地龙搜剔经络、止咳平喘，加强祛风力度；半夏、厚朴、陈皮燥湿化痰、和胃降逆；葶苈子泻肺平喘，与苏子相配共治痰涎壅盛；生甘草祛痰止咳，调和诸药。全方共奏益气健脾、温肺化饮、止咳平喘之功。

7剂药后，患者哮咳减轻，痰出渐少，胸闷亦平，加炙麻黄加强化饮平喘之功，苦参清热疏肺、止咳平喘，《内经》云"肺苦气上逆，急食苦以泄之"，现代药理研究也证实苦参可抗菌消炎、祛痰平喘、抗过敏，五味子敛肺止咳，与麻黄相配，散中有收，开中有合。至三诊，症情平稳，苔浊腻十去其八，"缓则治其本"，前方去白前、麻黄、葶苈子、半夏等化痰平喘去实之品，加生黄芪、防风，意取玉屏风散补益肺卫之功；本案患者肺肾两亏，气虚血瘀，水停成痰，久致痰瘀互结，故徐老选用降香、丹参等理肺化瘀；肉桂温肾助阳，南北沙参养阴润肺，以润代清。整方精巧，肺、脾、肾三脏同治。

案三　蒋某，女，54 岁。2009 年 11 月 20 日初诊。

主诉：哮咳史 30 年，刻发半月。

病史：患者有哮咳史 30 年，秋冬好发，外感咳嗽，气喘，喉间鸣响，痰量不多，质黏略不爽，伴胸闷气短，多喷嚏，夜有盗汗。舌红苔薄白，脉弦紧。查体：桶状胸，心音低，肺音低粗，哮鸣音（＋＋），BP：120/80mmHg。

中医诊断：哮咳（风寒犯肺）；肺胀（痰瘀阻肺）。

西医诊断：慢性阻塞性肺病；过敏性哮喘。

辨证立法：风寒犯肺，诱发伏痰，痰气互阻，故见胸闷哮咳发作，痰出不爽，风寒留恋肺窍，故多喷嚏，久咳，痰瘀阻肺，肺络壅塞，故气短。治从疏风宣肺开窍、化痰平喘镇咳。

方药：射干麻黄汤合苍耳子散。

炙麻黄 6g	光杏仁 10g	桔梗 10g	前胡 20g	炙苏子 20g
葶苈子^包10g	射干 8g	细辛 6g	炒苍耳子 12g	白芷 15g
辛夷 6g	干地龙 15g	黄芩 15g	苦参 10g	炙紫菀 15g
枇杷叶 15g	（7 剂）			

二诊：服前中西药物，哮咳明显减轻，胸闷气短亦减，痰出已畅，鼻塞、多喷嚏之症状大有好转，予前法巩固。

方药：

炙麻黄 7g	光杏仁 10g	前胡 20g	炙苏子 20g	葶苈子^包10g
黄芩 15g	苦参 10g	干地龙 15g	炒苍耳子 12g	细辛 6g
辛夷 6g	白芷 12g	南沙参 20g	北沙参 20g	防风 10g
麦冬 15g	炙紫菀 20g	生甘草 8g	（7 剂）	

三诊：咳喘已平，再予益气养阴之剂，补养肺肾。

方药：

太子参 20g	生黄芪 20g	麦冬 10g	南沙参 20g	北沙参 20g
五味子 15g	煅牡蛎 30g	炒白芍 15g	知母 12g	黄芩 15g
干地龙 15g	炙紫菀 15g	炙冬花 10g	枇杷叶 10g	（7 剂）

按语：本案患者哮咳年久，肺、脾、肾俱虚，痰浊内生，成为内因，不慎

感寒，风寒犯肺，致使气机逆乱，则咳喘旧症复作，咯痰量少质黏，病程年久，痰瘀交阻于肺，则伴见胸闷气短，风寒留恋肺窍，故多喷嚏。舌红苔薄白，脉弦紧，为表寒之象。治疗当以疏风散寒、宣窍平喘为主。方选射干麻黄汤合苍耳子散加减。《金匮要略》云："咳而上气，喉中水鸡声，射干麻黄汤主之。"实验研究表明射干麻黄汤能对抗组胺、乙酰胆碱所致的气管平滑肌收缩，表现出明显的镇咳、祛痰、平喘、抗过敏等作用。方中麻黄辛温，轻扬上达，善开宣肺郁、散风寒、疏腠理、透毛窍，乃肺经专药，为宣肺平喘之要药。细辛辛香走窜，有升浮之性，外可温散风寒，有解热镇痛之功，助麻黄发汗解表。射干苦寒泄降，能清肺泄热、降痰平喘。紫菀苦温润肺益金，专能开泄肺郁，定咳降逆，兼疏肺家气血。"病痰饮者，当以温药和之"，饮非温不化，痰非气降不消。麻黄、细辛降逆消痰、温肺化饮于内；苍耳子、白芷、辛夷宣通鼻窍；干地龙、枇杷叶清热平喘，地龙还可搜剔经络、祛风解痉；杏仁味苦能降，入肺经，兼有疏利开通之性，宣肺而平喘；前胡、苏子除痰降气，兼止咳平喘；黄芩、苦参入肺经，性寒，调和诸药温燥之性。服药七剂后，患者诸症悉减，予前法继进。首诊自述夜有盗汗，辨有阴虚之像，故二诊加用南北沙参、麦冬养阴生津，防风疏风固表，以防复感外邪，佐以甘草调和诸药。至三诊，患者症情平稳，缓解期当以扶正固本为主，予太子参气阴双补，生黄芪益气固表，五味子、煅牡蛎敛肺止咳平喘，炒白芍养阴柔肝，知母滋阴润燥。全方共奏益气养阴、肃肺定喘之功。

四、支气管扩张

赵某，女，52岁。2006年4月8日初诊。

主诉：咳血反复发作，加剧1周。

病史：患者有支扩史5年，近1周来突然加剧，痰量较多，色鲜红，伴咳嗽多痰，泡沫样，气短，伴见烘热汗出、急躁易怒、口干、手足心热及夜寐不熟等症（7年前子宫肌瘤已手术切除）。舌红少苔，脉弦细数。查体：肺听诊肺底可闻及细湿啰音。

中医诊断：咳血（肝火犯肺，心肾阴虚）。

西医诊断：支气管扩张。

辨证立法：患者素体心肾阴虚，虚火炽盛，故见烘热汗出、口干、夜寐差等症，后因情绪激动，肝火炽盛上炎犯肺，灼伤肺络，故见咳血。治从滋阴清热、凉血止血。

方药：泻白散合黛蛤散加减。

玄参 10g	麦冬 15g	知母 12g	地骨皮 15g	黛蛤散[包]15g
桑白皮 15g	焦山栀 10g	茜草根 20g	藕节炭 15g	大蓟 20g
小蓟 20g	丹皮炭 10g	炙紫菀 20g	生甘草 6g	（7 剂）

二诊：服前方，咳血渐轻，咳嗽仍作，痰中带血亦减，仍予前方巩固。

方药：前方加白前胡、炙苏子、黄芩。

玄参 10g	麦冬 15g	知母 12g	地骨皮 15g	黛蛤散[包]15g
桑白皮 15g	焦山栀 10g	茜草根 20g	藕节炭 15g	大蓟 20g
小蓟 20g	丹皮炭 10g	炙紫菀 20g	生甘草 6g	白前 20g
前胡 20g	炙苏子 20g	黄芩 15g	（7 剂）	

三诊：咳血已止，咳嗽痰出较少，烘热汗出虽轻未止，寐仍欠佳。予滋阴清火、清心安神。

方药：

淫羊藿 20g	仙茅 15g	知母 12g	黄柏 6g	生地黄 8g
丹皮 10g	旱莲草 15g	女贞子 15g	麦冬 15g	五味子 15g
远志 10g	合欢皮 20g	夜交藤 30g	前胡 20g	南沙参 20g
北沙参 20g	（7 剂）			

按语：本案患者有"支气管扩张"病史 5 年，临床表现也较为典型，近 1 周咳嗽多痰，呈泡沫样，夹血，色鲜红，气短。因肺为娇脏，不耐寒热，邪气侵犯，肺失清肃而发为咳嗽，损伤肺络，血溢脉外，则为咯血。伴见急躁易怒、口干，为肝火上炎的表现；烘热汗出、手足心热、夜寐不安，为阴虚火旺，心神失养的表现。舌红少苔，脉弦细数，为阴虚火旺之象。故本案咯血当由肝气郁结，肝火上逆，灼伤肺络，血随火升所致。《景岳全书·血证》云："凡治血证，须知其要，而血动之由，唯火唯气耳。"故治以清肝泻肺、凉血止血。选方泻白散合黛蛤散加减化裁。方中桑白皮、地骨皮清泄肺热，海蛤壳清肺化痰，青黛、焦山栀清肝泻火凉血，玄参、麦冬泄热滋阴，茜草根、丹皮炭、大小蓟等凉血止血。徐老临床见痰中夹血时用止血药原则：需凉血止血为主，用大小蓟；需化瘀止血为主，用茜草根。如药味允许可同时使用。

二诊时患者咳嗽仍作，咯血渐轻，前方加白前、前胡、苏子降气止咳，黄芩泻火止血。至三诊，肺部症状控制，烘热汗出、夜寐欠安等症减而未除，结合初诊时的病史描述，发现患者7年前曾有子宫肌瘤切除术史，又患者为52岁女性，徐老认为究其缘由，当属患者素体心肾阴虚，且年近更年，阴阳失调，予调理阴阳、清心安神。方中二仙温补肾阳，二至滋补肾阴，知母、黄柏泻火滋阴，生地黄、丹皮滋阴清热凉血，远志、合欢皮、夜交藤养心安神助眠，全方共奏阴阳双补、心肾同调之功。本案体现徐老法随证转，因证用药，方与法合，灵活机动的特点。

五、房性早搏

岳某，男，54岁。1991年11月26日初诊。

主诉：胸闷心悸年余，加剧3天。

病史：患者1年来常因精神情绪波动，或因劳累而致胸闷心悸有下沉感，休息后症情自愈，3天前因饮酒后旧症又作，有"慢支"病史。刻诊：胸闷心悸，神疲乏力，夜寐欠佳，有怵惕心，纳食不香，舌暗红，苔薄白，脉细小数。心电图：偶发性房性早搏，左室高电压。胸片：两肺纹稍增多、增粗，右侧肺纹增浓。

中医诊断：心悸。

西医诊断：房性早搏。

辨证立法：痰火扰心，心阴不足，胸阳失旷。治宜育心理滞宽胸、清化痰火。

方药：

太子参15g	麦冬15g	柏子仁10g	酸枣仁10g	制丹参10g
五味子5g	石菖蒲10g	炒枳壳10g	茯苓15g	广郁金15g
炒当归10g	炙远志5g	川连5g	胆星12g	（7剂）

按语：临床上心悸的种类极多，《医学衷中参西录·论心病治法》曰："有其惊悸恒发于夜间，每当交睫甫睡之时，其心中即惊悸而醒，此多因心下停有痰饮，心脏属火，痰饮属水，火畏水迫，故作惊悸也。宜清痰之药与养心之药并用，方用二陈汤加当归、菖蒲、远志，煎汤送服朱砂细末三分。有热者加玄参数钱，自能安枕稳睡而无惊悸矣。"此案学生初辨为"心阴不足，胸阳失旷"，徐老批改时指出，患者有"慢支"病史，故有宿痰之根；又病情多随情绪变化，且纳食欠香，舌暗红，脉细小数，此为郁火为患。两相结合，患者心悸的总病机应为"痰火扰心，心阴不足，胸阳失旷"，治疗上应当育心理滞

宽胸、清化痰火。

方中太子参益气健脾、生津润肺，麦冬养阴清肺生津，五味子敛肺滋肾，三药相合取生脉饮益气复脉、养阴生津之意。酸枣仁甘酸质润，入心、肝经，功能养血补肝、宁心安神；柏子仁养心安神；茯苓宁心安神；炒当归补益心血；"一味丹参，功能四物"，方中丹参清心除烦、活血养血，取酸枣仁汤养血安神、清热除烦之意。远志安神益智、祛痰解郁；石菖蒲开窍豁痰、醒神益智，与郁金、炒枳壳相配，共奏行气化痰、理气宽中、清心开窍之效。徐老批注，临床上对于痰火扰心之心悸必加川连、胆星。黄连归心、脾、胃经，功能清热泻火，《本草纲目》曰其"泻肝火，去心窍恶血，止惊悸"；胆星苦凉，能清热化痰镇惊，两药相合，对痰火扰心之心悸有奇效。

六、心房颤动

徐某，女，75 岁。1992 年 5 月 14 日初诊。

主诉：胸闷心悸不适 3 年，加剧 1 周。

病史：患者年高体弱。心电图提示：房颤。刻诊：头昏耳鸣，胸闷心悸，喉中似有痰阻，口干欲饮，舌红，苔微黄干，脉三五不调。

中医诊断：心悸。

西医诊断：心房颤动。

辨证立法：肝肾不足，虚阳上越，气血亦亏，心失所养。治宜补肝肾、养心血、宁心安神。

方药：

生地黄 10g	熟地黄 10g	五味子 6g	柏子仁 10g	酸枣仁 10g
山萸肉 10g	制丹参 10g	煨葛根 15g	茯苓 10g	太子参 15g
石菖蒲 10g	煅磁石^{先煎}50g	麦冬 10g	炙甘草 4g	（7 剂）

按语：本案患者年事已高，胸闷心悸常作 3 年，病程日久，阴血被耗；又伴见头昏耳鸣等肝肾不足之象，结合舌脉"舌红，苔微黄干，脉三五不调"，辨其为肝肾不足，气血亦亏，心失所养而致心悸。治当补肝肾、养心血、宁心安神定悸。

生地黄凉血清热、滋阴补肾、生津止渴；山萸肉补养肝肾；茯苓健脾宁心；熟地黄滋阴补肾、填精益髓，有六味地黄丸滋阴补肾之意，心肾二脏，水火相济，滋肾阴以制心火；柏枣仁养心安神定志；丹参养血除烦；太子参、麦冬、五味子益气养阴复脉；石菖蒲开窍豁痰；煅磁石安神镇惊、平肝潜阳，可治心悸失眠、眩晕耳鸣，此方中徐老用磁石与熟地黄、山萸肉、石菖蒲、五味子配用，有耳聋左慈丸（出自《重订广温热论》）滋阴益肾之意。煨葛根一药，《中药大词典》中记载其对血液循环系统有益，能够营养心肌，同时能扩张血管，改善微循环，降低血管阻力，使血流量增加，临床上可用于防治心肌缺血、心肌梗死、心律失常、高血压、动脉硬化等病症。可以看出徐老临床辨治时多中西结合，西为中用。

七、冠状动脉粥样硬化性心脏病

案一 徐某，男，51岁。2011年2月2日初诊。

主诉：心脏搭桥术后两年，心痛再发3天。

病史：患者有高血压及冠心病史7年，2009年3月突发重症心梗，在上海某医院行冠脉搭桥5支，手术成功，调养半载已可胜任科室工作。去冬今春气候严寒，又因操劳，近3天来心痛猝发，痛彻背心，已用常规西药治后乏效。刻诊：面色不华，形寒肢冷，动后喘促，夜不熟寐，舌体暗胖，苔微腻，脉沉弦细涩。

中医诊断：真心痛（寒凝血瘀）。

西医诊断：冠状动脉粥样硬化性心脏病。

辨证立法：心梗后气阳虚损，寒凝邪瘀，血脉不畅。治从温阳益气、通脉逐瘀。

方药：

红参10g	当归15g	参三七10g	丹参25g	川芎25g
姜黄10g	黄芪36g	粉葛根30g	赤芍15g	肉桂5g
沉香片6g	香橼皮15g	麦冬15g	桃仁10g	（7剂）

另用藏红花0.8g泡开水，分3次饮服，最后连花嚼服。速效救心丸及冠心Ⅱ号，备服。

二诊：服药方30剂，兼服冠心Ⅱ号后，动则心慌渐平，心痛彻背、形寒肢冷、不寐气怯亦减，面色转华，脉象较起，方证合拍，原意更进。

方药：

西洋参6g	当归15g	降香片6g	丹参25g	川芎25g
生蒲黄15g	黄芪30g	粉葛根30g	香橼皮15g	肉桂4g

参三七14g　　赤芍10g　　　（7剂）

按语：冠心病属中医"胸痹""心痹""心痛"范畴，多见于中老年人，胸部闷痛，甚则胸痛彻背，短气，喘息不得卧为其主要临床表现。进一步发展可为心肌梗死重症。早在《素问·脏气法时论》中就指出："心病者，胸中痛，胁支满，胁下痛，膺背肩胛间痛，两臂内痛。"《症因脉治·胸痛论》指出："内伤胸痛之因，七情六欲，动其心火，刑及肺金；或悱郁气逆，伤其肺道，则痰凝气结；或过饮辛热，伤其上焦，则血积于内，而闷闷胸痛。"徐老认为，心阳不振，气血运行不畅，血脉瘀阻是冠心病基本病机。

徐老进一步指出，气血病变是人体病理的基本变化，是临床辨证之本，故《素问·刺志论》谓："实者形实，气虚形虚，脉实血实，脉虚血虚。"现代医学证实，由于脂质代谢异常，血液中的脂质沉着在原本光滑的动脉内膜上，动脉内膜一些类似粥样的脂类物质堆积而成白色斑块，这些斑块渐渐增多造成动脉腔狭窄，使血流受阻，导致心脏缺血，产生心绞痛。如果动脉壁上的斑块形成溃疡或破裂，就会形成血栓，使整个血管血流完全中断，发生急性心肌梗死，甚至猝死。冠心病的少见发病机制是冠状动脉痉挛（血管可以没有粥样硬化），产生变异性心绞痛。因此，治疗冠心病在辨证的基础上，加用益气逐瘀法可收到事半功倍的效果。

徐老组方时主张补而不滞，通而不峻，药到病所，毋伤正气。本案患者有阳气虚衰的表现，兼有寒凝血滞，故重用红参、黄芪益气养心，使气旺血行、络脉通畅；参三七、桃仁、藏红花活血通络，使心气布而瘀滞化、络脉通；葛根、川芎、当归、赤芍、丹参养血活血通脉。姜黄破血行气、通络止痛；肉桂补阳助火、温通经脉；少佐麦冬以防辛燥太过。诸药合用，共奏温阳益气、温通逐瘀之功。另外，在本案中反佐麦冬一药，有"阳中求阴"，使阳得阴助，源泉不绝。更是王清任益气活血法的巧妙应用。徐老指出，气虚症状重者可适当重用人参、黄芪，补养心气。

临床上运用温通逐瘀法时要注意药物协同。参合现代医学观点，改善心血循环首选丹参；抗血小板聚集首选川芎；抗血栓形成首选桃仁、红花、水蛭、莪术、三棱、益母草；病态窦房结功能不全首选附子；体表循环不良首选黄芪、桂枝等。温通逐瘀法体现了中医气血学说和整体思想，它融温阳益气、开窍通脉、活血化瘀为一体，发挥它们的综合作用。但必须注意这类药物性多温热，有通理功能，对凝血机制差、有出血倾向、阴津不足的患者应慎用；对患高血压证属阳亢者应忌用。

案二　陈某，女，65 岁。2009 年 5 月 16 日初诊。

主诉：胸闷气短常作两年，加剧两个月。

病史：患者有高血压病史 20 年，冠心病史 15 年，长期服药，血压及心绞痛尚属稳定，但近两年来渐感胸闷气短，难以登楼，咳嗽有痰，食少腹胀，小溲减少，下肢浮肿，近两个月来症状加剧，胸闷气喘，动则尤甚。刻诊：胸闷气喘，面色晦暗，声短气怯，食少腹胀，双下肢水肿Ⅱ度，舌暗胖，苔白腻，脉沉涩，血压 136/100mmHg。

中医诊断：胸痹心痛（心肾阳虚）。

西医诊断：冠状动脉粥样硬化性心脏病。

辨证立法：心肾阳虚，瘀阻脉络。治从温补肾阳、宽胸理气、活血化瘀。

方药：

红参 10g	黄芪 20g	附片 10g	桂枝 10g	炒白术 10g
丹参 20g	赤芍 15g	川芎 20g	参三七 4g	茯苓 20g
五加皮 12g	（7 剂）			

二诊：服药后患者自觉精神好转，食欲渐开，胸闷气短减轻，溲量大增，下肢浮肿退尽，前方大效，去附片，加当归、红花。

方药：

红参 10g	黄芪 30g	当归 15g	桂枝 10g	炒白术 10g
丹参 20g	赤芍 15g	川芎 20g	参三七 4g	茯苓 20g
五加皮 12g	红花 10g	（7 剂）		

按语：徐老治疗冠心病，在辨证的基础上，以温通逐瘀作为基本治法，随证加减。汉代医学家张仲景首倡温阳理气法和温阳益气法，用瓜蒌薤白白酒汤和黄芪桂枝五物汤治疗胸痹和血痹，这些方剂中不含开窍和活血化瘀药。延至清代王清任创建了补阳还五汤、血府逐瘀汤等方剂，虽含温阳益气、开窍通脉、活血化瘀之药，却未形成完整的温通逐瘀法则。徐老从"气为血帅，气行血亦行""血得热则行，得寒则凝""气以通为补，血以和为贵"等中医理论中，悟出温阳益气、开窍通脉、活血化瘀的关系，并将这三大类药物巧妙组合成方，使之具有振奋阳气、温通脉络、加强血行、消除瘀血、恢复气血正常运行的功能。从而形成了温通逐瘀的治法、治则。

患者冠心病诊断明确，来诊时面色晦暗、胸闷气喘、下肢水肿，结合舌脉

"舌暗胖，苔白腻，脉沉涩"，辨为心肾阳虚，瘀阻脉络，同时脾胃不足，健运失常，故见下肢水肿、食少腹胀。徐老治以温补肾阳、宽胸理气、活血化瘀之法，红参、黄芪益气养心，使气旺血行、络脉通畅；附片、桂枝回阳救逆；川芎、赤芍、丹参养血活血通脉；白术、茯苓健脾助运；五加皮利水消肿。二诊原方继服，加量黄芪以补益心气，同时生黄芪还有利水作用；当归、红花养血活血、化瘀通络。

八、胆囊术后综合征

汤某，女，37 岁。1991 年 3 月 22 日初诊。

主诉：右上腹胀痛不适 20 余日。

病史：患者 1977 年 9 月因胆总管扩张，行胆囊全切除。经常自觉右上腹胀痛不适，经治疗能缓解症状。近 20 余日来旧症又作，经用中西药治疗，疼痛有减。刻诊：右上腹胀满时痛不舒，伴恶心欲泛、心悸不寐、纳呆食少、嗳气频作、神疲乏力，二便尚调，舌淡红，苔薄，脉细。

中医诊断：胁痛。

西医诊断：胆囊术后综合征。

辨证立法：肝胆气机郁滞，胃失和降，久而胆热扰心。治宜疏肝利胆、和胃宁心。

方药：

柴胡 10g	广郁金 15g	蒲公英 20g	枳壳 10g	姜半夏 10g
大百合 30g	炒延胡索 10g	广陈皮 10g	莲子心 4g	广木香 5g
川连 4g	（7 剂）			

按语：胁痛，早在《内经》中就有记载，并明确指出胁痛的发生主要是肝胆的病变。《灵枢·五邪》曰："邪在肝，则两胁中痛。"《医方考·胁痛门》亦谓："胁者，肝胆之区也。"导致胁痛的病因病机很多，但基本病机不外乎"不通则痛"，如气滞、血瘀等，以及"不荣则痛"，如肝阴不足等。

本案患者虽胆囊切除，但仍有"胁痛"之症，胁痛疾病的辨证，历代有左血右痰、左血右气之论。因此病人胆囊切除后，胆气失和，气机逆乱，出现胁胀痛伴恶心欲吐等胃气失和，气机上逆之象，仍可用调气法治之。又心悸不寐、舌红脉细，此为胆热扰心所致，治当疏肝利胆、和胃宁心。"木郁达之"，方中以柴胡为君，疏肝解郁；郁金归心肝经，功能活血止痛、行气解郁、清心凉血、利胆退黄；蒲公英入肝胃经，功能清热解毒散结，临床实验表明其对胆囊炎、肝炎等均有较好的疗效。枳壳、广木香理气宽中、行滞消胀；炒延胡索理气活血止痛；莲子心、川连、百合清心泻火、宁心安神；姜半夏、广陈皮和胃降逆止呕。

九、黄疸型肝炎

陈某，女，36岁。1992年5月19日初诊。

主诉：间断性右上腹隐痛不适年余，加剧1周。

病史：患者1987年患黄疸型肝炎经治肝功能恢复正常。刻诊：肝区隐痛牵及胃部不适，纳呆食少，嗳气频作，口干发苦不欲饮，夜寐梦多，舌暗，苔白微腻，脉弦细。查体：巩膜不清。

中医诊断：胁痛。

西医诊断：黄疸型肝炎。

辨证立法：肝胃不和，湿邪中阻，心神失养。治宜疏肝和胃化湿，佐以安神。

方药：

柴胡10g	炙内金6g	川楝子6g	郁金10g	焦白术10g
炒枣仁15g	石菖蒲12g	枳壳10g	茯苓10g	泽泻10g
炒延胡索10g	夜交藤30g	制半夏10g	青皮9g	陈皮9g

（7剂）

按语：患者既往有黄疸型肝炎病史。刻见右上腹隐痛，牵及胃部，纳呆嗳气，口苦，此乃肝胃不和，患者纳差，口干不欲饮，夜寐欠佳，苔白微腻，辨其为湿邪阻滞中焦，心神失养。治以疏肝和胃化湿，佐以安神。

方中多为疏肝理气药与健脾和胃药相合，佐以宁心安神。柴胡、郁金疏肝解郁；川楝子与延胡索相配，即金铃子散，川楝子味苦性寒，善入肝经，疏肝气、泻肝火；延胡索行气活血，长于止痛。青皮、枳壳疏肝破气、理气宽中。焦白术健脾和胃；茯苓、泽泻利水渗湿健脾；制半夏降逆止呕；陈皮、炙内金开胃健脾。炒枣仁、夜交藤养心安神定志；石菖蒲开窍豁痰、解郁安神。肝、胃、心三脏同调。

临床上徐老对肝炎的辨治颇有心得，此病以黄疸久进不退，并有形倦食少、溲赤、大便呈陶土色、全身瘙痒等为主要表现。西医对此解释颇深，然治疗上却无特长。徐老根据其病因病机制定化瘀、燥湿、苦泄等方法，选用《医宗金鉴》桃仁四物汤以活血化瘀，胃苓汤以化湿燥脾，以及《太平圣惠方》中的苦泄之剂苦参汤加入，综合变通。常用药有桃仁、红花、赤芍、当归、苍术、茵陈、猪苓、泽泻、苦参、黄芩等，临床疗效理想。

十、慢性爆发性活动性肝炎

莫某，男，52 岁。2006 年 12 月 5 日初诊。

主诉：低热伴胸胁不适 2 月余。

病史：患者原为慢性迁延性乙肝患者，两年前体检又发现患有 2 型糖尿病，用胰岛素治疗。近数月因劳累过度，现低热口苦、胸胁不适、食少乏力、体重减轻、小溲黄赤、苔红。刻下：面色晦黄，语声乏力，两目轻度黄疸。舌赤、苔黄腻，脉濡弦数。辅助检查：肝功能：谷丙转氨酶 458U，谷草转氨酶 197U，总胆红素 25.3μmol/L。

中医诊断：内伤发热。

西医诊断：慢性爆发性活动性肝炎。

辨证立法：气阴素亏，邪毒蕴踞肝脾，刻因烦劳过度，气阴更伤而邪毒内燔，乃至身热汗少，胸痞协痛，面目黄疸，食少乏力，小溲赤黄，舌赤苔黄，皆湿热邪毒内蕴，肝不能疏、脾不能运所致。当务之急，宜疏泄清化为主，少佐益气养阴，冀邪毒化而正气复。

方药：清肝解毒汤。

柴胡 20g	黄芩 15g	炒白芍 12g	茵陈 20g	苦参 10g
田基黄 20g	黑山栀 10g	茯苓 30g	生地黄 10g	黄芪 20g
生甘草 8g	（8 剂）			

二诊：服上方 8 剂后身热已退，胸痞胁痛亦减，食欲较开，小溲转淡，舌赤苔黄趋化，化验肝功能明显好转。辅检肝功：谷丙转氨酶 127U，谷草转氨酶 51U，总胆红素 20.4μmol/L。前方效佳，加味治之：加蒲公英 20g，金钱草 20g。

方药：

柴胡 20g	黄芩 15g	炒白芍 12g	茵陈 20g	苦参 10g
田基黄 20g	黑山栀 10g	茯苓 30g	生地黄 10g	黄芪 20g
蒲公英 20g	金钱草 20g	生甘草 8g	（8 剂）	

三诊：两投疏泄清化，身热黄疸均退，食少胸痞亦舒，黄苔已化，脉象转和，肝功能已趋正常。辅检肝功：谷丙转氨酶46U，谷草转氨酶33U，总胆红素 18.0μmol/L。拟再清余蕴，稍补气阴，以防复发。上方加太子参20g，丹参20g。

方药：

柴胡 20g	黄芩 15g	炒白芍 12g	茵陈 20g	苦参 10g
田基黄 20g	黑山栀 10g	茯苓 30g	生地黄 10g	黄芪 20g
蒲公英 20g	金钱草 20g	太子参 20g	丹参 20g	生甘草 8g

（8剂）

病情回访：前后共诊 5 次，服药 40 剂，症状全退，肝功能正常，之后转入治消渴，药用养阴清燥 20 余剂，即完全停药。仅用胰岛素治疗，延今 3 年余，一直参加科室工作及家务劳动，未见肝病症状复发，多次肝功能检查一直正常。

按语：本病初始由于内有湿阻，外感湿热毒邪阻遏气机，升降失常，以致肝郁气滞。湿热瘀毒互结，日久正气受损，免疫调节功能下降，机体无力抗邪外出，故病情缠绵难愈。肝病传脾，脾失健运，湿浊内停为其主要病机。因此，湿毒之邪是本病的主要成因，肝郁脾虚、正虚邪恋则是本病的病变基础。疏肝利胆、健脾和中、清热解毒为治疗的根本。用药为柴胡、黄芩、白芍、茯苓、茵陈、田基黄、甘草等。此方为小柴胡汤、茵陈蒿汤、四逆散等加减组成。方用四逆散疏肝解郁，茵陈、黄芩、苦参、田基黄、黑山栀清热解毒退黄。黄芪补气健脾。随证加减：热毒壅盛者，加蒲公英、金钱草；气滞血瘀者，加丹参、川芎、生卷柏、赤白芍；脾胃虚弱者，加砂仁、白术、薏苡仁、山药、山楂、白扁豆、芡实；肝肾阴虚者，加太子参、沙参、山萸肉、天冬、桑椹子、女贞子、旱莲草。徐老认为慢性迁延性肝炎，其病因为湿热、毒、瘀，治疗均以清利肝胆为前提，均须刻刻不忘顾护脾胃。徐老指出，在治疗本病处方用药时最忌使用损伤脾胃之品，如需清热解毒时多选用性味甘寒之品，不用大剂苦寒之品，化湿时以甘淡渗湿为主，不选用或久用苦辛湿温燥之品，以免耗伤脾胃之阴气，调补脾胃时多用性味甘平之品，不用滋腻厚味之峻补药，以免助湿生满，阻碍肝气之疏泄。

十一、梅尼埃病

王某，女，62岁。1991年10月29日初诊。

主诉：眩晕发作月余。

病史：患者有类似发作病史年余，发作时多见头昏目眩，天地旋转，目不能视，耳鸣如蝉，多用"高渗扩"等药治疗，症情亦能控制。近月来上症又作，经中西药治疗，症情好转未愈，口干发苦，舌质鲜红，尖碎，脉细小数。

中医诊断：眩晕。

西医诊断：梅尼埃病。

辨证立法：肝肾不足，虚阳挟痰上亢，余风未净。治宜补益肝肾、息风化痰。

方药：

生地黄10g	熟地黄10g	牡丹皮10g	双钩藤^{后下}15g	山萸肉10g
粉葛根30g	甘杞子10g	茯苓10g	泽泻10g	生石决^{先煎}30g
明天麻10g	潼蒺藜15g	白蒺藜15g	陈胆星12g	（5剂）

按语：眩晕是指由各系统发生病变时所引起的自身或外物有旋转或动摇的感觉异常。头昏、迷糊、视之不稳，而无旋转动摇之感为微性头晕，眩晕含旋转动摇之意。此病最早见于《内经》，称之为"眩冒"，《素问·至真要大论》云："诸风掉眩，皆属于肝。"表明眩晕与肝密切相关。亦有"无虚不作眩""无痰不作眩"之说。眩晕病常对应于西医学中的脑供血不足、梅尼埃病、高血压等。

本案患者年高，有眩晕史年余，刻见头昏目眩，天地旋转，目不能视，耳鸣如蝉，结合舌脉"舌红、尖碎"，四诊合参，辨其为肝肾不足，虚阳挟痰上亢，治当补益肝肾、息风化痰。方选六味地黄丸合天麻钩藤饮加减，生地黄滋阴补肾、生津止渴；熟地黄填精益髓；牡丹皮归心、肝、肾经，功能清热泻火，《本草求真》曰："世人专以黄柏治相火，而不知丹皮之功更胜……丹皮能泻阴中之火，使火退而阴生，所以入足少阴而佐滋补之用，较之黄柏不啻霄壤矣。"山萸肉补养肝肾；枸杞子、潼蒺藜益精明目、滋补肝肾。天麻、钩藤平肝息风；石决明咸寒质重，平肝潜阳、除热明目，加强天麻、钩藤的平肝息风之力；胆星清热化痰镇惊；白蒺藜平肝解郁、祛风明目。粉葛根既能益气升清，又能柔肝和络，对于脑供血不足，可以重用粉葛根，以升清达到治眩晕之效。

十二、高血压

白某，男，55 岁。1991 年 12 月 9 日初诊。

主诉：头昏目眩 2 月余。

病史：患者有"高血压"病史十余年，眩晕常作，经常因情绪激动等因素发作。经用杞菊地黄口服液和心痛定等药症情不见改善。刻下：头昏胀，目眩，口干发苦，心烦易怒，时觉手脚发麻，二便调。舌红胖，苔少，脉弦滑。BP：180/160mmHg。

中医诊断：眩晕。

西医诊断：高血压。

辨证立法：肝肾不足，肝阳化风上亢。治宜补益肝肾、息风潜阳。

方药：

明天麻15g	泽泻15g	黑山栀10g	石决明^{先煎}30g	川牛膝15g
粉丹皮10g	双钩藤^{后下}15g	大生地12g	甘杞子15g	炒子芩10g
干地龙10g	滁菊10g	（5 剂）		

按语：本案患者有高血压病史十余年，常因情绪激动引起眩晕目胀，刻见眩晕、口干发苦、心烦易怒，结合舌脉，舌红胖、苔少、脉弦滑，辨为肝阳上扰致眩，肝风偏亢，肝阳升动，肾水不能涵木所致。治当补益肝肾、息风潜阳。

方选天麻钩藤饮加减。徐老临床上常用天麻钩藤饮以滋补肝肾、平肝潜阳。若火旺或加用龙胆草、菊花、丹皮等以增强清肝泄热之力。如大便秘结，加用当归龙荟丸，以泄肝通腑，如眩晕急剧、泛泛欲呕、手足麻木，有阳动化风之势者，可再加龙骨、牡蛎、珍珠母等以镇肝息风。川牛膝归肝肾经，通利关节，合地龙通经活络、清热息风，对于高血压眩晕症，老师常用牛膝和地龙降压。炒黄芩、黑山栀、滁菊清泻肝火。

徐老批注："诸风掉眩皆属于肝。头为六阳之首，耳目口鼻皆系清空之窍，所患眩晕非外来之邪，乃肝胆风阳上冒耳。"对于眩晕病，高血压肝阳上亢者慎用炙甘草，因为炙甘草容易增加水肿；眩晕症夹有风痰者加用二陈汤（陈皮、半夏、茯苓）；同时益气升清法治疗眩晕对于血压较高者要慎用，蔓荆子、葛根、升麻虽然均能升举清阳，但各有异：蔓荆子主疏风明目、散头风；葛根善上行输津以养筋脉；升麻则宜浮表、解肌、引药举气。

十三、颈椎病

钱某，男，57 岁。1991 年 12 月 15 日初诊。

主诉：头昏目眩十余日。

病史：患者有头昏病史 2～3 年，经常发作，近十余日头昏发胀，耳鸣，神疲乏力，心悸不适，颈肩牵痛发酸，脘部不舒，纳呆食少，胃脘嘈杂时作，舌淡红，苔薄，脉细。辅检：颈椎侧位片示 L6、L7 椎体管有骨质增生。

中医诊断：眩晕。

西医诊断：颈椎病。

辨证立法：肝胃不和，肾虚督脉失养，清阳不升。治宜柔肝和胃、补肾充髓、益气升清。

方药：

明天麻 10g	粉葛根 30g	淫羊藿 10g	沙苑子 10g	白蒺藜 10g
柏子仁 10g	酸枣仁 10g	台乌药 10g	甘杞子 10g	熟地黄 15g
焦三仙^各 10g	决明子 10g	泽泻 15g	鸡血藤 15g	炒白芍 15g
补骨脂 10g	炙黄芪 10g	（5 剂）		

按语：《景岳全书·眩运》："丹溪则曰无痰不能作眩，当以治痰为主，而兼用他药。余则曰无虚不能作眩，当以治虚为主，而酌兼其标。孰是孰非，余不能必，姑引经义。"根据病史及四诊信息不难判断本案患者眩晕属虚，徐老认为对于颈椎病的头昏眩晕要考虑督脉失养，而督脉失养又必须加强补肾的功能，如淫羊藿、补骨脂温补肾阳；因颈椎病多出现筋脉拘急，故需用柔络药，如熟地黄、白芍、鸡血藤柔阴补血。

此案中黄芪作为引经之用，补上焦之气，加淫羊藿温肾助阳，合乌药行气止痛，使补而不滞。黄芪虽性温，却对内脏起营养作用，尤其是脑和肝，同时重用葛根以舒筋和络充脑。甘杞子、决明子益肝明目；柏子仁、酸枣仁养心安神，焦三仙健脾和胃，顾护后天。

徐老批注：对颈椎病的缓解期治疗，应从补肝肾入手。退行性病变，以补肾为主，用熟地黄、甘杞子、山茱萸、补骨脂、怀牛膝等；若偏阳虚，可用补骨脂、鹿角胶。学生总结老师常用治颈椎病引起的眩晕症之方药，综合为"眩宁合剂"。黄芪20g，党参10g，白芍12g，天麻6g，钩藤20g，石决明20g，葛根20g，川芎6g，熟地黄12g，枸杞子6g，丹参12g。

十四、腰肌劳损

缪某，男，63 岁。1992 年 5 月 5 日初诊。

主诉：腰膝酸冷麻木半年余。

病史：患者曾做"腹膜炎"手术，有疝气病史。近半年来出现腰膝乏力，麻木至脚趾，头昏不适，纳呆食少，无口渴，舌红，苔微黄腻，脉弦滑。

中医诊断：痹证。

西医诊断：腰肌劳损。

辨证立法：肝肾不足，腰膝失养。治宜补益肝肾，佐以和络祛寒。

方药：独活寄生合芪附汤加减。

独活 10g	厚杜仲 15g	炒党参 15g	熟地黄 15g	桑寄生 15g
川续断 15g	炒当归 10g	川桂枝 6g	川牛膝 15g	怀牛膝 15g
焦三仙^各 10g	黄芪 30g	附片 9g	（7 剂）	

按语：肝主筋，肾主骨，腰为肾之府，膝为筋之府。本案患者年近古稀，肝肾渐亏，腰府、筋脉、骨骼失养，风寒湿邪乘虚而至，客于腰膝，导致腰膝重痛、腿足无力、屈伸不利。治当补益肝肾，佐以宣痹止痛，选用独活寄生合芪附汤加减。独活寄生汤出自《备急千金要方》，其文曰："夫腰背痛者，皆由肾气虚弱，卧冷湿地当风得之，不时速治，喜流入脚膝为偏枯冷痹，缓弱疼重或腰痛挛脚重痹，亦急服此方。"其中独活为君，祛除下焦筋骨间寒湿；桑寄生、杜仲、牛膝祛风湿又补肝肾，肝肾强则筋骨壮；当归、熟地黄补血调血，增加筋骨间的血液供应；党参又可补气健脾；攻补兼施，补肝肾、强筋骨。患者诉有下肢冷、麻木感，吾师曰为下肢阳虚血瘀，需用温通活血之芪附汤治疗。

十五、功能性便秘

案一　周某，女，37 岁。1992 年 5 月 4 日初诊。

主诉：大便难解 3 年余。

病史：患者大便难解 3 年余，常服润肠通便药，症情不见缓解。刻诊：腹胀不舒，大便难出，不成形，矢气频作，气出则畅，口干微饮，舌红，苔微黄腻，脉弦滑。

中医诊断：便秘。

西医诊断：功能性便秘。

辨证立法：情志不遂，气机不通。治宜柔肝清化、调整气机。

方药：柴胡疏肝散加减。

| 柴胡 10g | 炒白芍 10g | 生当归 10g | 广木香 10g | 生白术 10g |
| 乌药 12g | 炒川楝子 12g | 川厚朴 15g | 青皮 9g | 陈皮 9g |

（7 剂）

按语：中医认为，饮食入于胃，经脾胃运化，水谷精微为身体所受用，而剩下之糟粕由大肠传导而出，经魄门排出体外，此糟粕即为大便。若脾胃运化功能失健，大肠传导功能失常，则会出现排便异常。《诸病源候论·大便难候》曰："大便难者，由五脏不调，阴阳偏有虚实，谓三焦不和，则冷热并结故也。"便秘分虚实两端，笔者认为本案患者大便不通是由脾胃气虚所致，故出现大便难行，便出不成形。吾师曰此患者长期服润肠通便药，但大便依然闭结难行，故考虑与肝气不舒、气机不畅有关，便秘一症虽病在脾胃，但多赖以肝气之疏通，常现为腹胀不舒、矢气频作、大便难行、脉弦。在治疗上重在疏肝，选柴胡疏肝散为主方，柴胡、白芍为疏肝的常用药对，柴胡辛散善行，长于疏达走窜，白芍以柔肝养阴见长，两者配伍既能疏肝解郁以治肝用之不达，又能柔肝益阴以补肝体。同时佐以木香、川楝子、乌药等理气之佳品。生当归重在补血活血、润肠通便。整方气血同调，共奏"气调则便自行，血调则便成形"之功。

案二　孔某，女，36 岁。1992 年 5 月 5 日初诊。

主诉：大便干结难行半月余。

病史：患者近半月来大便干结如羊屎，数日不解，伴有左侧下腹部胀痛、口干喜冷饮、五心烦热、纳食欠香、腰背酸痛。舌红，苔微黄腻，脉弦滑。

中医诊断：便秘。

西医诊断：功能性便秘。

辨证立法：热结肠腑，运化无力。治宜清热通腑、养阴增液。

方药：增液承气汤加减。

玄参 20g	生地黄 20g	制大黄 8g	生当归 10g	枳实 15g
川厚朴 15g	火麻仁 10g	台乌药 10g	川续断 15g	怀牛膝 15g
鸡血藤 15g	（7 剂）			

按语：本案患者大便干结，便如羊屎，左下腹部胀满疼痛，口干喜冷饮、

五心烦热等都是一派肠道热结阴伤的表现，患者肠道有热，灼伤津液，肠腑失调，传导失司，故燥湿内停，无以下行，停积日久，邪热更甚，阴液渐竭，此时单用下法效力不显，此即《温病条辨》中的"津液不足，无水舟停"之证。在治疗上我们都知道用的是滋阴泻热通便的增液承气汤，而吾师曰增液承气汤对症有力，如若加入枳实、厚朴等理气之品则可下气通滞，倍增泻下的功效。

十六、失眠

案一　王某，男，43 岁。1991 年 10 月 15 日初诊。

主诉：不寐两年，纳呆两个月。

病史：患者 2 年前因胃出血而行胃大部切除，术后因情志因素而致失眠，至今不愈。刻诊：不寐，心烦，胸闷，纳呆，乏力，夜间口干发苦，脘胀不舒，两目红赤，舌红胖，苔厚腻，脉弦滑。

中医诊断：不寐。

西医诊断：失眠。

辨证立法：心肝火旺，土虚木贼。治宜泻火宁心、扶土运中。

方药：酸枣仁汤加减。

柏子仁 10g	酸枣仁 10g	川黄连 5g	朱茯苓 10g	泽泻 10g
首乌藤 30g	大生地 10g	焦山栀 10g	柴胡 10g	佛手片 10g
太子参 10g	广陈皮 10g	炒白术 10g	焦三仙^各 10g	（7 剂）

按语：人体的阳气由动转静则为入睡状态，由静转动则为清醒状态。林珮琴《类证治裁·不寐证治》曰："阳气自动而之静，则寐；阴气自静而之动，则寤。"人体的阴阳之气规律一旦被打破，则导致不寐。本案患者因胃切除术后情绪欠佳，心有所虑，暗耗心阴，心火亢盛，使阴不敛阳，阳不入阴，表现出两目红赤、夜间口苦、胸闷、心烦、难以入睡之状。心火偏盛，阴血亏虚，肝失条达，郁结日久，横逆犯胃，脾胃运化失健，胃不和则卧不安，故现胃脘部不舒、纳呆乏力。吾认为在治疗上应该以清心火、养阴血为主，佐以泻肝火、健脾胃。《金匮要略》记载："虚劳虚烦不得眠，酸枣仁汤主之。"酸枣仁汤是临床治疗失眠的常用方剂，徐老曰酸枣仁汤为治疗心中淡淡烦躁的失眠之佳品；川黄连、栀子善清心火；柴胡、佛手善疏肝解郁；考虑到患者有胃脘部不适病史，再者肝气横逆犯胃，脾运失健，稍加健脾和胃的中药。

案二　颜某，女，17岁。1992年2月20日初诊。

主诉：失眠1个月。

病史：患者年前1个月左右因受惊后出现失眠，时通宵不眠，伴头昏、乏力、口干、胃中不适，舌边尖红，苔薄脉，细小数。

中医诊断：不寐。

西医诊断：失眠。

辨证立法：心火亢盛，心肾不交。治宜清心宁神、交通心肾。

方药：交泰丸加减。

川连5g	大生地12g	胆南星10g	厚肉桂3g	大百合30g
煅磁石^{先煎}30g	柏子仁15g	酸枣仁15g	夜交藤30g	炙远志9g
朱麦冬10g	桑椹子15g	（7剂）		

按语： 本案患者失眠缘起于受惊恐，恐为肾之志，肾主藏精，为生气之源，突受惊恐，则肾气不固，气机逆乱，《内经》中云"恐则气下"，恐惧伤肾，精气不能上奉，则心肺失其润养，水火升降不交，可见胸满腹胀、心神不宁、夜里不能寐等症。患者肾受惊，精气不足，肾阴亏虚，无以上济心火，使得心火无肾水救济出现心火亢盛，扰动心神，从而表现出彻夜不眠、头昏、乏力、舌尖红等症。吾师在治疗心肾不交的失眠时，喜用交泰丸，方出《韩氏医通》，方中黄连苦寒，入少阴心经，使心火不能上炎；肉桂辛热，入少阴肾经，暖水脏，不使其润下；寒热并用，水火共济。吾师在多年临床实践中发现在治疗心肾不交型失眠患者时，桑椹稍优于酸枣仁，因桑椹酸甘，长入肾经，有滋阴养血之功效。《本草蒙荃》谓之可开关利窍、安魂镇神。

十七、围绝经期综合征

张某，女，42岁。1992年6月2日初诊。

主诉：时热时寒两年。

病史：患者两年前开始月经渐少，时热时寒，心悸，寐不熟，头昏偶作，腰膝酸软，面红目赤，舌红，苔黄腻干，脉细数。

中医诊断：绝经前后诸症。

西医诊断：围绝经期综合征。

辨证立法：天癸衰少，肝肾阴虚，阴阳失调。治宜补益肝肾、调理阴阳。

方药：二仙汤加二至丸加减。

仙茅 15g　　淫羊藿 25g　　女贞子 10g　　黄柏 10g　　知母 12g

熟地黄 15g　　炒白芍 15g　　杞子 10g　　柏子仁 15g　　酸枣仁 15g

（7 剂）

复诊：1992 年 6 月 9 日。患者服上方后自觉症情较前好转，烘热汗出、心悸、失眠等症有所缓解，时觉头痛眩晕，在前方基础上加明天麻 12g，继服 7 天，巩固疗效。

按语：《素问·上古天真论》曰："女子七七，任脉虚，太冲脉衰少，天癸竭，地道不通，故形坏而无子也。"本案患者已近七七之年，肾气渐衰，肾精减少，阴血化生乏源，肾水无以滋养肝木，肝失所养，阴不敛阳，虚阳外浮，故出现面红目赤、时热时寒、头晕、心悸、腰膝酸软、夜寐不安的症状。治疗方面，吾师喜用二仙调阴阳、二至补肝肾。二仙温柔相合，刚柔相济，仙茅、淫羊藿性温可壮阳振颓，性柔可滋阴填精，由此可使阳气自复，阴精自生；佐以知母、黄柏既可滋阴清热润燥，又可制约二仙的温柔之性。二至虽仅有两药，但都皆为滋补肝肾之佳品。故患者在复药七天之后肝肾阴虚的症状较前有显著好转，考虑此症非一时能解，需长期调理肝肾，故继续原方加减，并嘱患者虽症状有所减轻但仍需及时就诊调理，以防肝肾继亏。

十八、功能性浮肿

蒋某，女，50 岁。1991 年 12 月 24 日初诊。

主诉：面睑浮肿 3 周余。

病史：患者近 3 周来自觉面睑浮肿，畏寒怕冷，纳呆食少，面色㿠白，舌淡红，有齿痕，苔微腻滑，脉细滑。

辅检：BP：113/68mmHg；血常规：血红蛋白 9.98g/L，白细胞 6.1×10^9/L，中性粒细胞 65%，淋巴细胞 31%

中医诊断：水肿。

西医诊断：功能性浮肿。

辨证立法：脾阳虚衰，水湿泛溢。治宜健脾益气、温阳利水。

方药：实脾汤。

党参 10g　　丹参 10g　　生白术 12g　　淡附片 5g　　生黄芪 30g

广陈皮 6g　　泽泻 15g　　云茯苓 10g　　川桂皮 6g　　冬瓜皮 30g

炒当归 10g　　（7 剂）

按语："诸湿肿满，皆属于脾"，水肿的发生缘起于脾，同时又与肺、肾两脏密切相关，《景岳全书》云："凡水肿一疾，乃肺脾肾三脏相干之病，盖水为至阴，故其本在肾；水化于气，故其标在肺；水唯畏土，故其制在脾；今肺虚则气不化津而化水，脾虚则土不制水而反克，肾虚则水无所主而妄行。"人体水液的运行，有赖于气的推动、脾气的升化转输、肺气的宣降通调、心气的推动、肾气的蒸化开合。这些脏腑功能正常，则三焦发挥决渎作用，膀胱气化畅行，小便通利，可维持正常的水液代谢。本案患者面睑浮肿，畏寒怕冷，纳呆食少，面色㿠白，当属于脾阳虚衰，水湿泛溢证，在治疗上选用实脾汤。方中附子温肾暖脾、扶阳抑阴，白术健脾补虚、扶土制水，使土实则水治，阳复则水化。寒水既停，三焦气滞，必兼行气利水，使气行水行，其效方捷，故又以茯苓、泽泻行气消胀、导水下行。又温燥渗利太过每易伤阴，所以更佐一味当归，敛阴护津，使水去而阴津不伤。诸药合用，使阳所复，运化健，气行水去，诸症自除。

十九、慢性胃炎

案一　顾某，女，73 岁。1991 年 7 月 17 日初诊。

主诉：胃脘嘈杂不舒 1 月余。

病史：患者 1 个月前情绪欠佳，胃脘胀闷不舒，嘈杂似饥，自觉发热，纳呆食少，食后欲吐，嗳气，口干不欲饮，大便干结，七日一行，舌暗红，苔微黄腻，脉弦滑。既往史：患者有"慢性胃炎、胃下垂"病史十余年。

中医诊断：嘈杂。

西医诊断：慢性胃炎。

辨证立法：肝郁化热，燔胃伤津，肠腑失和。治宜柔肝清热、润肠通便。

方药：柴胡疏肝散加减。

柴胡 10g	蒲公英 30g	白芍 10g	枳壳 10g	生大黄 9g
炙甘草 4g	佛手 6g	川连 4g	炙内金 6g	生地黄 20g
甘草 5g	（7 剂）			

按语：嘈杂病名始见于《丹溪心法》，谓之是痰因火动。详细表述本病的当属《景岳全书》："嘈杂一证，或作或止，其为病也，则腹中空空，若无一

物，似饥非饥，似辣非辣，似痛非痛，而胸膈懊侬，莫可名状，或得食而暂止，或食已而复嘈，或兼恶心，而渐见胃脘作痛。"吾师常教导说，嘈杂一病，书中常见唯有胃热、血虚两种，但吾师多年临床发现本病还常见肝郁化热、燔胃伤津一证。就如本案患者缘起情志不疏，肝气郁结，气滞血阻，停于胃中，日久燔灼胃中津液，则现胃脘胀闷不舒，嘈杂似饥，自觉发热，纳呆食少，食后欲吐，嗳气，口干不欲饮；肝失疏泄，胃失和降，肠腑失和，则大便干结，闭结难行。治疗上当以疏肝为优先，治本为主，方选柴胡疏肝散加减。吾师治疗胃病喜用蒲公英，《本草新编》中记载，蒲公英是伤胃火之药，但其气甚平，既能泻火，又不损土，可长期服用无碍。加入生地黄增水行舟，更通腑泄热。

案二　李某，男，47 岁。1991 年 10 月 7 日初诊。

主诉：胃脘胀痛伴肠鸣腹泻数月。

病史：患者 1990 年 8 月因饮食不洁而致脓血便 20 余日，住院诊治，诊为"溃疡性结肠炎"，经用"氟哌酸""青霉素"等药治疗，症情缓解出院。后常年出现腹痛，便现黏液，自服参苓白术丸、附子理中丸、地芬诺酯，亦能控制症状。刻诊：胃脘胀痛不适，食后痛缓，大腹胀满，嗳气则舒，消食善饥，大便日行一次，成形，有渣滓。舌淡红，苔薄白，脉细。

辅检：胃镜：慢性胃炎；大便常规：黄，黏液少许，白细胞 0~1/HP。

中医诊断：痞证；泄泻。

西医诊断：慢性胃炎；溃疡性结肠炎。

辨证立法：胃热脾虚，升降失调。治宜清胃温脾、寒热并用。

方药：香连丸加减。

川连 6g	白术 10g	煨肉苁蓉 10g	茯苓 10g	干姜 3g
白芍 10g	补骨脂 10g	广陈皮 10g	附片 3g	煨木香 10g
焦三仙^各 10g	炙甘草 3g	（7 剂）		

按语：本案患者在外院已确诊为"溃疡性结肠炎"，经中西药治疗后，症情反复，吾自觉其本脾胃虚弱，水湿运化无权，湿浊内蕴，后又因反复使用抗生素等在中医理论上为苦寒之品的药物进行治疗，脾胃更虚，水湿内聚，失于运化，脾虚湿盛，方出现久泻、便中有黏液的情况。本次发作时无明显诱因，表现胃脘部胀痛不适、大腹胀满、消谷善饥，可见患者胃中有热。结合上述症状，辨证当属胃热脾虚，脾胃升降失调，气机上逆，水湿运化乏力。在治疗

焦三仙[各] 10g

上，吾师曰需寒热并用，取香连丸加减治疗，《太平圣惠方》载其可治疗饮食不节，肠胃虚弱，冷热失调，下赤白痢之证。方中黄连苦寒，具有清热燥湿之功效；木香行气止痛，调理肠胃气机以止泻；温脾方面用干姜、附片少许，并用补骨脂、肉苁蓉等有止泻作用的药物。患者本就脾胃虚弱，为保证在寒热并济治疗之时不伤及脾胃，以白术、茯苓、陈皮、甘草健脾和胃。

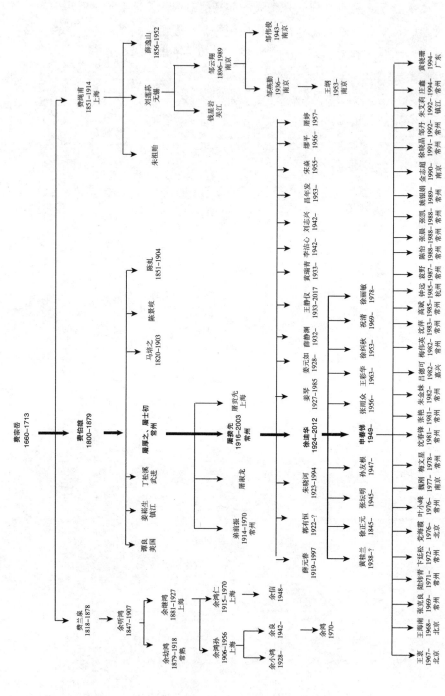

常州市中医药学会孟河医派课研究会李夏卓绘制

参考文献

［1］朱文峰. 中医诊断学［M］. 北京：中国中医药出版社，2007.

［2］薛飞飞，陈家旭. 中医辨证论治体系的形成和发展［J］. 北京中医药大学学报，2006，10：658—661.

［3］许伟明，胡镜清，厉将斌，等. 当代中医辨证方法的系统回顾与研究展望［J］. 中医杂志，2016，57（18）：1531－1539.

［4］沈自尹. 微观辨证和辨证微观化［J］. 中医杂志，1986（02）：55－57.

［5］张华强，申春悌，陈启光. 病证结合研究的思路和方法［N］. 中国中医药报，2004－08－02.

［6］王永炎. 完善中医辨证方法体系的建议［J］. 中医杂志，2004（10）：729－731.

［7］朱文锋，晏峻峰. 证素辨证新体系的内容及科学意义［J］. 医学与哲学，2005，26（1）：69－70.

［8］周仲瑛，周学平. 中医病机辨证学［M］. 北京：中国中医药出版社，2013.

［9］柯雪帆. 中医辨证学［M］. 上海：上海中医学院出版社，1987.

［10］徐迪华，申春悌. 论中医证的"临界状态"［J］. 北京中医学院学报，1985，8（2）：2－5.

［11］申春悌，王建伟，王彩华. DME 在中医证候规范研究中的运用［J］. 中国医药学报，1990（05）：67－70.

［12］申春悌. 随症施治的客观规律和实用价值——试以中医系统工程手段加以论证［J］. 江苏中医杂志，1987，9：30－32.

［13］申春悌，王建伟. 临床科研设计，衡量与评价（DME）在肾虚证诊断中的运用［J］. 北京中医学院学报，1993，3：23－26.

［14］李仲南. 永类钤方［M］. 北京：北京大学出版社，1983.

［15］朱雄华. 孟河四家医集［M］. 南京：东南大学出版社，2006.

［16］刘观涛. 活解金匮要略［M］. 北京：学苑出版社，2008.

[17] 申春悌，陈启光，陆岩．建立病证结合疗效评价体系的思路和方法［J］．中国中医基础医学杂志，2006，（12）10：749－751．

[18] 金志超．慢性支气管炎中医"临界辨证"诊断方法一致性临床调查研究［D］．南京中医药大学，2015．

[19] 闫岩，华琳，张建．对诊断一致性kappa系数及评价指标的探讨［J］．中国卫生统计，2007，24（03）：313－315．

[20] 王菲，谢海棠，江波，等．多中心临床试验疗效一致性评价方法［J］．中国临床药理学与治疗学，2011，16（10）：1126－1131．

[21] Uebersax JS, Grove WM. Latent Structure Agreement Analysis［M］. The Rand Corporation，1989．

[22] 梁茂新，洪治平．中医症状量化的方法初探——附虚证30症的量化法［J］．中国医药学报，1994，9（3）：37．

[23] 徐迪华．中医量化诊断［M］．南京：江苏科技出版社，1996．

[24] 许建华，陆敏．鼓胀患者的抑郁自评量表SDS测定分析［J］．贵阳中医学院学报，1995，16（2）：48．

[25] 王天芳．消疲怡神口服液治疗慢性疲劳综合征的临床研究［J］．北京中医药大学学报，1999，22（4）：56－58．

[26] 李灿东，吴承玉．中医诊断学［M］．北京：中国中医药出版社，2017．

[27] 薛博瑜，吴伟．中医内科学［M］．北京：人民卫生出版社，2016．

[28] 国家技术监督局．中华人民共和国国家标准·中医临床诊疗术语证候部分（GB/T 16751.2－1997）［S］．北京：中国标准出版社，1997．

[29] 国家中医药管理局．中华人民共和国中医药行业标准·中医病证诊断疗效标准［S］．南京：南京大学出版社，1994：2．

[30] 国家技术监督局．中华人民共和国国家标准·中医病证分类与代码·中医证候名称与分类代码［S］．北京：中国标准出版社，1995．

[31] 周仲瑛．中医内科学［M］．北京：中国中医药出版社，2011．

[32] 中华中医药学会．中医内科常见病诊疗指南：中医病证部分［M］．北京：中国中医药出版社，2008．

[33] 王永炎．临床中医内科学［M］．北京：北京出版社，1994．

[34] 中华人民共和国卫生部．甲型H1N1流感诊疗方案（2009年第三版）［S］．中华危重症医学杂志，2009，2（1）：23．